体験が証明
「激痛が解消!」「石がスルッと落ちた!」

結石・胆石「体の石」を自分で防ぐ、治す最善の知恵とコツ

監修／
前慶應義塾大学特任教授
栗原クリニック東京・日本橋院長
栗原 毅

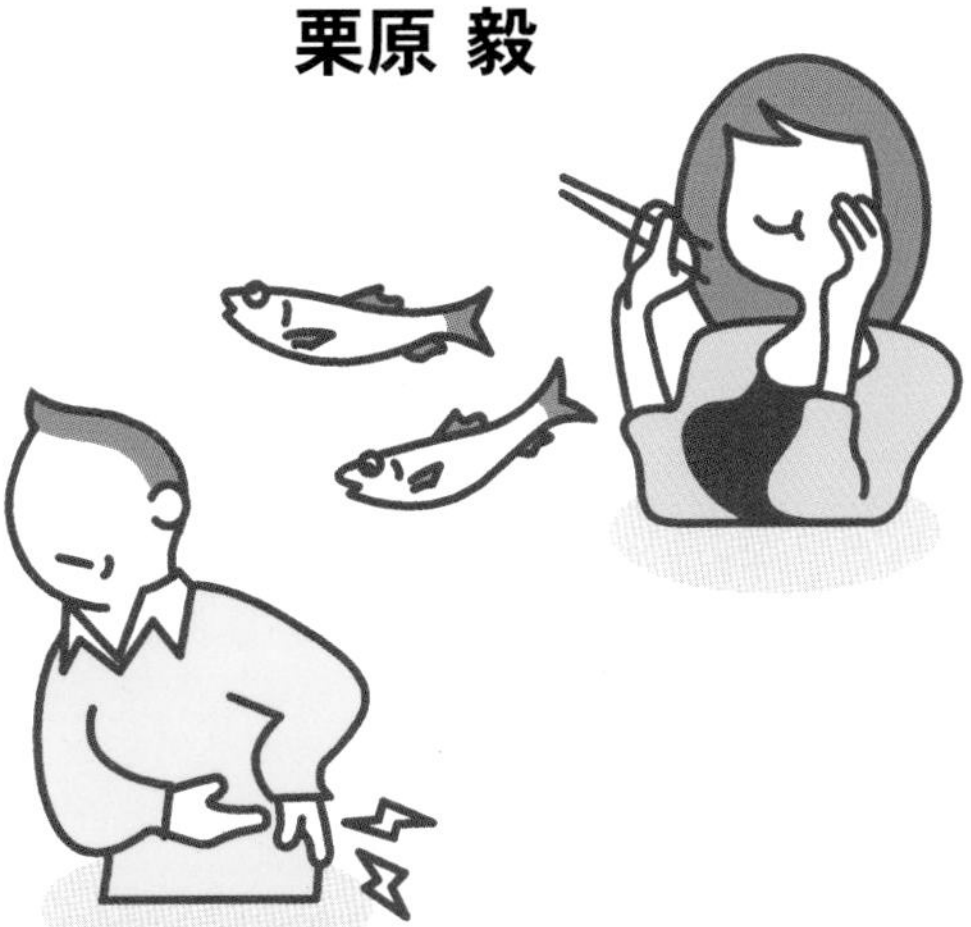

Part 1

【胆石・尿路結石】を防ぐ食事のコツ、ぜひ食べたいメニュー89

管理栄養士　料理研究家
検見﨑聡美

管理栄養士 料理家
金丸絵里加

「なすび亭」店主
吉岡英壽

管理栄養士
岩﨑啓子

栄養士
ダンノマリコ

松生クリニック院長
松生恒夫

管理栄養士
秋山里美

管理栄養士　「ル・リール」オーナー
堀 知佐子

フードコーディネーター　栄養士
落合貴子

帝京平成大学健康栄養学科准教授
野口律奈

4000 Chinese Restaurant オーナー
菰田欣也

「分とく山」総料理長
野崎洋光

（掲載順）

栄養価は、文部科学省「日本食品標準成分表2015年版（七訂）」によります。

【胆石・尿路結石】の原因〈コレステロール〉を減らすメニュー

日本人の胆石の80%は、胆汁のコレステロール濃度が高いためにできるコレステロール石。そのため、コレステロールを減らすメニューをとることが大切です（詳しくは、70～72ページ参照）。

少ない量の肉でも下味をしっかりつければ満足度アップ

牛肉のみそだれくし焼き

高たんぱく質

材料（2人分）

牛もも薄切り肉…150g

A
- みそ…大さじ1
- 長ねぎ（みじん切り）…10cm分（20g）
- おろししょうが…小さじ1
- おろしにんにく…小さじ¼

キャベツ…½枚（20g）

作り方

❶牛肉は5cm幅に切り、**A**をもみ込む。
❷①を10等分し、竹ぐしに刺す。
❸オーブントースターで5～6分こんがりと焼く。器に盛り、ざく切りにしたキャベツを添える。

（検見﨑聡美）

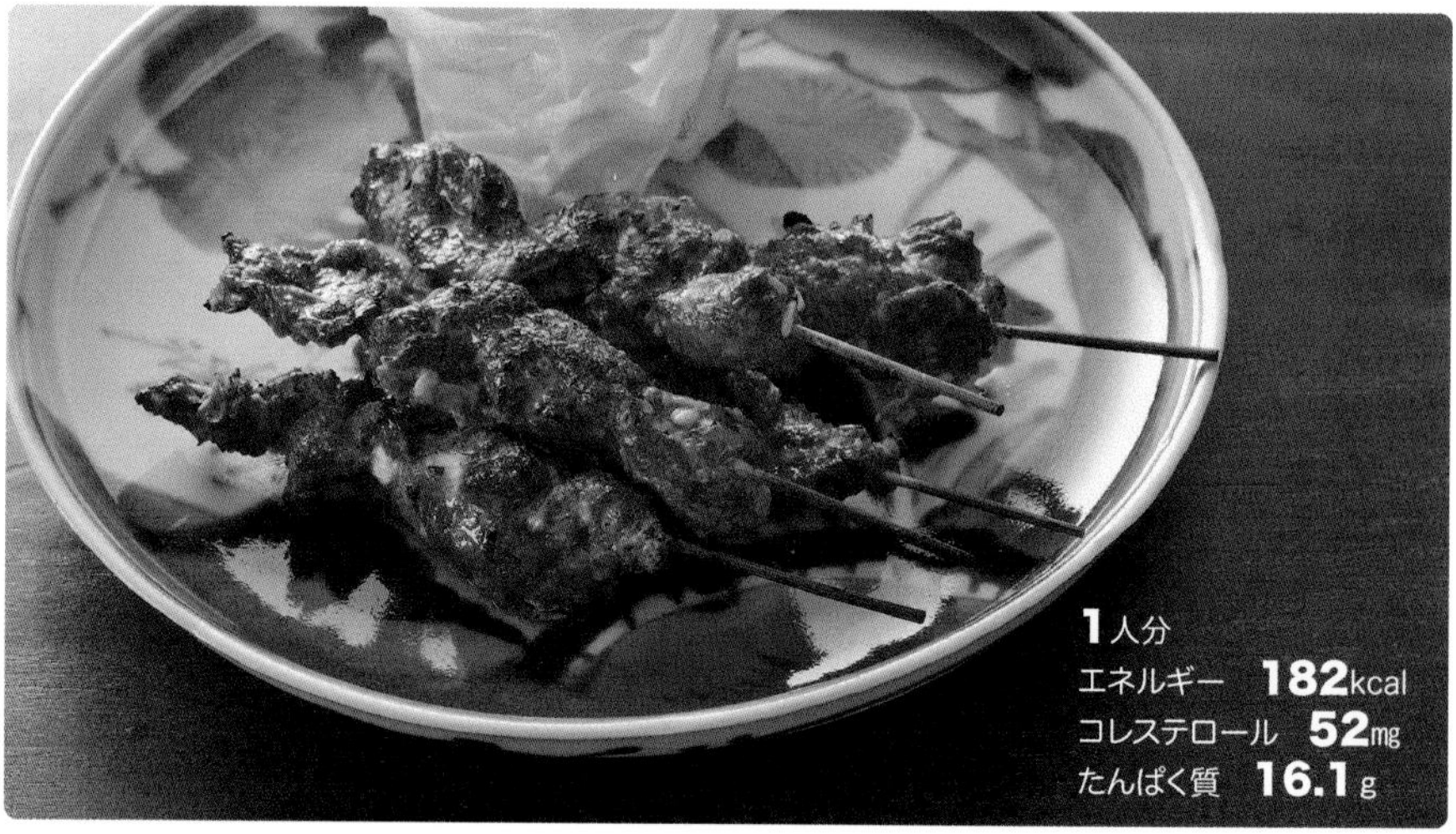

1人分
エネルギー **182**kcal
コレステロール **52**mg
たんぱく質 **16.1**g

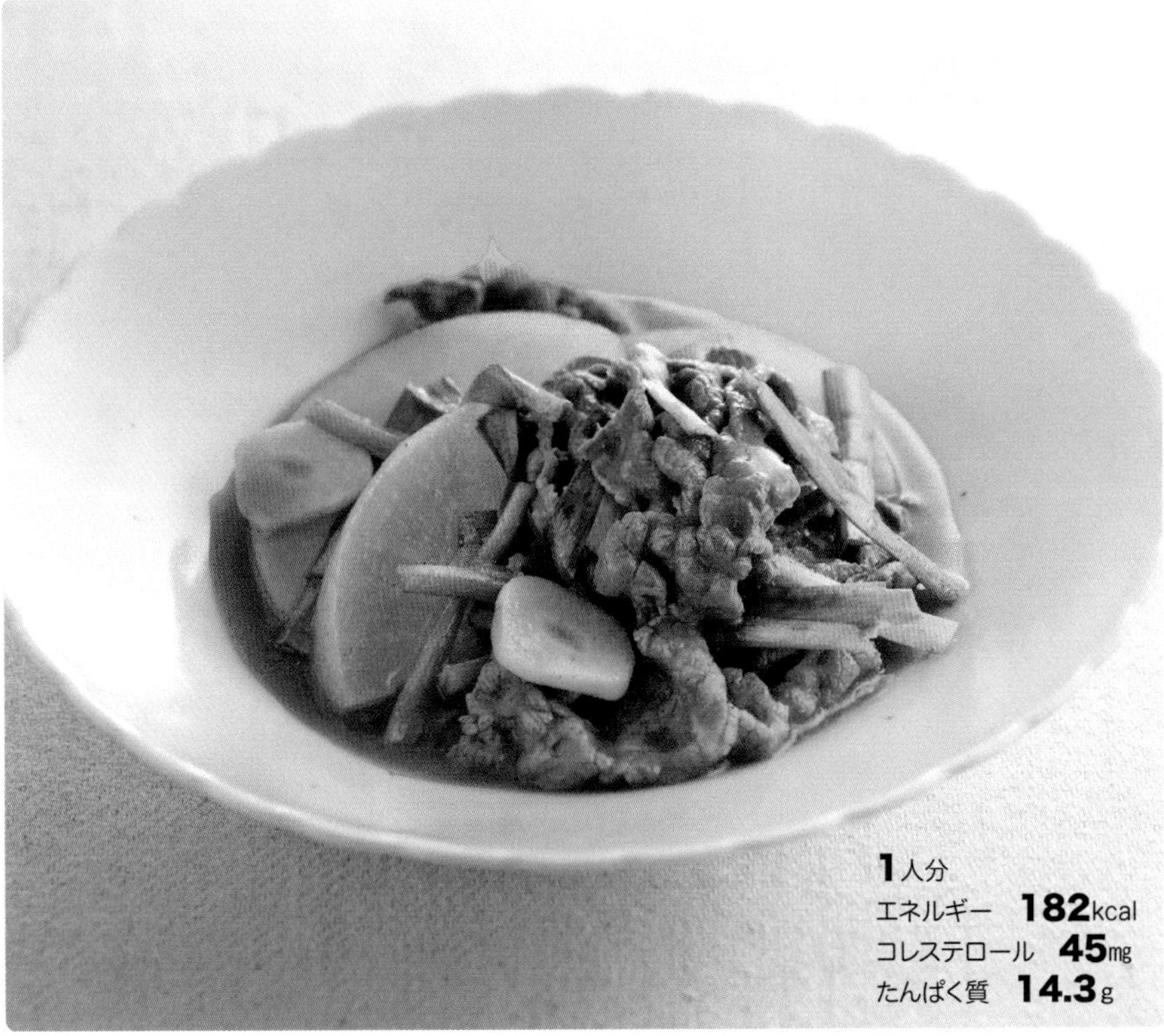

1人分
エネルギー **182**kcal
コレステロール **45**mg
たんぱく質 **14.3**g

ほどよい辛みでパワーアップ確実！

牛肉と大根の韓国風煮もの

材料(2人分)
牛もも薄切り肉…130g
大根…3cm(90g)
にんにく…1かけ
にら…3、4本(20g)
ごま油…小さじ1
A ｜ 酒、かたくり粉…各小さじ1
B ｜ 水…1カップ
しょうゆ…大さじ1⅓
みりん…大さじ1
粉とうがらしまたは一味とうがらし…小さじ½

作り方
❶牛肉は食べやすい大きさに切り、**A**をもみ込む。大根は1cm厚さの半月切り、にんにくは薄切り、にらは4cm長さに切る。
❷鍋に油を熱して①の大根とにんにくを炒め、焼き色がついたら**B**を加え、落とし蓋をして中火で5分煮る。
❸①の牛肉を加え、さらに3〜4分ほぐしながら煮て火を通し、最後ににらを加えてさっとまぜる。
(金丸絵里加)

高たんぱく質

カロリーの低いひれ肉にマスタードの酸味、豆乳のコクを加えて

豚ひれ肉のマスタードソテー

材料(2人分)

豚ひれ肉(かたまり)…170g
豆乳(無調整)…½カップ
塩…小さじ¼
薄力粉…大さじ½
オリーブ油…小さじ1
粒マスタード…大さじ½
クレソン…適量

作り方

❶豚肉は1～1.5㎝厚さに切り、たたいて少し薄くし、やわらかくする。塩をふって薄力粉をまぶす。
❷フライパンに油を熱し、①の両面を焼き色がつくまで焼く。豆乳を加えて蓋を少しずらしてのせ、弱火で8～10分煮る。
❸粒マスタードを加えて全体をからめ、器に盛ってクレソンを添える。　　(金丸絵里加)

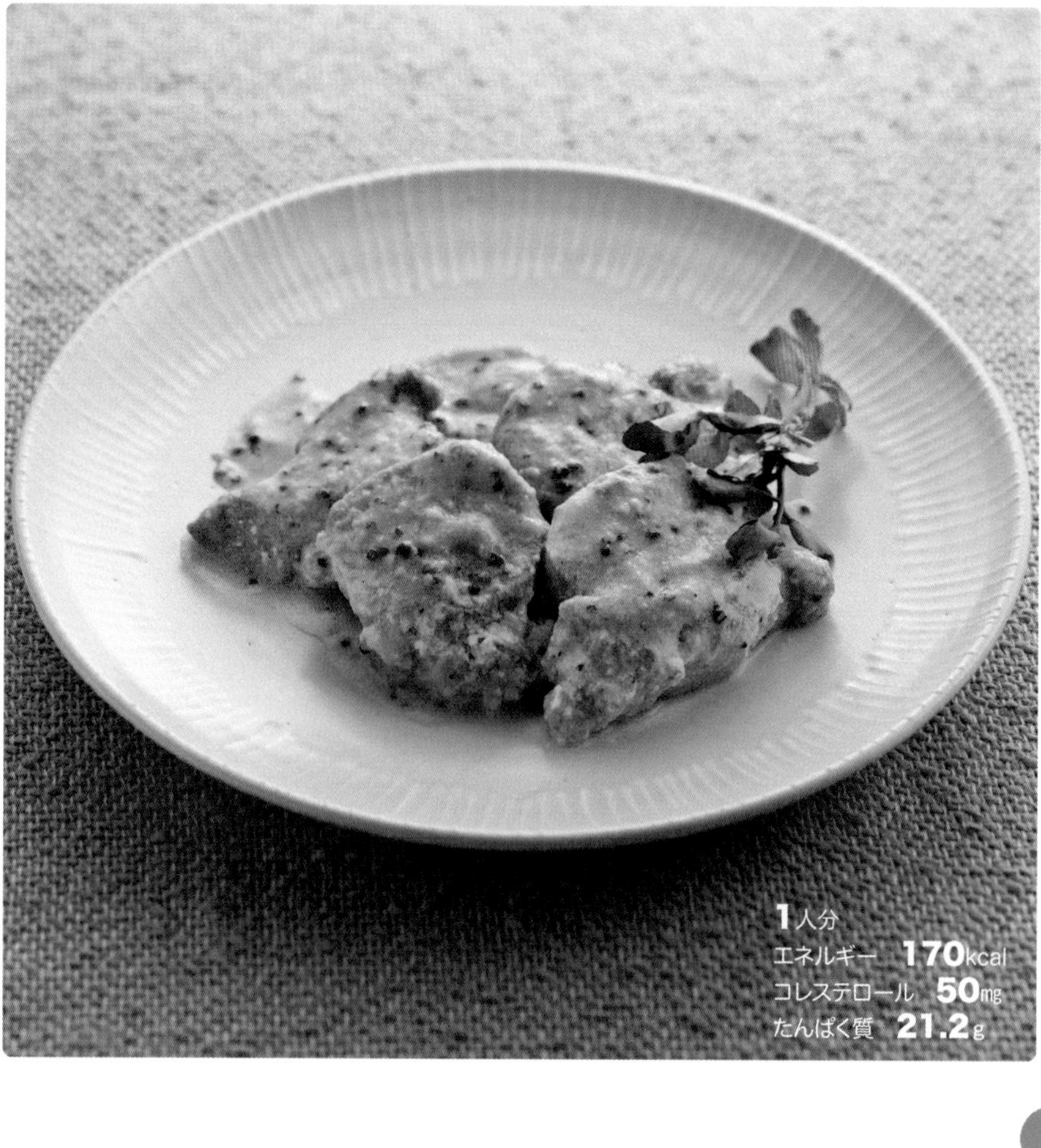

1人分
エネルギー 170kcal
コレステロール 50㎎
たんぱく質 21.2g

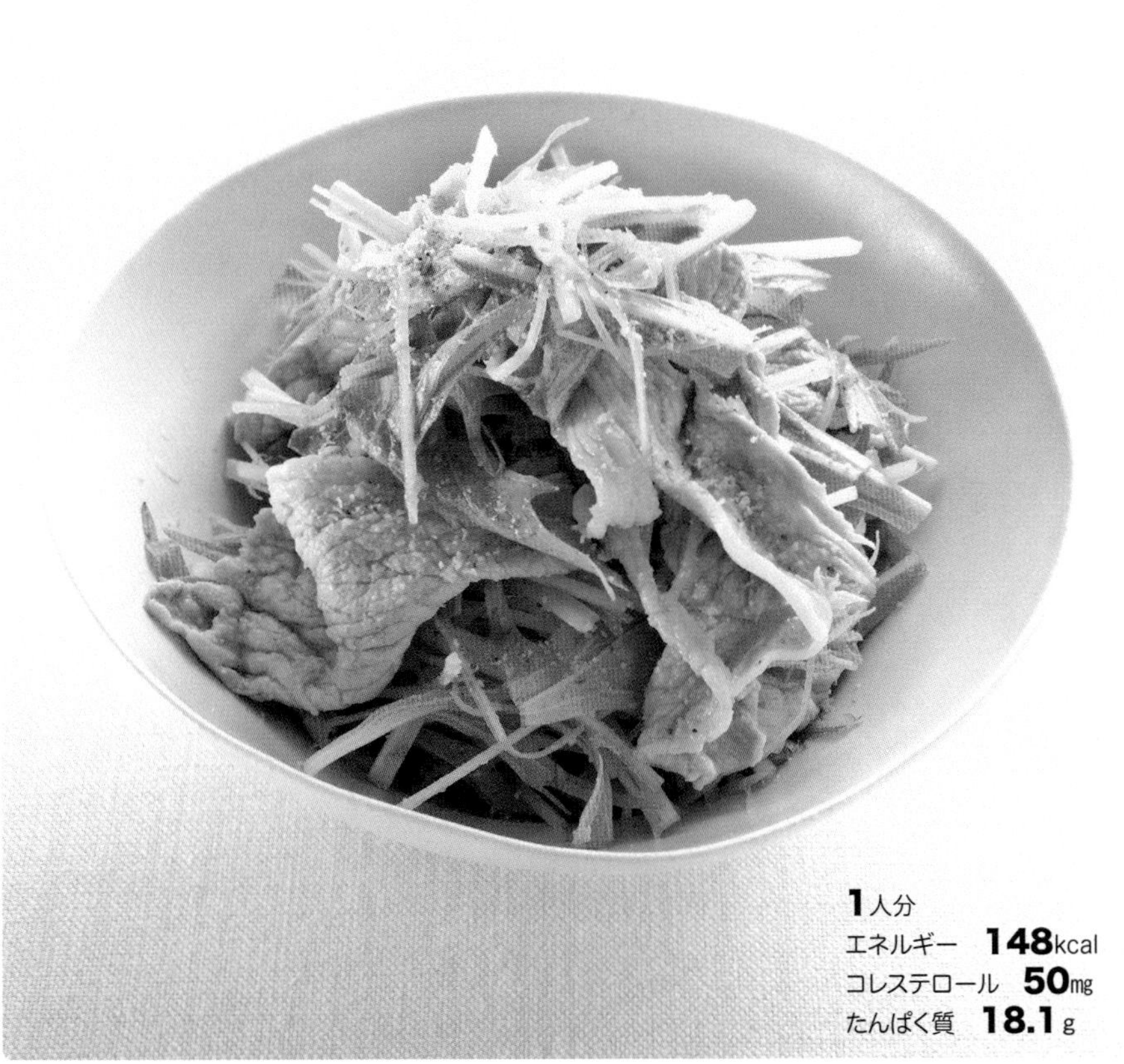

1人分
エネルギー **148**kcal
コレステロール **50**mg
たんぱく質 **18.1**g

さっぱり味でもシャキシャキとした食感で食べごたえは十分

ゆでしゃぶのねぎからしあえ

材料(2人分)

豚もも薄切り肉(しゃぶしゃぶ用)…150g
長ねぎ…½本(30g)
水菜…2束(50g)
すり白ごま…小さじ1
A しょうゆ…大さじ1
酢…小さじ2
ねりがらし…小さじ1

作り方

❶長ねぎは4㎝長さのせん切り、水菜は3〜4㎝長さに切る。ボウルに**A**を入れてまぜる。

❷たっぷりの湯を80度程度に沸かし、豚肉を広げて入れる。さっとゆでて水気をきり、熱いうちに①のボウルに入れ、長ねぎも加えてあえる。仕上げに水菜も加えてさっとあえ、器に盛ってごまをふる。(金丸絵里加)

パサつきがちな鶏胸肉に、やまといものソースをかけてなめらかに

蒸し鶏のたたき とろろソース

材料（2人分）

鶏胸肉（皮なし）…小1枚（150g）
やまといも…80g
A 湯…¼カップ
　酒…大さじ1
B だし汁…¼カップ
　しょうゆ…小さじ½
　塩…小さじ⅙
きゅうり…⅓本（30g）
トマト…⅓個（50g）
みょうが…大1個（20g）

作り方

❶鍋に鶏肉と**A**を入れ、蓋をして中火にかける。煮立ったら弱火にして7〜8分蒸し煮にする。火を止めてそのまま冷まし、5㎜厚さに切る。
❷やまといもは皮をむいて酢水に20分さらし、流水でぬめりを洗い落として水気をふく。一口大に切ってポリ袋に入れ、すりこ木などで粒が残らないようにしっかりたたき、**B**を加えてまぜる。
❸器に薄切りにしたきゅうり、半月切りにしたトマト、①を盛り②をかけて、半分に切ってから小口切りにしたみょうがを添える。　（検見﨑聡美）

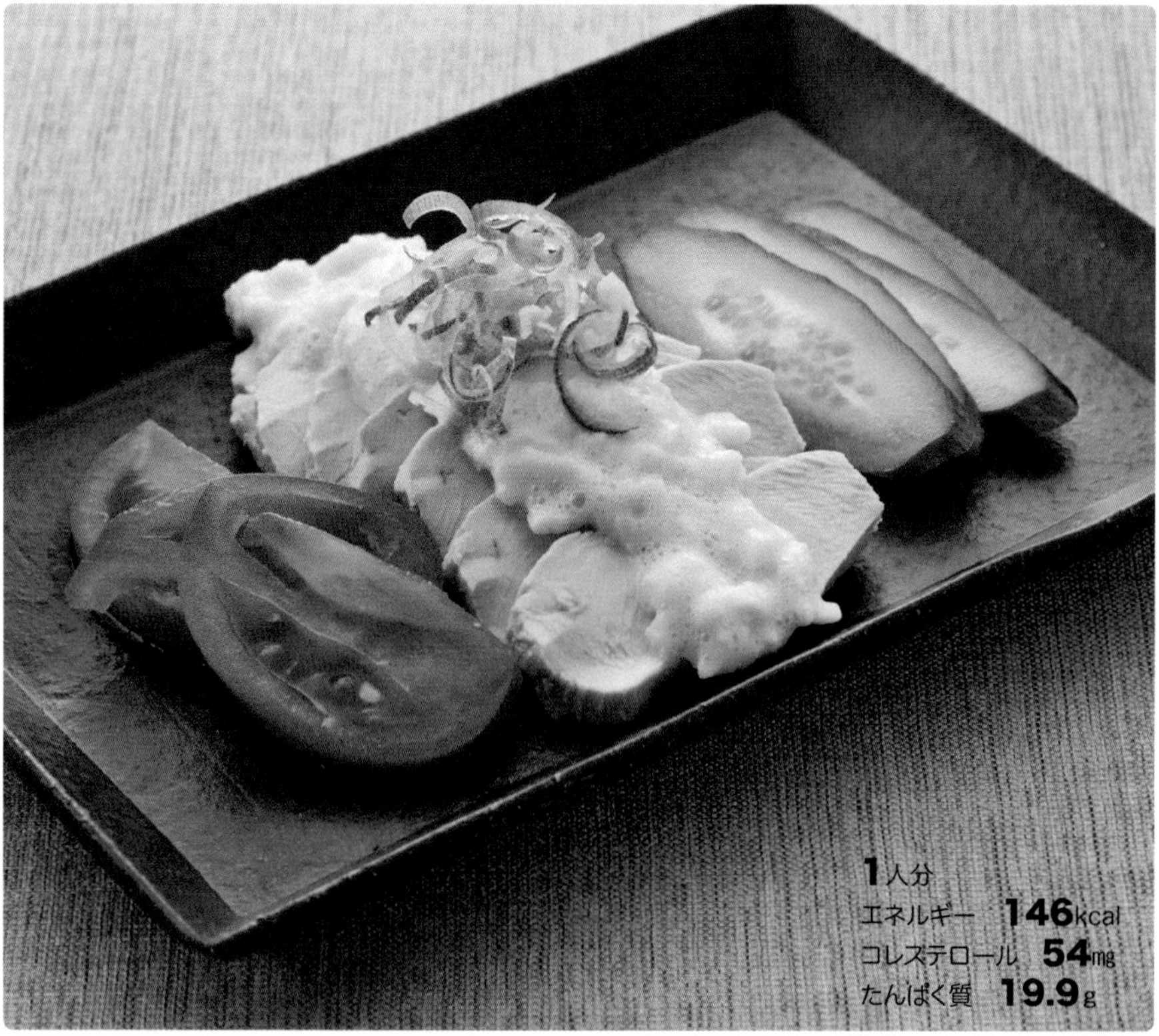

1人分
エネルギー **146**kcal
コレステロール **54**mg
たんぱく質 **19.9**g

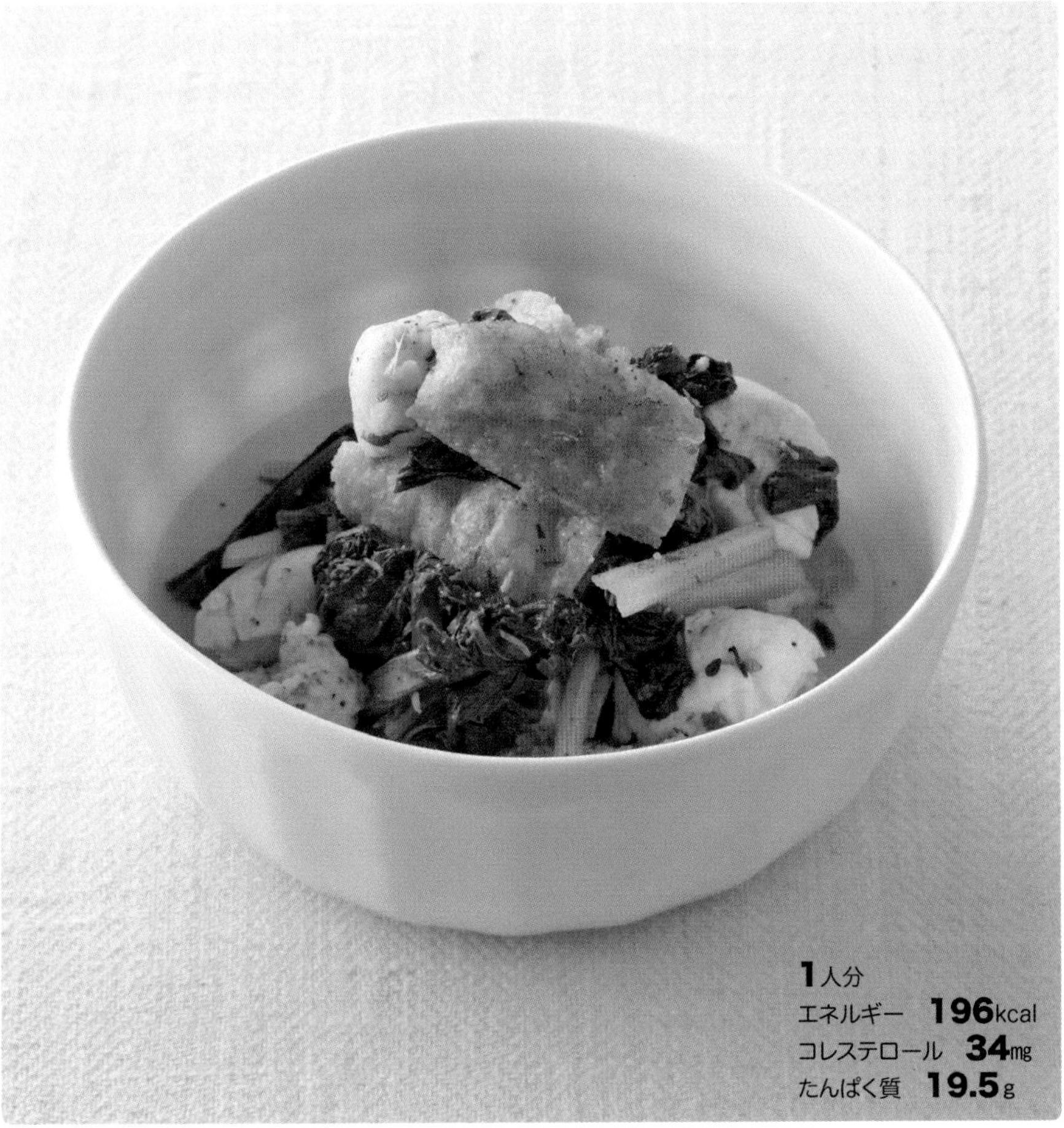
1人分
エネルギー 196kcal
コレステロール 34mg
たんぱく質 19.5g

低カロリーであっさりしているのにコクがある煮びたし

ささ身と小松菜、油揚げの煮びたし

材料(2人分)

鶏ささ身…2本(100g)
小松菜…½束(130g)
油揚げ…1枚(50g)
A | だし汁…1½カップ
　 | しょうゆ、みりん…各大さじ1
七味とうがらし…適量

作り方

❶ささ身は筋をとり、3㎝長さに切る。小松菜はさっとゆで、3㎝長さに切る。油揚げは横半分に切ってさらに1㎝幅に切る。
❷鍋に**A**と①を入れ、弱火で煮る。
❸ささ身に火が通ったら、器に盛り、七味とうがらしをふる。(吉岡英壽)

高たんぱく質

香味野菜や隠し味のわさびで、塩分が少なくても奥深い味わいに！

わさび風味カルパッチョ

材料（2人分）

鯛（刺し身用さく）…120g
貝割れ菜…1パック（40g）
みょうが…2個（30g）
青じそ…4枚（4g）

A
ポン酢…大さじ1½
オリーブ油…小さじ2
おろしわさび…小さじ½

作り方

❶鯛は薄切りにして皿に並べる。

❷貝割れ菜は長さを3〜4等分に切り、みょうがは縦半分に切ってから斜め薄切り、青じそは細切りにする。すべてを水に放し、水気をしっかりときる。

❸①の上に❷を盛り、まぜ合わせた**A**を回しかける。

（金丸絵里加）

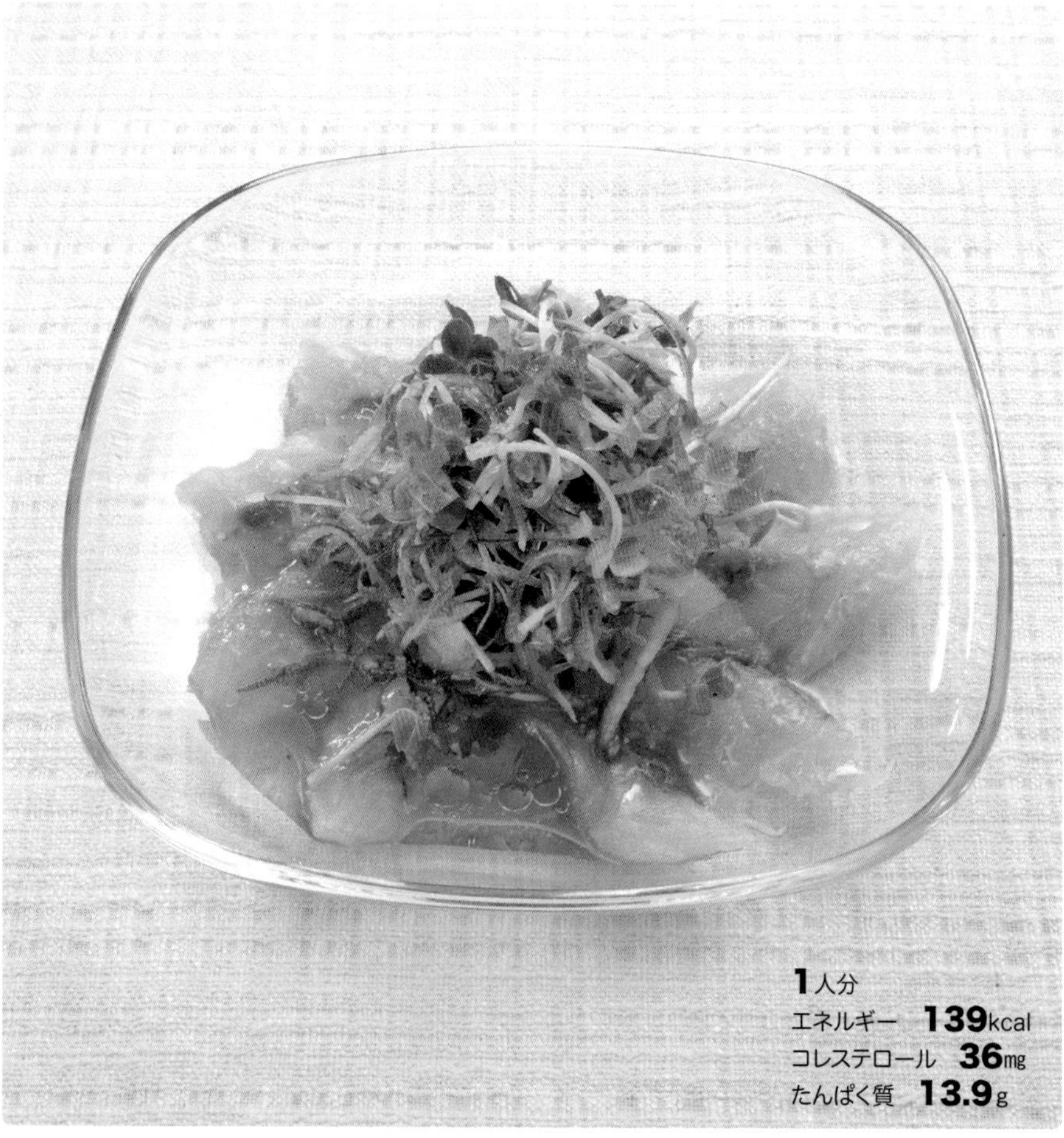

1人分
エネルギー **139**kcal
コレステロール **36**mg
たんぱく質 **13.9**g

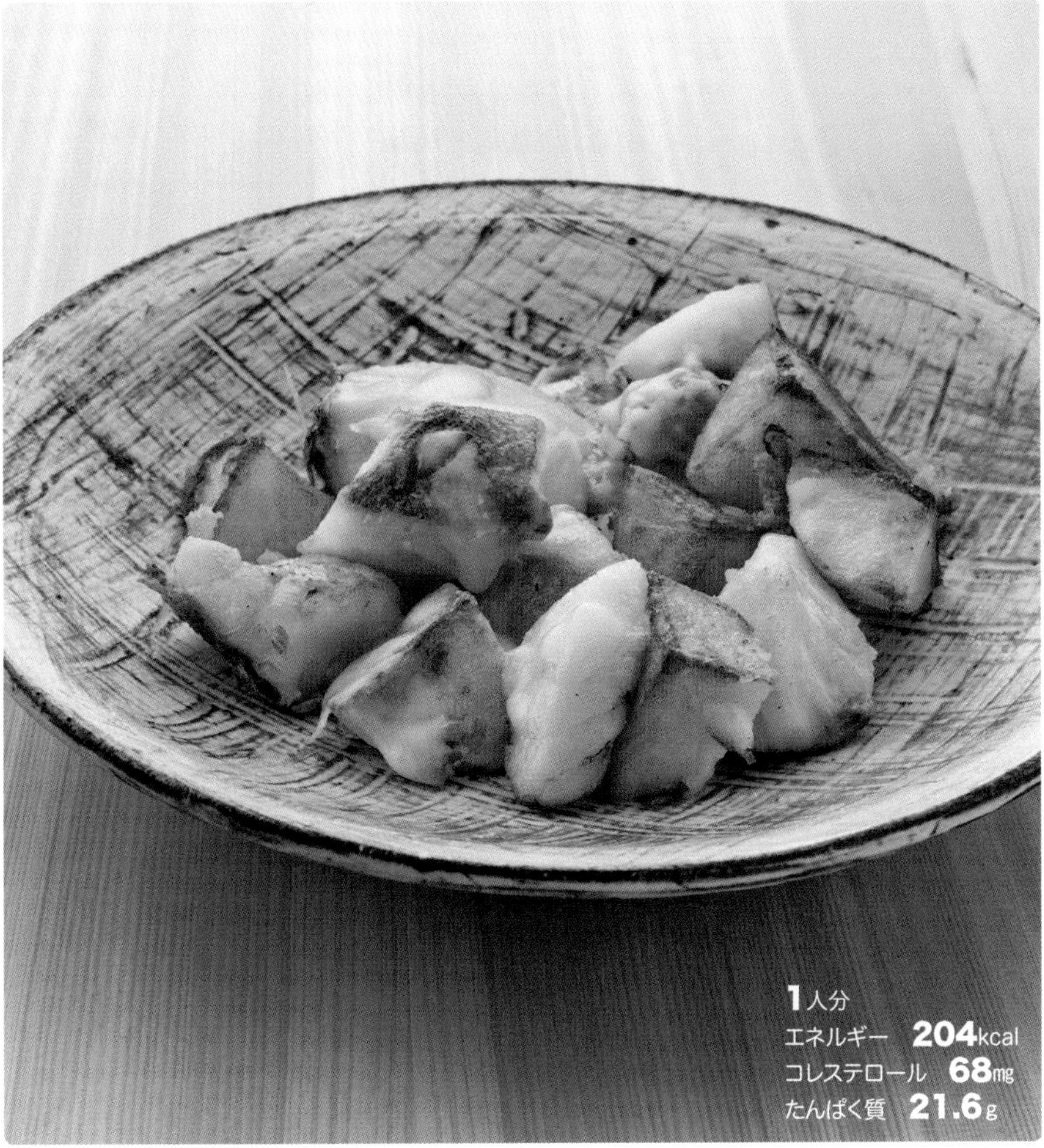
1人分
エネルギー　204kcal
コレステロール　68mg
たんぱく質　21.6g

たらは脂肪分が少なく、うまみ成分が豊富

たらとじゃがいものチーズ炒め

材料(2人分)

生たら…2切れ(200g)
じゃがいも…小2個(150g)
オリーブ油…大さじ½
ピザ用チーズ…25g
こしょう…少々

作り方

❶じゃがいもは皮をむいて一口大に切って水で洗い、やわらかくゆでる。たらは一口大に切る。
❷フライパンに油を熱し、じゃがいもを炒める。表面に焼き色がついたら、たらを加え両面を焼く。
❸チーズを散らし、こしょうをふって蓋をし、2〜3分蒸し焼きにする。　(検見﨑聡美)

高たんぱく質

EPA、DHAも豊富なまぐろ。大根おろしで消化を促進

まぐろのたたき風

材料(2人分)

まぐろ(赤身・刺し身用さく)…200g
青じそ…6枚(6g)
みょうが…2個(30g)
大根…3cm(100g)
塩、こしょう…各少々
ごま油…小さじ1
A ポン酢しょうゆ…大さじ2
ねりわさび…適量

作り方

❶青じそはせん切り、みょうがは小口切りにして冷水に放し、水気をきってまぜる。大根はすりおろす。
❷まぐろは片面にこまかく切れ目を入れて塩、こしょうをふる。フライパンに油を熱してまぐろの両面を色が変わるくらいまでさっと焼く。
❸器に②を盛って①をのせ、よくまぜた**A**をかける。

(金丸絵里加)

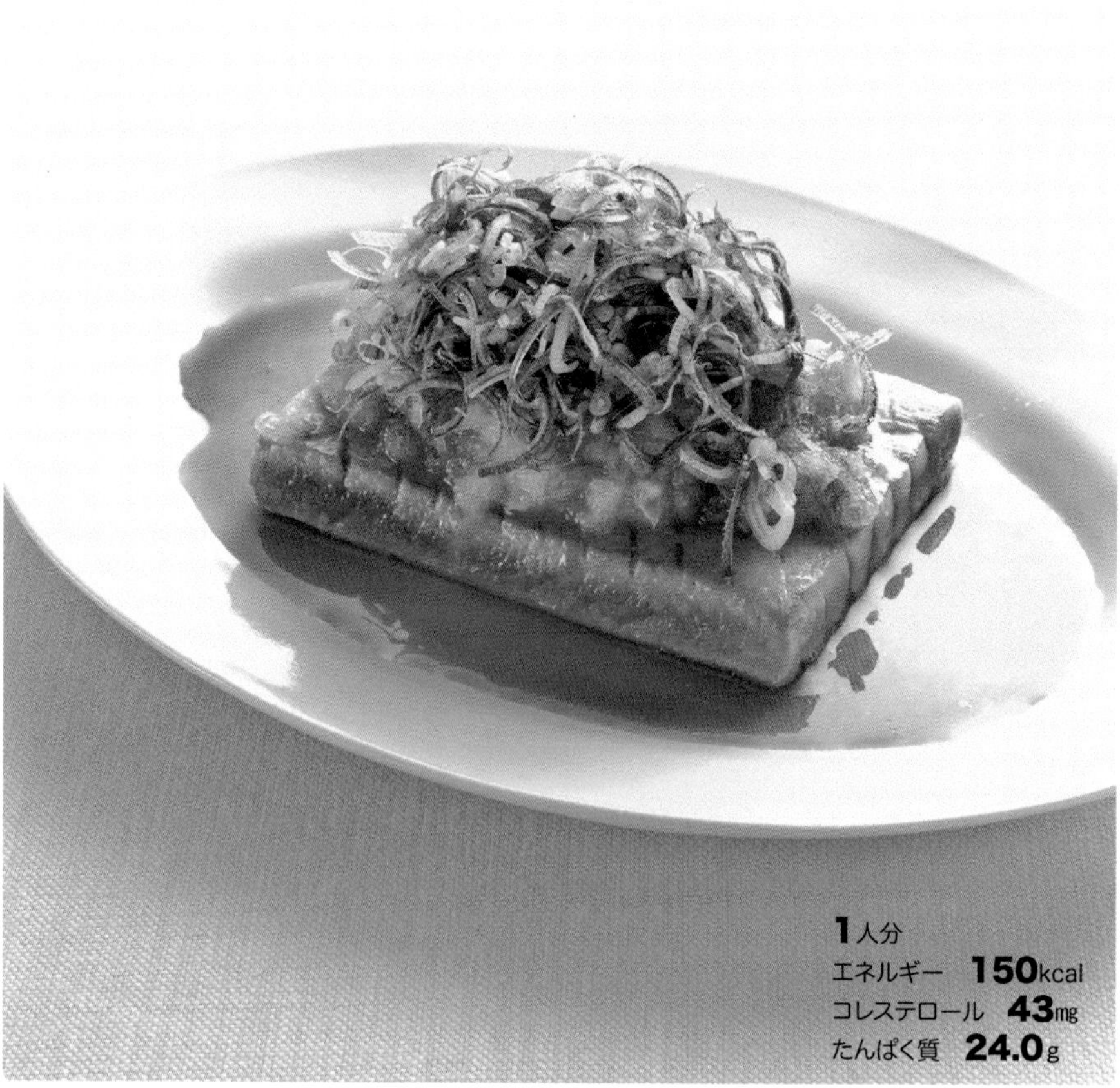

1人分
エネルギー **150**kcal
コレステロール **43**mg
たんぱく質 **24.0**g

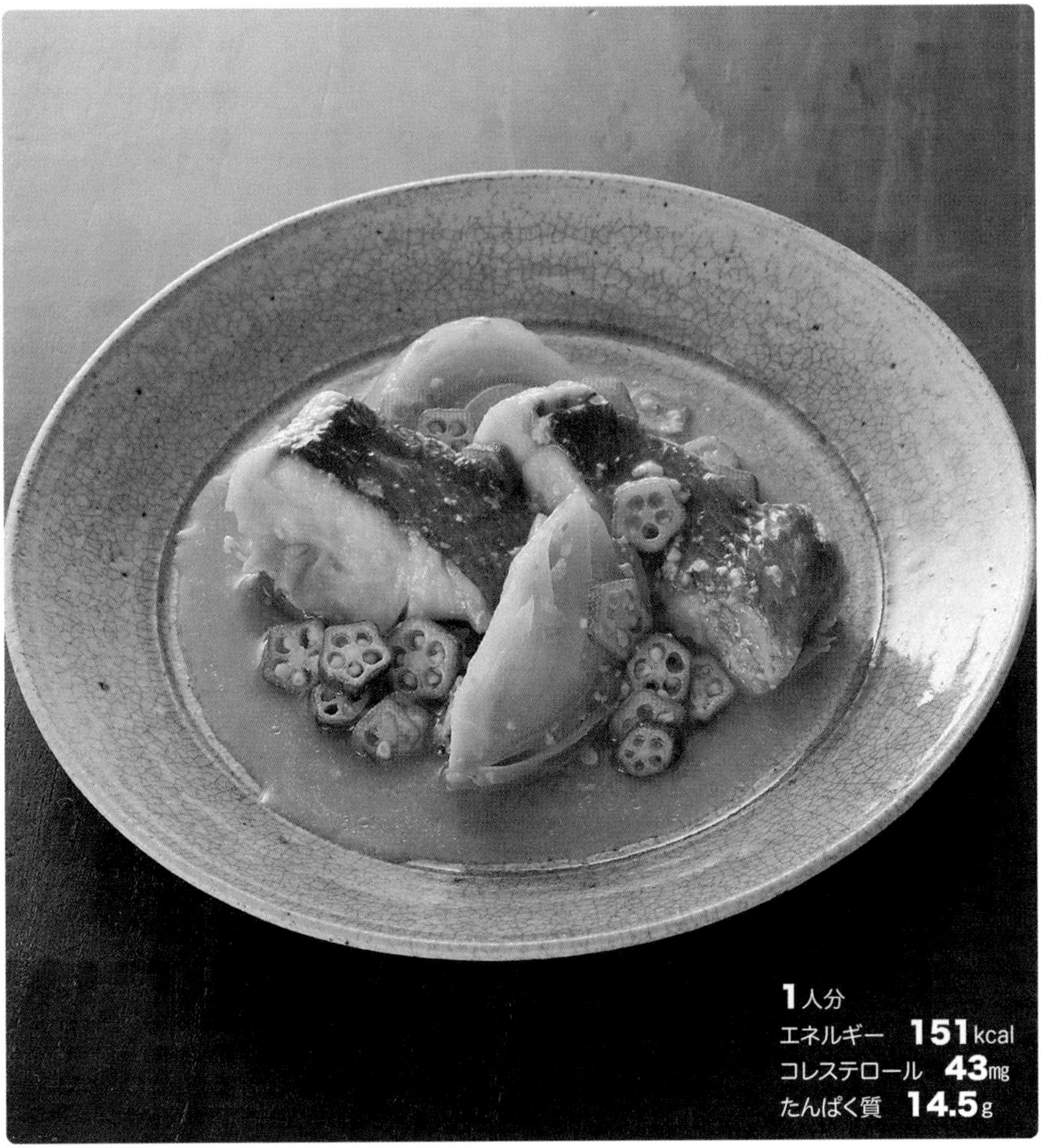
1人分
エネルギー　151kcal
コレステロール　43mg
たんぱく質　14.5g

玉ねぎの甘みだけで仕上げます

金目鯛とオクラのみそ煮

材料(2人分)

金目鯛…小2切れ(140g)
玉ねぎ…½個(100g)
オクラ…4本(40g)
A｜だし汁…1¼カップ
　｜みそ…小さじ2

作り方

❶金目鯛は半分に切る。玉ねぎは4等分のくし形に切る。
❷オクラは小口切りにする。
❸鍋に**A**を入れて中火で煮立て、①を入れて落とし蓋をし、10〜12分煮る。
❹火が通ったら②を加え、一煮する。(検見﨑聡美)

高たんぱく質

梅干しをきかせてメリハリのある味に

豆腐の梅照り焼き

材料(2人分)

木綿豆腐…1丁(300g)
もやし…½パック(100g)
梅干し(塩分17%)…大1個(8g)
A | だし汁…大さじ2
しょうゆ…小さじ½
みりん…小さじ1
薄力粉…適量
ごま油…大さじ½
万能ねぎ…適量

作り方

❶もやしはゆでてざるにあげる。豆腐は6枚に切り、キッチンペーパーで表面の水気をふく。

❷梅干しは種を除き、包丁でたたいてペースト状にし、**A**をまぜる。

❸豆腐の広いほうの2面に薄力粉をふる。フライパンに油を熱し、中火で両面を焼く。焼き色がついたら②を加えて全体にからめる。

❹器に盛ってもやしを添え、小口切りにした万能ねぎを散らす。　(検見﨑聡美)

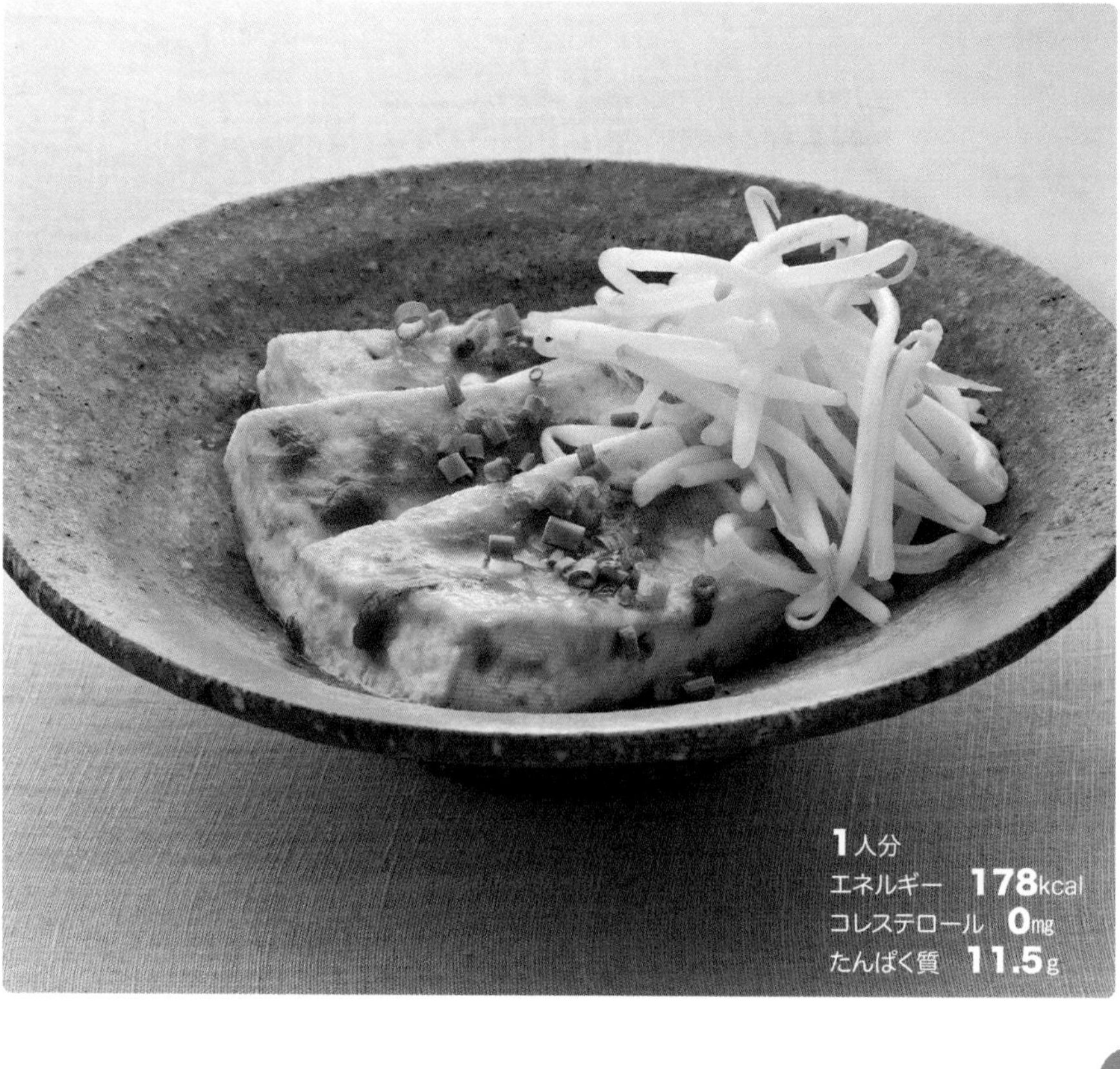
1人分
エネルギー　178kcal
コレステロール　0mg
たんぱく質　11.5g

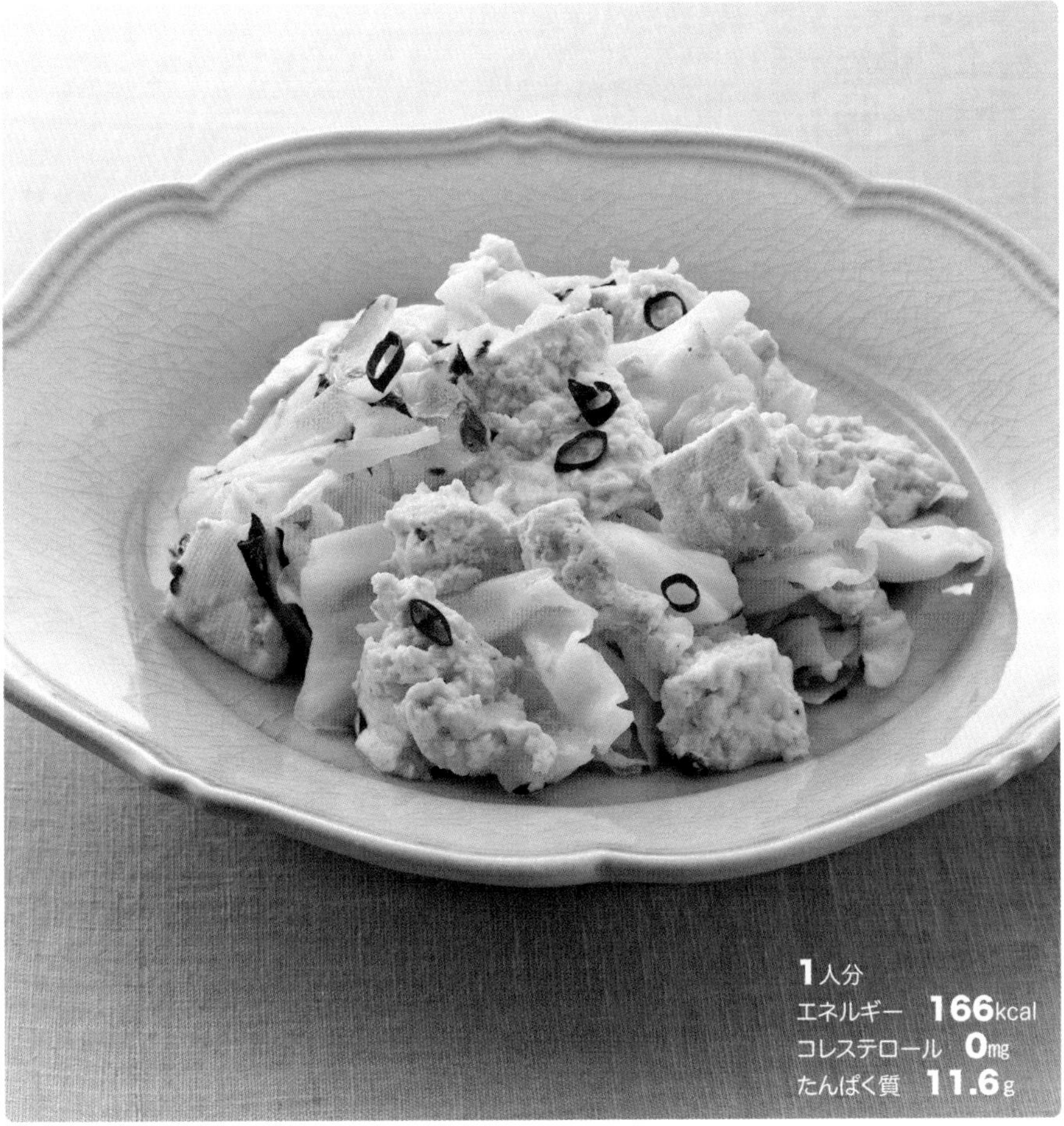
1人分
エネルギー 166kcal
コレステロール 0mg
たんぱく質 11.6g

キャベツの甘みとにんにくがマッチ。くずした豆腐もボリューム満点

豆腐とキャベツのにんにく炒め

材料(2人分)
木綿豆腐…1丁(300g)
キャベツ…¼個(250g)
オリーブ油…大さじ½
A にんにく(みじん切り)…½かけ分
赤とうがらし(輪切り)…少々
塩…小さじ¼

作り方
❶キャベツは一口大に切る。
❷フライパンに油と**A**を入れ、中火にかける。香りが立ったらキャベツを加えて軽く炒め、豆腐をくずし入れる。蓋をして2〜3分蒸し煮にする。
❸キャベツの色が鮮やかになったら蓋をとり、塩をふる。(検見﨑聡美)

食物繊維

淡泊な味のささ身に、かんぴょうを加えて変化をつけます

ささ身とかんぴょうのくし焼き

材料(2人分)

鶏ささ身(筋なし)…4本(200g)
かんぴょう(乾燥)…100cm(8g)
梅干し(塩分17%)…大1個(8g)
A | ごま油、砂糖…各小さじ½
　| しょうゆ…小さじ¼
キャベツ…¼個(250g)

作り方

❶かんぴょうはさっと水洗いし、塩(分量外)でもむ。塩を洗い落とし、水に20分浸してもどす。水気をきって20分ゆで、長さを8等分する。
❷ささ身は縦半分に切る。
❸②に①を重ね、竹ぐしで縫うように刺す。魚焼きグリルで8〜10分焼く。
❹梅干しは種を除き、包丁でたたいてペースト状にし、Aとまぜる。
❺③に④を塗って器に盛り、キャベツを添える。

(検見﨑聡美)

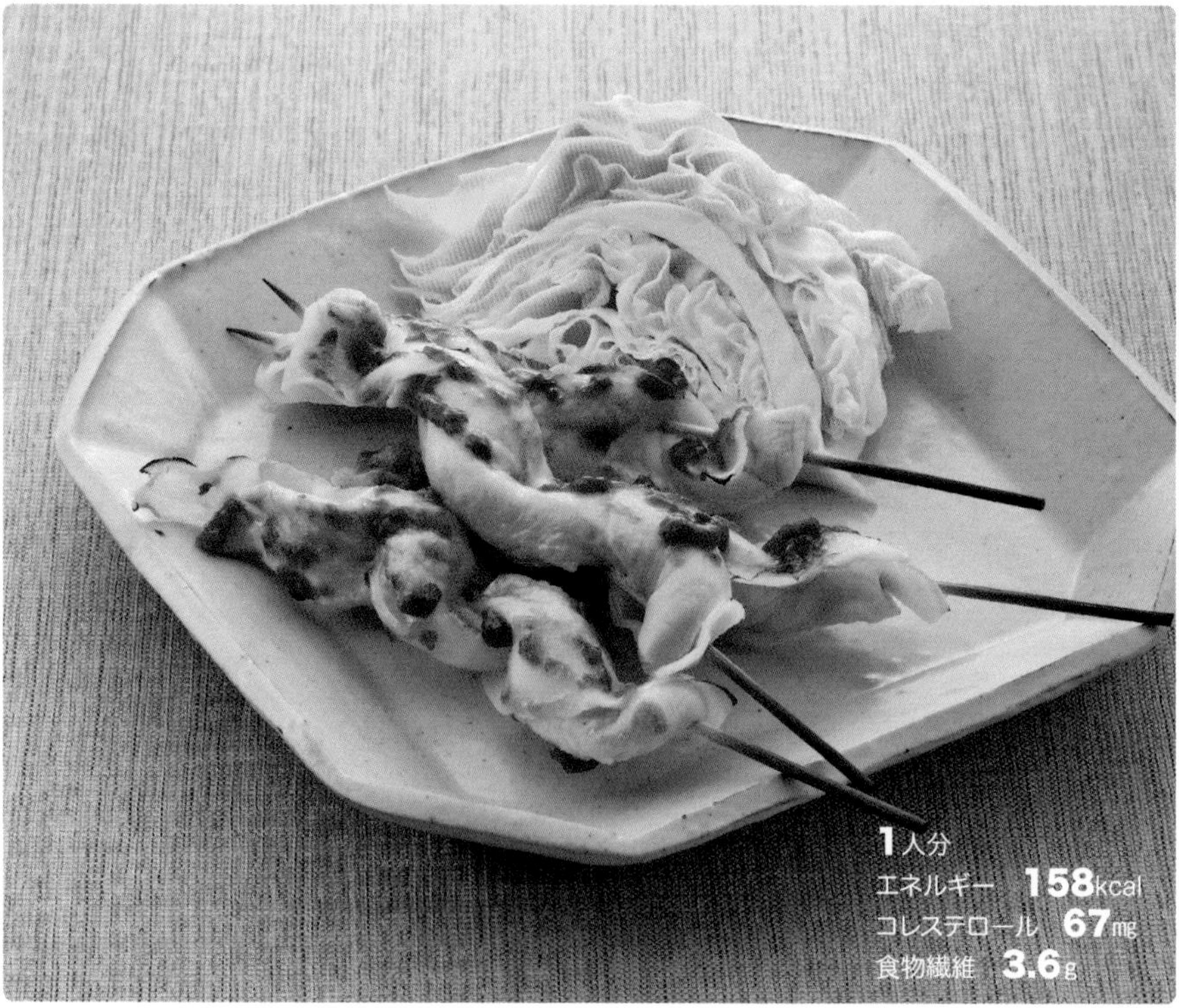

1人分
エネルギー **158**kcal
コレステロール **67**mg
食物繊維 **3.6**g

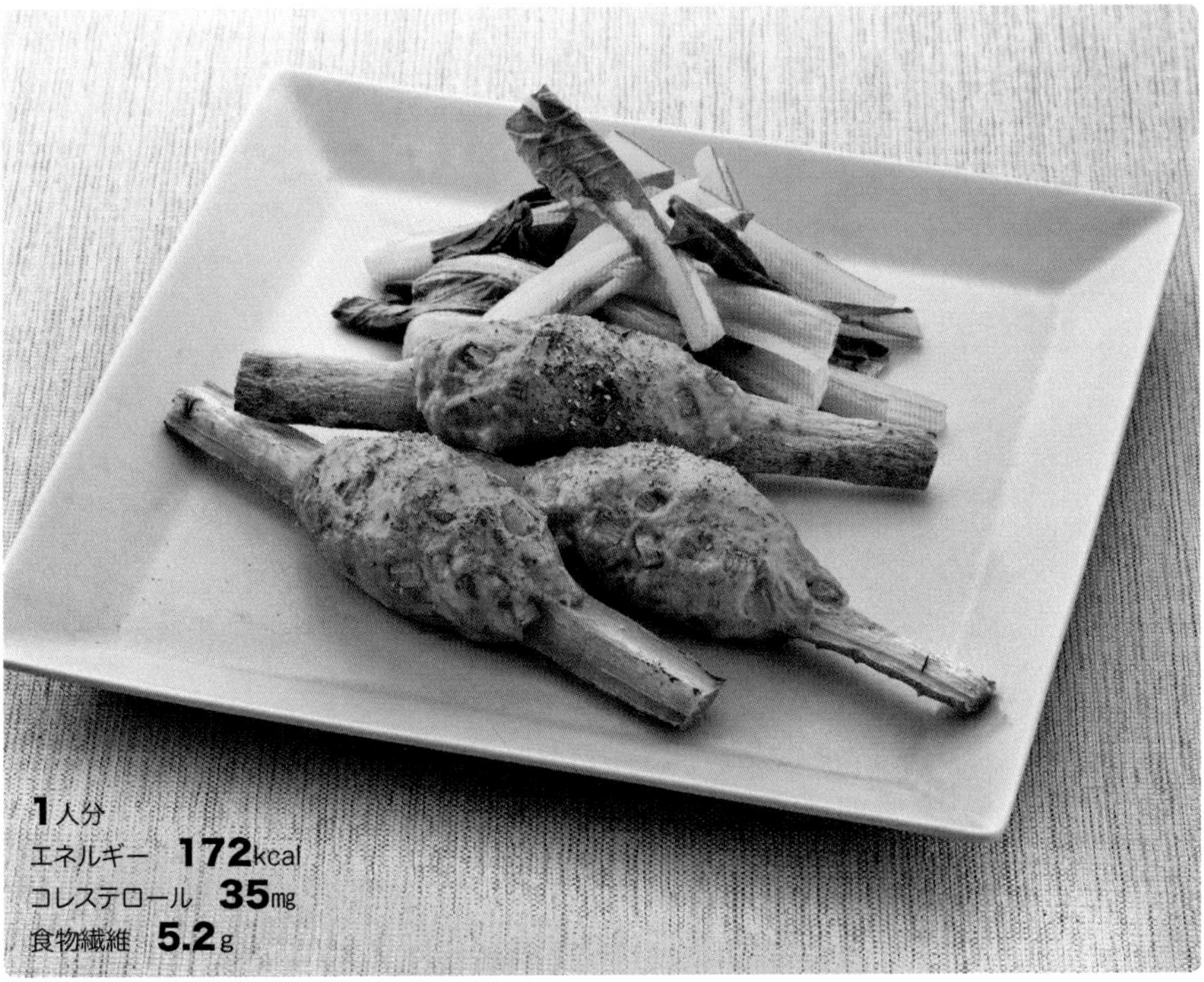

1人分
エネルギー 172kcal
コレステロール 35mg
食物繊維 5.2g

豚ひき肉は脂肪の少ない赤身を使います

ごぼうつくね

材料(2人分)

豚ひき肉(赤身)…120g
ごぼう…¾本(150g)
小松菜…⅓束(100g)
A | しょうゆ…大さじ½
　 | みりん…小さじ1
ごま油…大さじ½
粉ざんしょう…少々

作り方

❶ごぼうは長さを半分に切ってから縦に4つ割りにし、13〜14分ゆでる。小松菜は3〜4cm長さに切る。

❷①のごぼう2本を5mm角に切ってボウルに入れ、豚肉を加えてよくねりまぜ、6等分する。残りのごぼうに巻きつけるようにつけ、にぎるようにして形をととのえる。

❸②を魚焼きグリルで8〜10分焼く。**A**を合わせて耐熱容器に入れ、ラップをかけずに電子レンジで40秒加熱する。肉の表面にハケで塗り、さらに30〜40秒焼く。これを3、4回繰り返し、こんがり焼く。

❹フライパンに油を熱し、小松菜を炒めて③とともに器に盛り、粉ざんしょうをふる。 (検見﨑聡美)

腹もちがよく食べごたえのある里いもで一皿

里いものねぎみそあえ

材料(2人分)

里いも…3個(180g)

万能ねぎ…4本(20g)

A | みそ…大さじ1弱(15g)
　 | みりん…小さじ1
　 | 水…大さじ1

ごま油…小さじ½

作り方

❶里いもは皮つきのまま洗ってラップで包み、電子レンジで3分加熱し、皮をむく。

❷万能ねぎはこまかく刻み、フライパンに油を熱してさっと炒め、**A**を加えて炒め、ねぎみそを作る。

❸①に②をかける。　　(金丸絵里加)

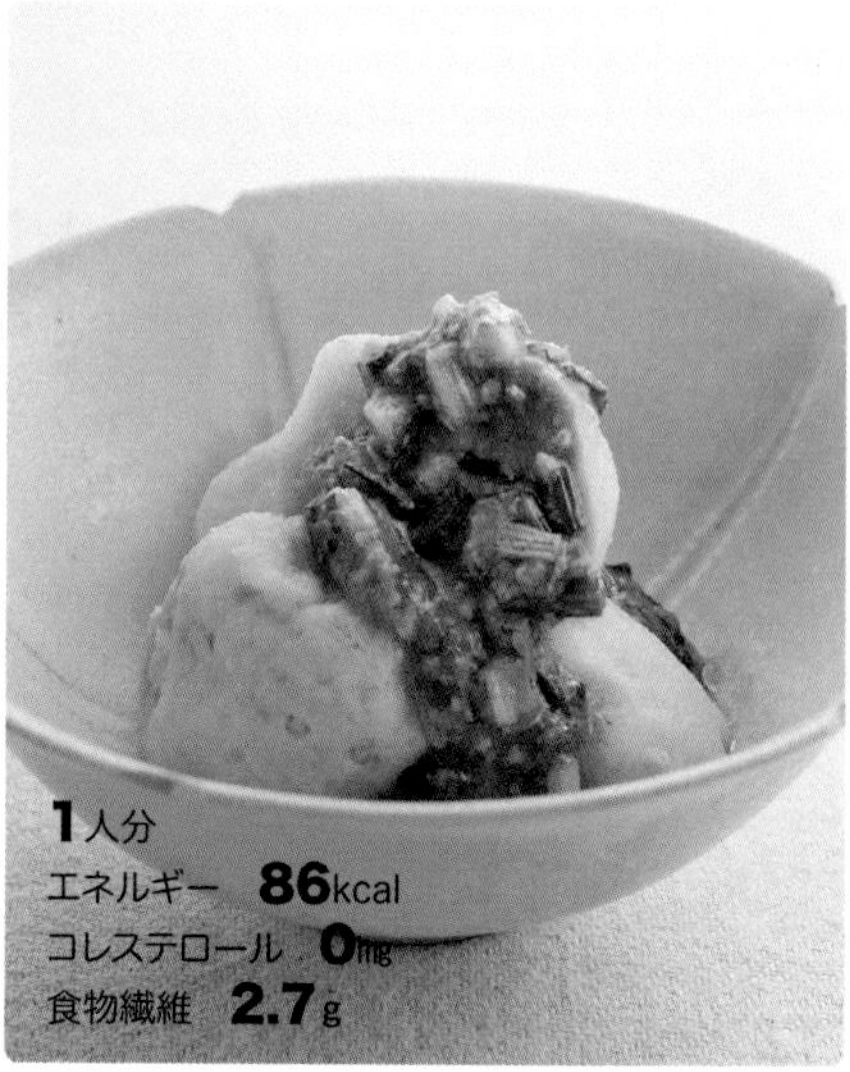

1人分
エネルギー　**86**kcal
コレステロール　**0**mg
食物繊維　**2.7**g

切り干し大根はビタミン、ミネラルが豊富。歯ごたえを残して

切り干し大根と水菜のごまからしあえ

材料(2人分)

切り干し大根…20g

水菜…⅕束(30g)

A | すり白ごま…小さじ1½
　 | しょうゆ…小さじ1½
　 | 酢…小さじ1
　 | ねりがらし…小さじ⅙

作り方

❶切り干し大根はもみ洗いし、15分水に浸してもどし、水気をしぼって食べやすく切る。水菜は4cm長さに切る。

❷**A**をよくまぜ、①を入れてあえる。

(岩﨑啓子)

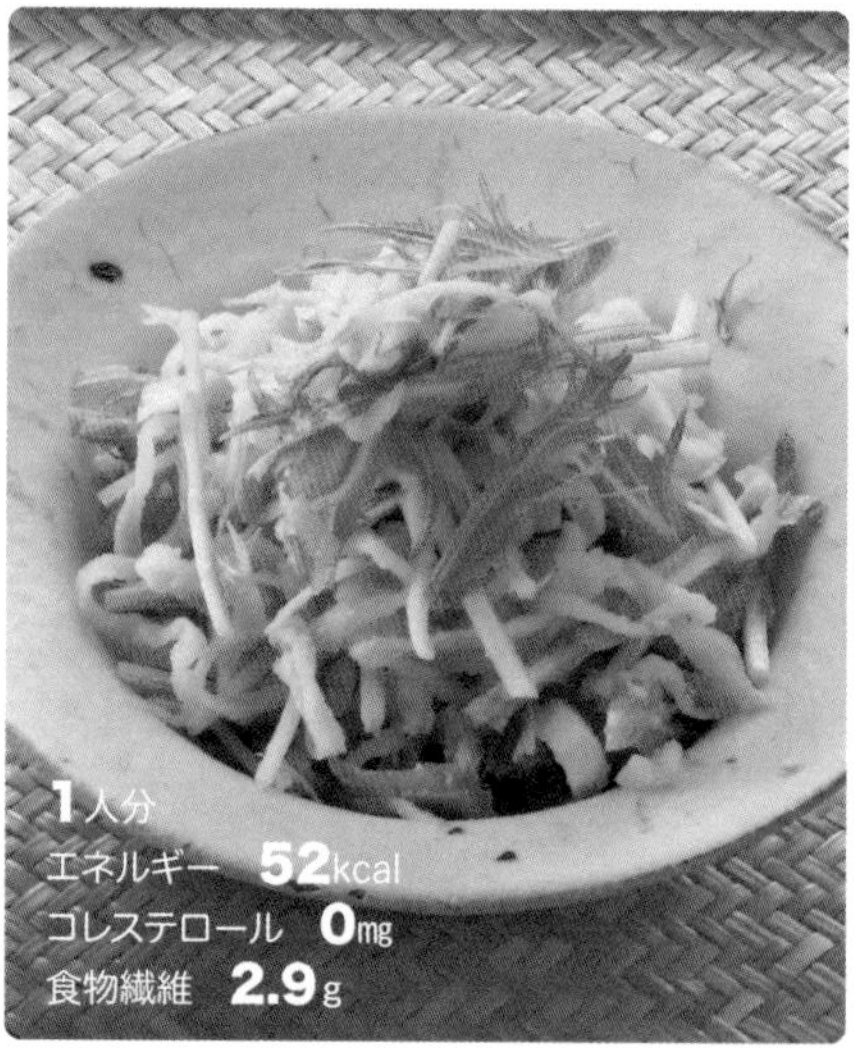

1人分
エネルギー　**52**kcal
コレステロール　**0**mg
食物繊維　**2.9**g

糸寒天は、サラダに加えても手軽においしく食べられます

糸寒天のエスニックサラダ

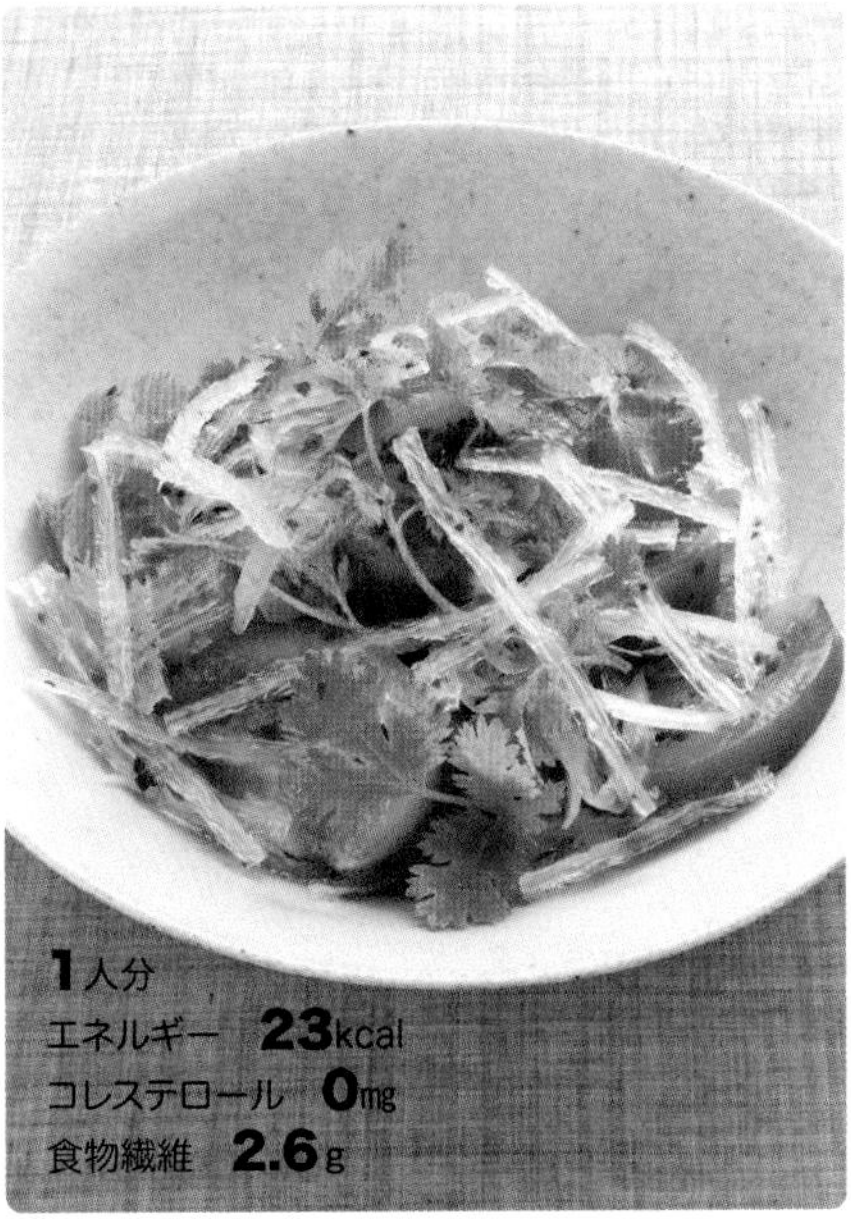
1人分
エネルギー 23kcal
コレステロール 0mg
食物繊維 2.6g

材料(2人分)
糸寒天…5g
トマト…小1個(100g)
玉ねぎ…1/6個(25g)
香菜…10本(5g)
A | ナンプラー…小さじ1
レモン汁…大さじ1
刻みとうがらし…少々

作り方
❶糸寒天ははさみで3〜4㎝長さに切ってさっと洗い、水に5〜6分浸けてもどし、水気をきる。
❷トマトは7〜8㎜のくし形に切る。玉ねぎは薄切りにし、水に7〜8分さらして水気をきる。香菜は葉先をつむ。
❸Aを合わせて①と②を加え、あえる。
(検見﨑聡美)

ピリリとしょうがをきかせて、代謝もアップ

切り昆布のしょうがじょうゆ

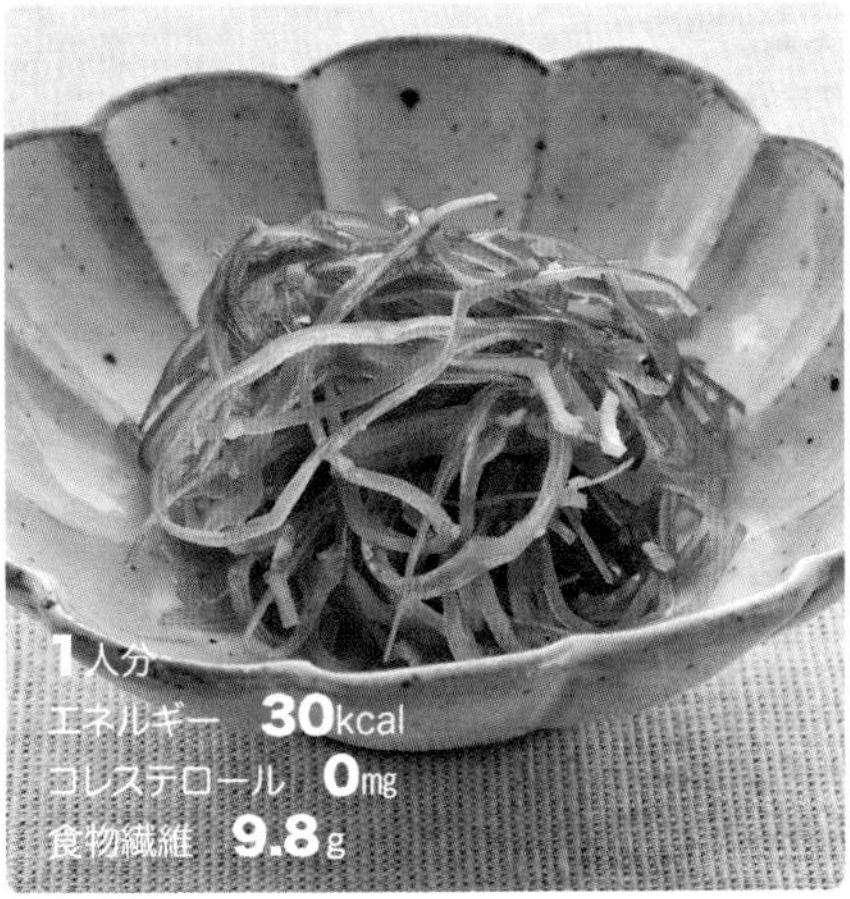
1人分
エネルギー 30kcal
コレステロール 0mg
食物繊維 9.8g

材料(2人分)
切り昆布(生)…150g
A | しょうが(おろしたもの)…大さじ½
だし汁…大さじ1
しょうゆ…小さじ1

作り方
❶昆布は食べやすい長さに切り、1〜2分ゆでる。
❷ボウルにAを入れてまぜ、①の水気をよくきってあえる。
(検見﨑聡美)

食物繊維がしっかりとれる。彩りもきれいな一品

いんげんとひじきのサラダ

材料(2人分)
さやいんげん…8本(100g)
長ひじき(乾燥)…6g
トマト…¼個(50g)
玉ねぎ…¼個(40g)

A | はちみつ、粒マスタード…各小さじ1
しょうゆ…大さじ1
塩、こしょう…各少々

作り方

❶いんげんはさっとゆで、斜めに2〜3等分に切る。ひじきはたっぷりの水に10分浸けてもどし、さっとゆでて水気をきり、食べやすく切る。

❷トマトは5㎜角に切り、玉ねぎはすりおろして**A**とよくまぜ、①をあえる。

(金丸絵里加)

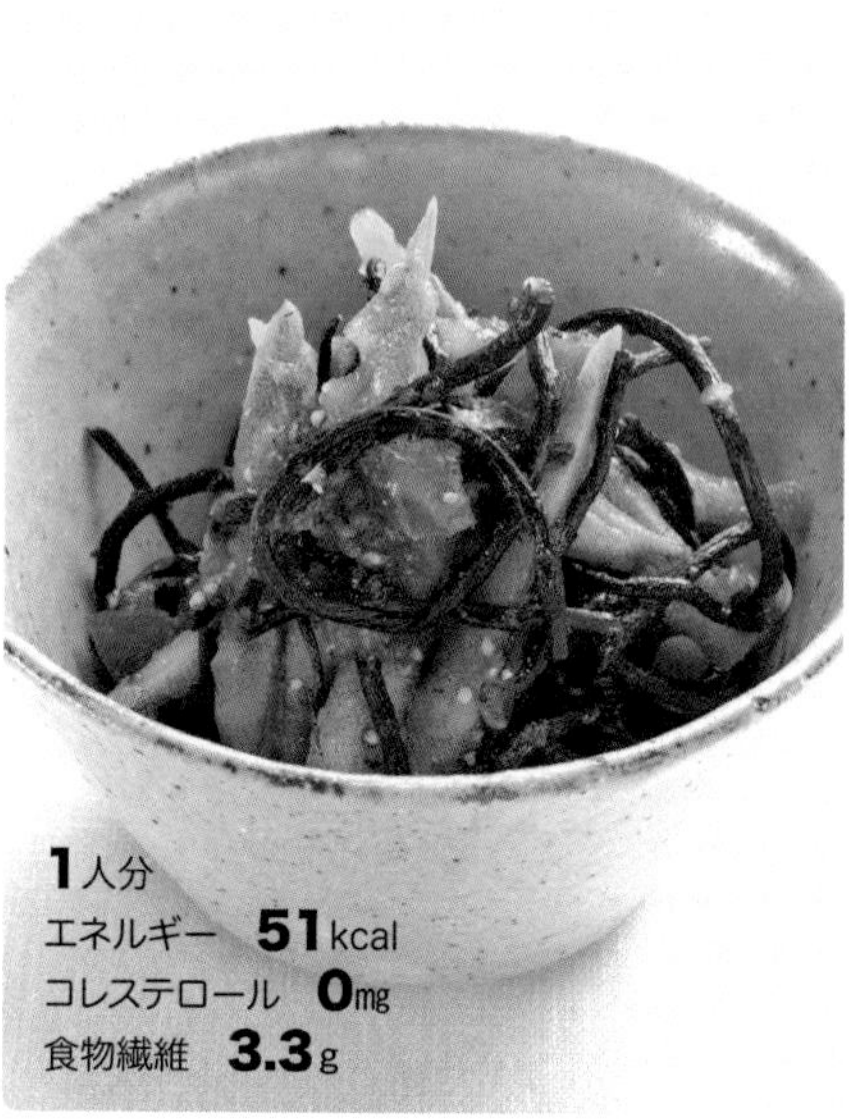
1人分
エネルギー 51kcal
コレステロール 0mg
食物繊維 3.3g

低カロリーながらスタミナのつく一品

しめじとにらの納豆あえ

材料(2人分)
しめじ…小1パック(80g)
にら…1束(100g)
納豆…1パック(40g)
しょうゆ…小さじ1

作り方

❶しめじは石づきを除いてほぐし、アルミホイルに包んでオーブントースターで7〜8分焼く。

❷にらはさっとゆで、水気をしぼって3㎝長さに切る。

❸納豆はボウルに入れてしょうゆを加えてよくまぜ、①、②を加えてあえる。

(検見﨑聡美)

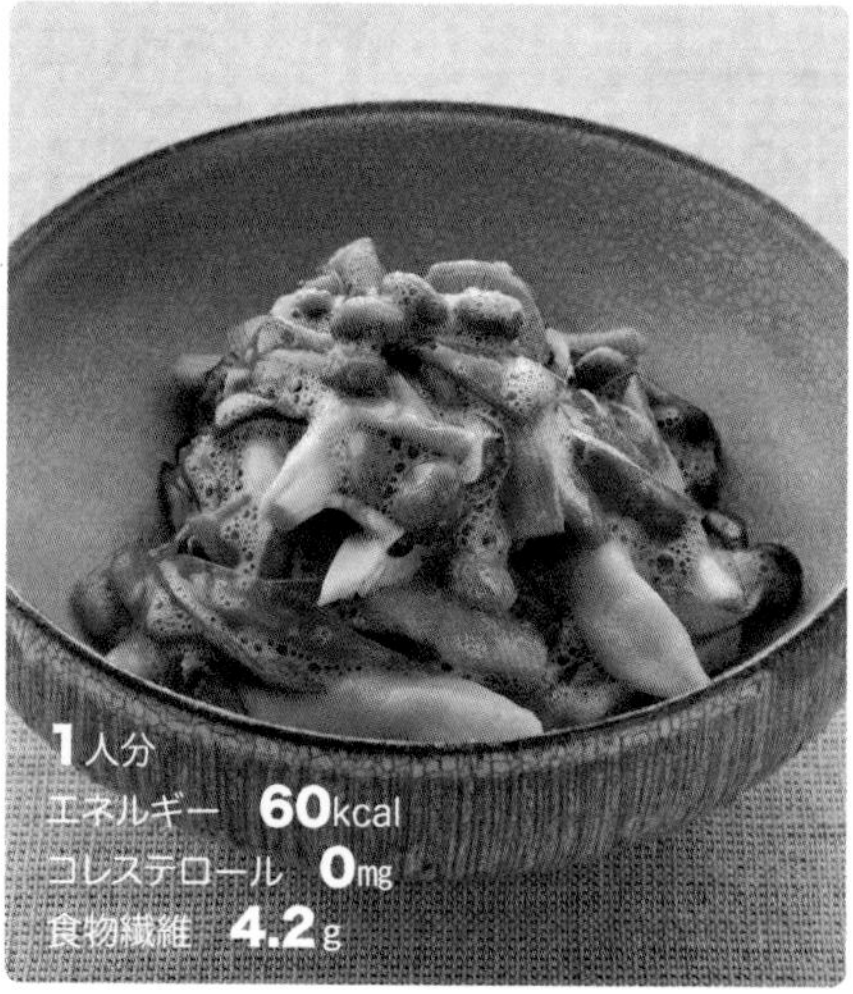
1人分
エネルギー 60kcal
コレステロール 0mg
食物繊維 4.2g

コレステロール値を下げる食物繊維豊富な汁ものです

オクラともずくのみそ汁

材料(2人分)
オクラ…4本(40g)
もずく…50g
だし汁…1½カップ
みそ…小さじ2

作り方

❶オクラは塩(分量外)でこすり洗いし、乱切りにする。もずくは洗って食べやすく切る。
❷鍋にだし汁を煮立てて①を入れ、再び沸騰したらみそを溶き入れ、一煮立ちさせる。　(岩﨑啓子)

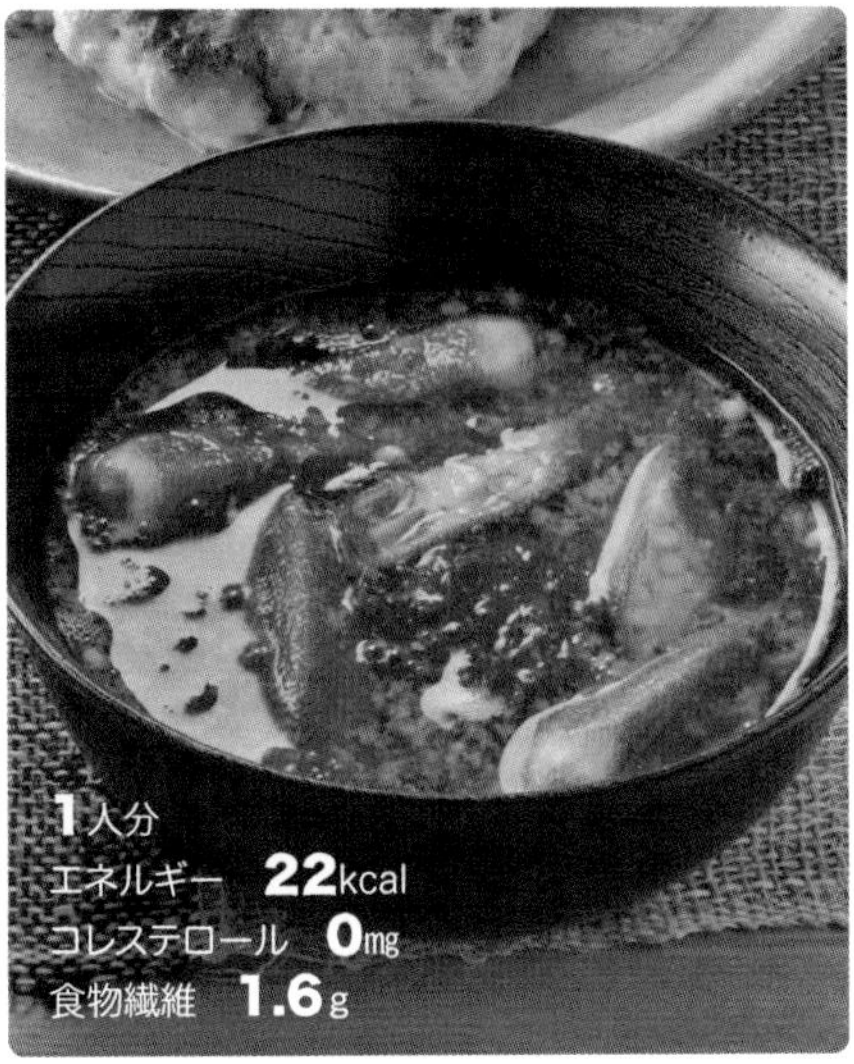
1人分
エネルギー 22kcal
コレステロール 0mg
食物繊維 1.6g

大根おろしを加え、ボリューム感あり

なめこのおろし汁

材料(2人分)
なめこ…1パック(100g)
大根…3㎝(100g)
だし汁…1カップ
塩…小さじ¼
万能ねぎ…適量

作り方

❶なめこはさっと洗って軽くぬめりをとる。大根はすりおろして水気をきる。
❷鍋にだし汁を煮立て、①を加えて一煮立ちさせ、塩をふる。
❸器に盛り、小口切りにした万能ねぎを散らす。　(検見﨑聡美)

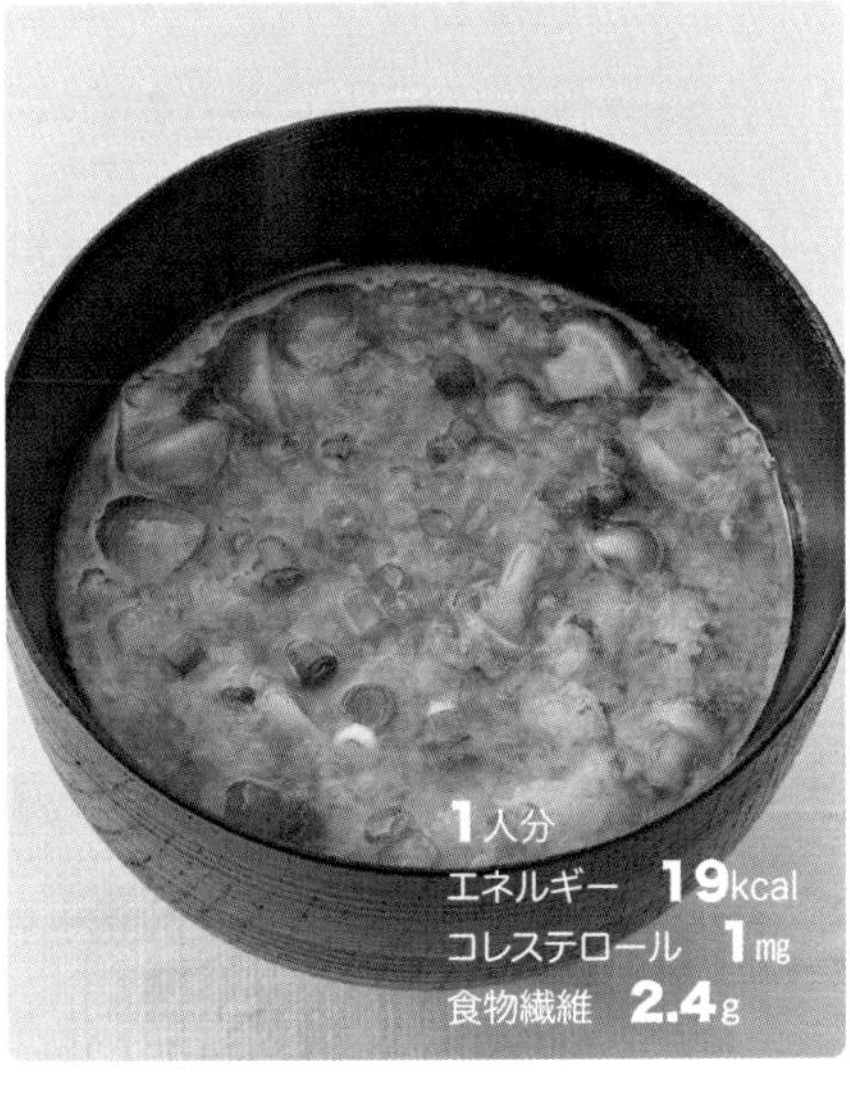
1人分
エネルギー 19kcal
コレステロール 1mg
食物繊維 2.4g

薄切り肉も野菜に巻くとボリュームたっぷりに

豚もも肉のアスパラ巻き蒸し

緑黄色野菜

材料(2人分)

豚もも薄切り肉…6枚(150g)
グリーンアスパラガス…9本(150g)
塩…少々
おろしわさび、レモン…各少々

作り方

❶アスパラガスは長さを半分に切る。
❷豚肉に塩をふる。①を3本1組にして肉を巻く。
❸②を蒸気の上がったせいろか蒸し器で4～5分蒸す。
❹器に盛り、わさびとくし形に切ったレモンを添える。　(検見﨑聡美)

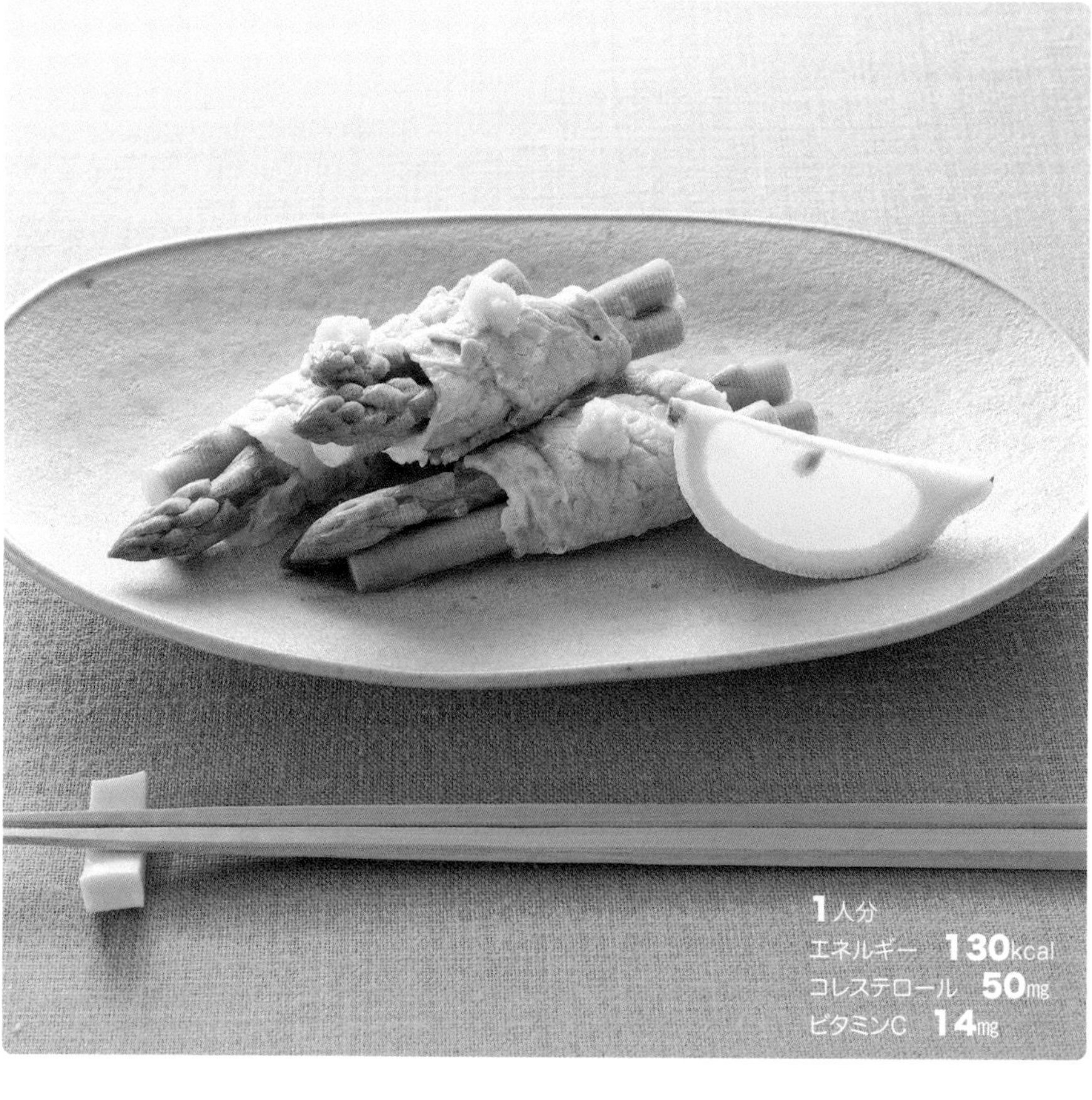
1人分
エネルギー 130kcal
コレステロール 50mg
ビタミンC 14mg

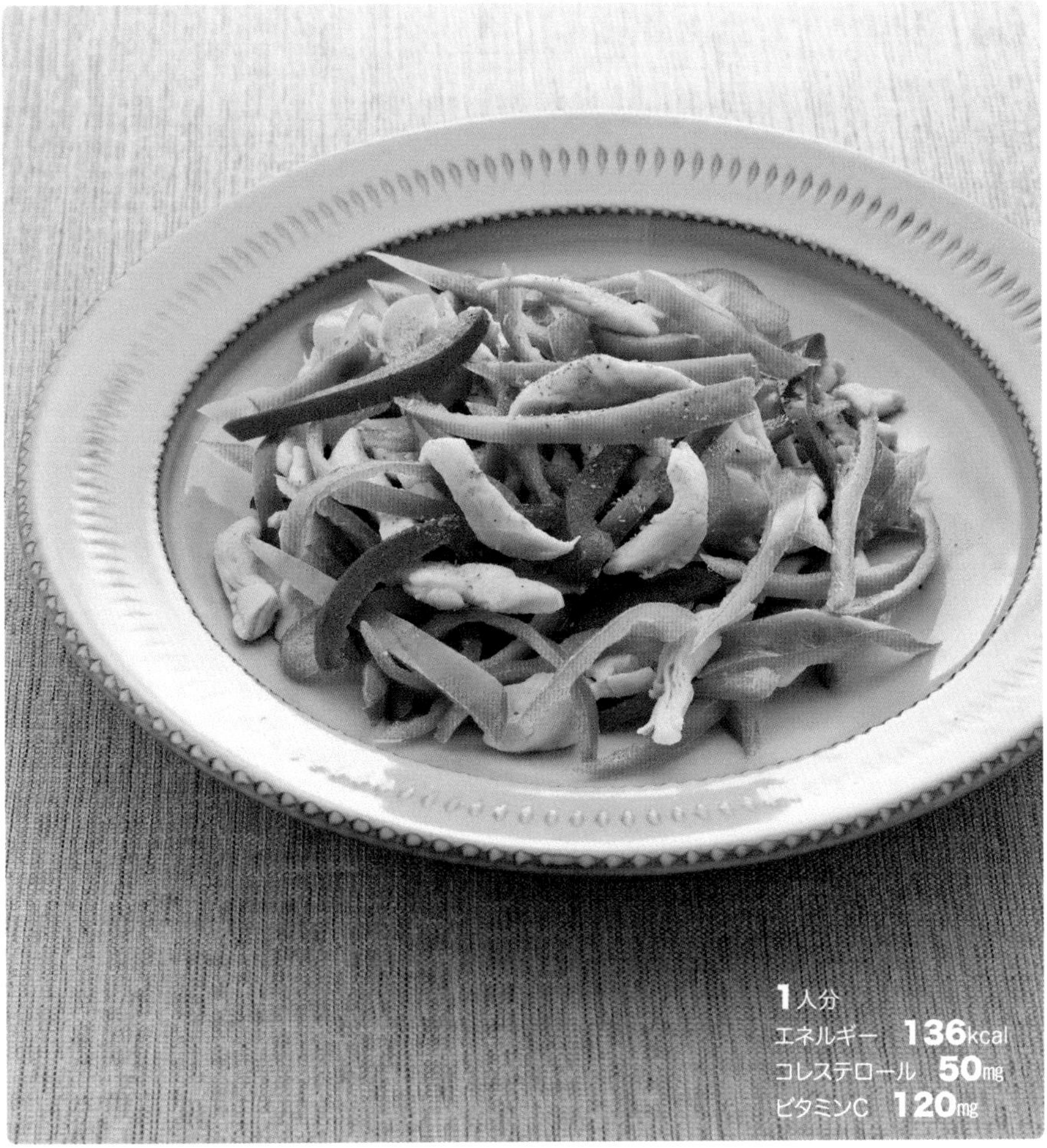

1人分
エネルギー 136kcal
コレステロール 50mg
ビタミンC 120mg

ビタミン豊富なピーマンたっぷりの炒め物

ささ身とピーマンの細切り炒め

材料(2人分)

鶏ささ身(筋なし)…3本(150g)
ピーマン…8個(200g)
パプリカ(赤)…¼個(50g)
オリーブ油…大さじ½
塩…小さじ¼
粉ざんしょう…少々

作り方

❶ささ身は細切りにする。ピーマン、パプリカも細切りにする。

❷フライパンに油を熱し、ささ身を炒める。色が変わったらピーマンとパプリカを加え、色が鮮やかになったら塩、粉ざんしょうをふる。

(検見﨑聡美)

たこにはコレステロール値を下げるタウリンが豊富

たこといんげんの粒マスタードサラダ

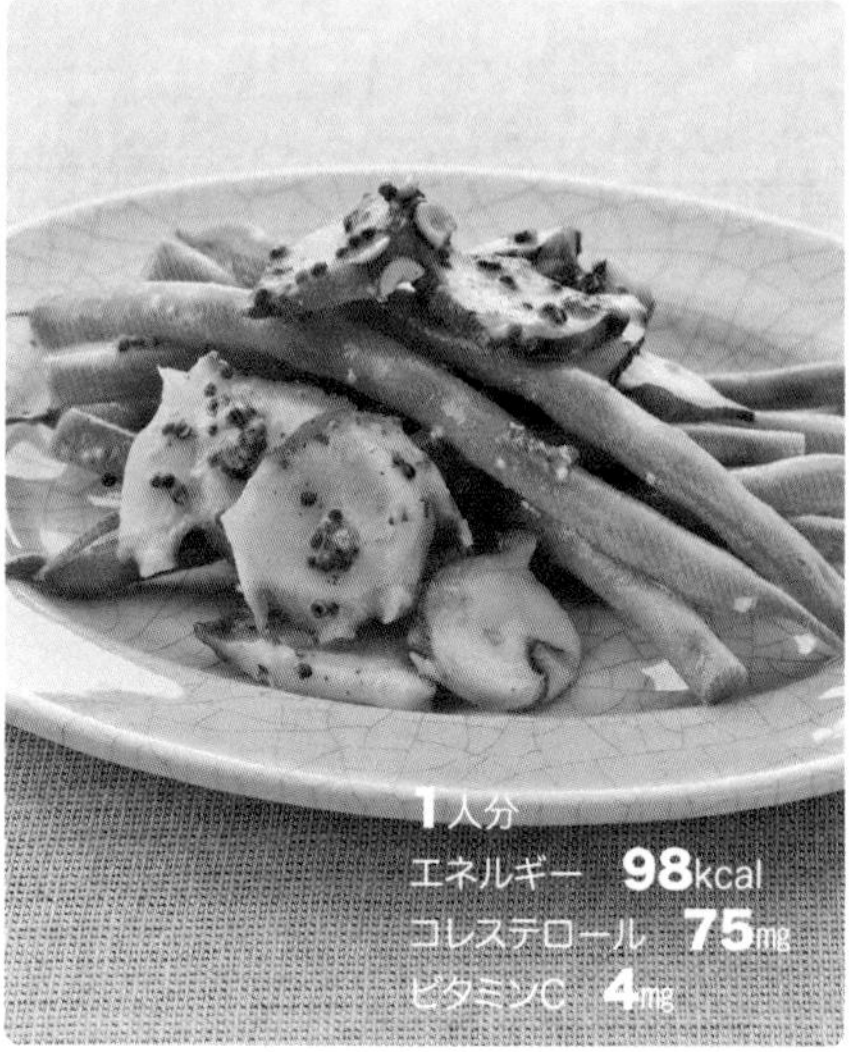
1人分
エネルギー　98kcal
コレステロール　75mg
ビタミンC　4mg

材料(2人分)

たこ(ゆで)…100g
さやいんげん…⅔袋(100g)

A
粒マスタード…大さじ1
酢、オリーブ油…各小さじ1
しょうゆ…小さじ¼

作り方

①たこは薄い輪切りにする。さやいんげんは色よくゆで、ざるにとって冷ます。
②ボウルにAを入れてまぜ、①をあえる。

(検見﨑聡美)

β-カロテンたっぷりの夏向きかぼちゃサラダ

かぼちゃの和風サラダ

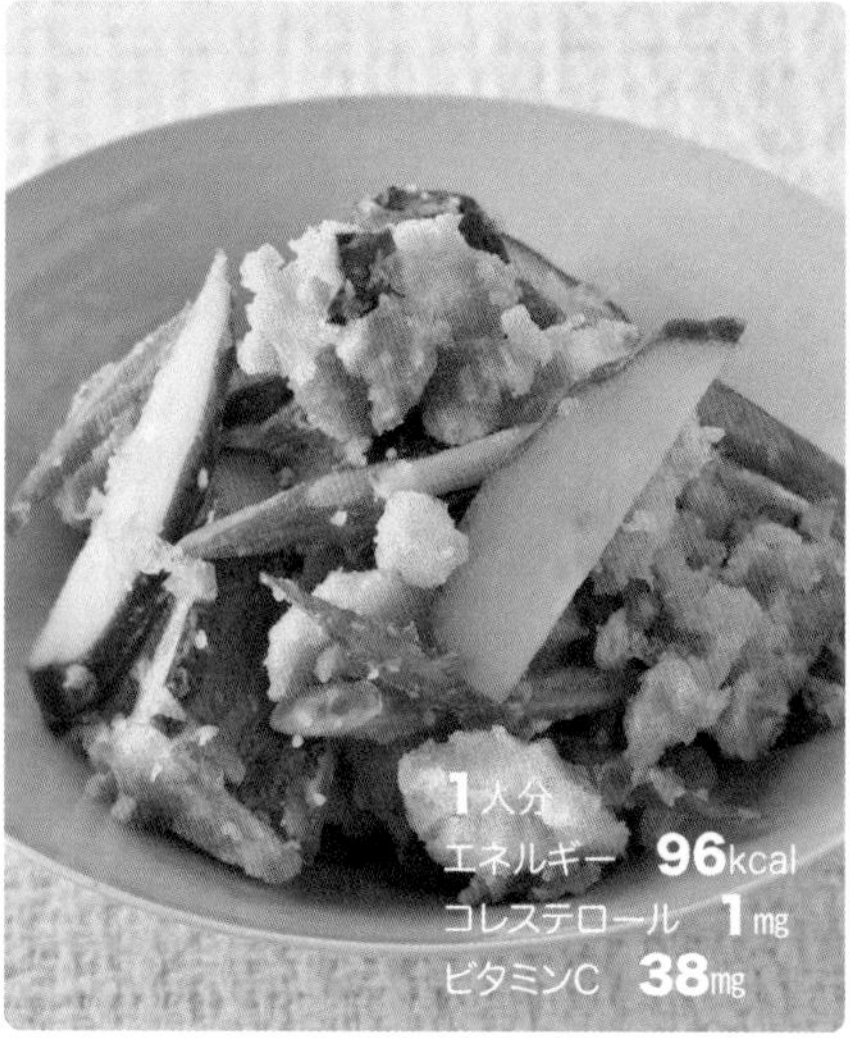
1人分
エネルギー　96kcal
コレステロール　1mg
ビタミンC　38mg

材料(2人分)

かぼちゃ…⅙個(正味150g)
きゅうり…½本(50g)
万能ねぎ…2本

A
削り節…¼袋
酢…小さじ2
しょうゆ…小さじ½
オリーブ油…小さじ1
こしょう…少々

作り方

①かぼちゃはラップに包んで電子レンジで2分加熱し、粗めにつぶす。きゅうりは縦半分に切って斜め薄切り、ねぎは斜め切りにする。
②Aをまぜ、①をあえる。　(岩﨑啓子)

ハムを加えてコクをプラスするのがポイント

にんじんとみょうがのサラダ

材料(2人分)
にんじん…小1本(120g)
みょうが…1個(15g)
ハム…2枚(26g)
塩…小さじ⅙
A オリーブ油…小さじ1
酢…大さじ1
こしょう…少々

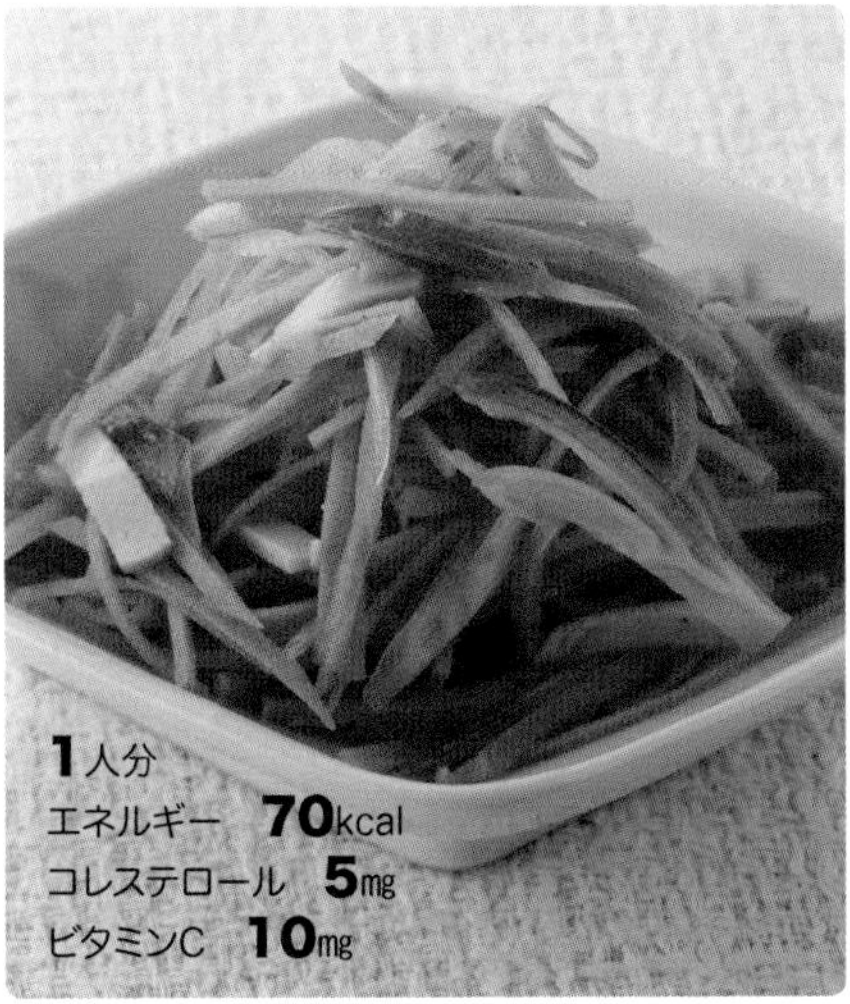
1人分
エネルギー 70kcal
コレステロール 5mg
ビタミンC 10mg

作り方
①にんじんはせん切りにして、塩でもみ、10分おいて水気をきる。みょうが、ハムは細切りにする。
②Aをまぜて、①をあえる。(岩﨑啓子)

ささがきごぼうをさっとゆでてピリ辛ナムルに

ごぼうと小松菜のナムル

材料(2人分)
ごぼう…½本(100g)
小松菜…¼束(50g)
A 長ねぎのみじん切り…小さじ1
粉とうがらし…少々
ごま油…小さじ1
砂糖…小さじ½
しょうゆ…小さじ¼
塩…小さじ⅙

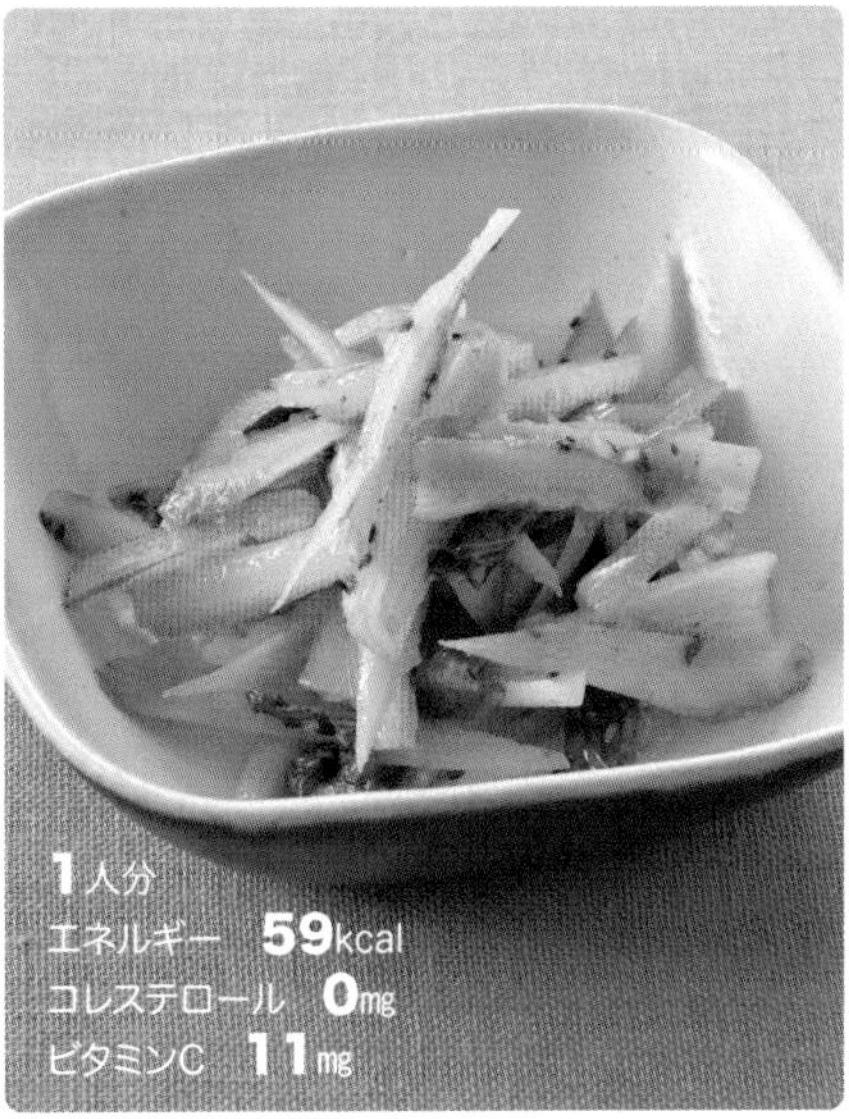
1人分
エネルギー 59kcal
コレステロール 0mg
ビタミンC 11mg

作り方
①ごぼうはささがきにして水にさらす。鍋に湯を沸かし、小松菜をゆでて取り出し、ごぼうを入れてさっとゆでる。
②小松菜は3㎝長さに切り、ごぼうとともに水気をしぼる。ボウルに入れてAであえる。(岩﨑啓子)

ビタミンを損なわないよう、さっと炒めて

スナップえんどうのアンチョビ炒め

材料(2人分)

スナップえんどう…15本(150g)
アンチョビ…1枚
にんにく…少々
オリーブ油…大さじ½

作り方

❶スナップえんどうは筋を除く。アンチョビはこまかく刻む。にんにくはみじん切りにする。
❷フライパンに油とにんにくを入れて中火にかけ、香りが立ったらスナップえんどうを炒める。色が鮮やかになったら水大さじ1とアンチョビを加えて炒める。

(検見﨑聡美)

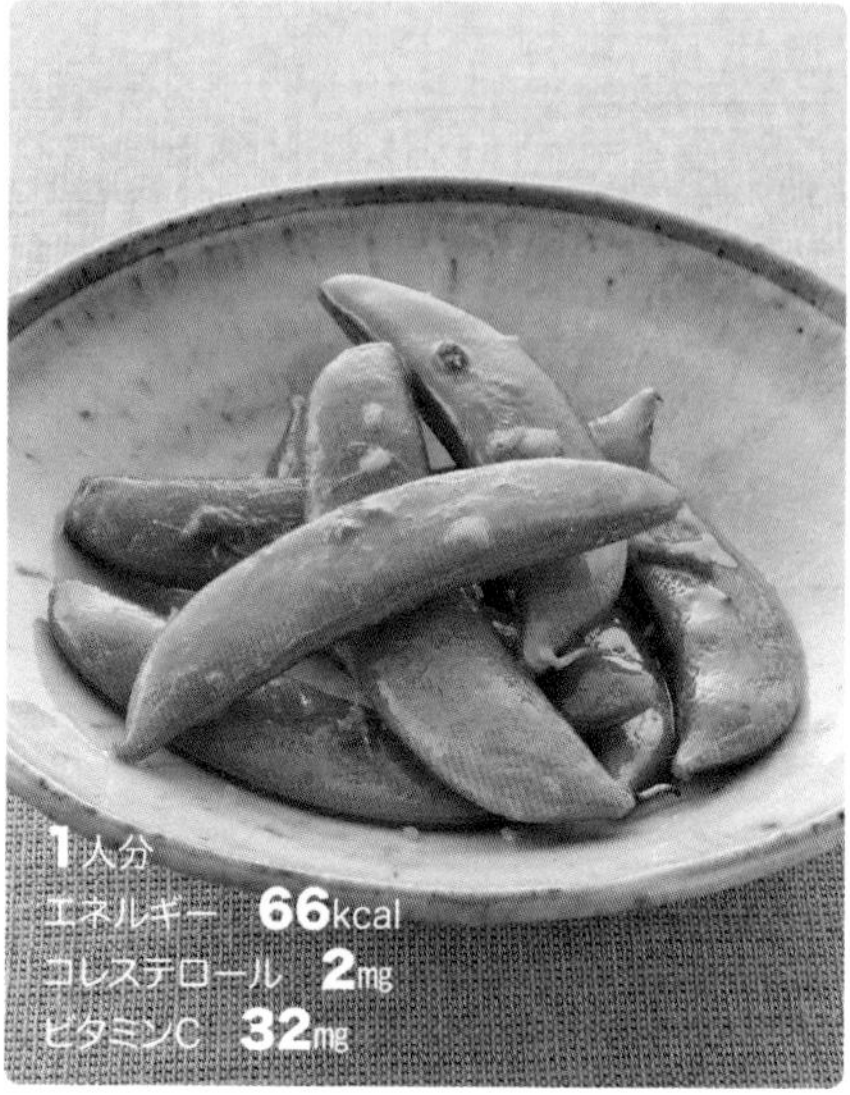
1人分
エネルギー 66kcal
コレステロール 2mg
ビタミンC 32mg

カロテンやビタミン類が豊富な簡単炒め

豆苗のにんにく炒め

材料(2人分)

豆苗…1パック(100g)
にんにく…½かけ
ごま油…小さじ1
塩…小さじ⅙

作り方

❶豆苗は根を除く。にんにくはつぶす。
❷フライパンに油とにんにくを入れて中火にかけ、香りが立ったら豆苗を炒めてしんなりしたら塩をふる。

(検見﨑聡美)

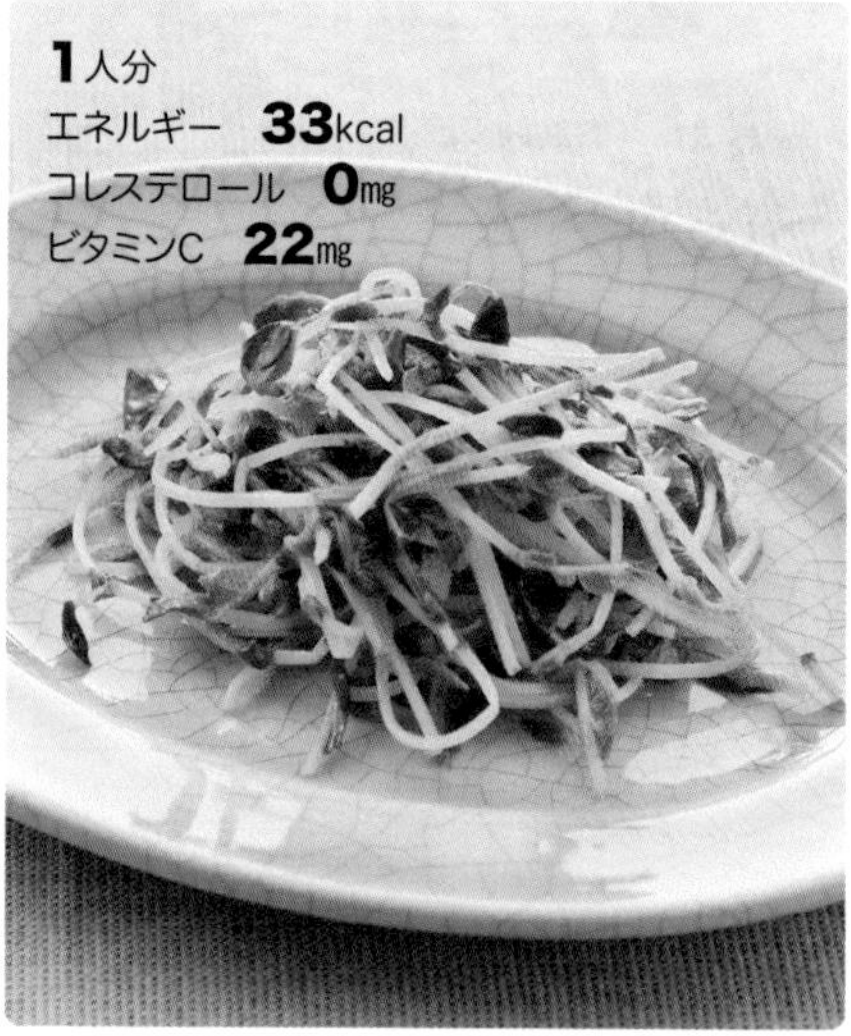
1人分
エネルギー 33kcal
コレステロール 0mg
ビタミンC 22mg

ビタミン豊富。トマトとだしでうまみ倍増

トマトとゴーヤのみそ汁

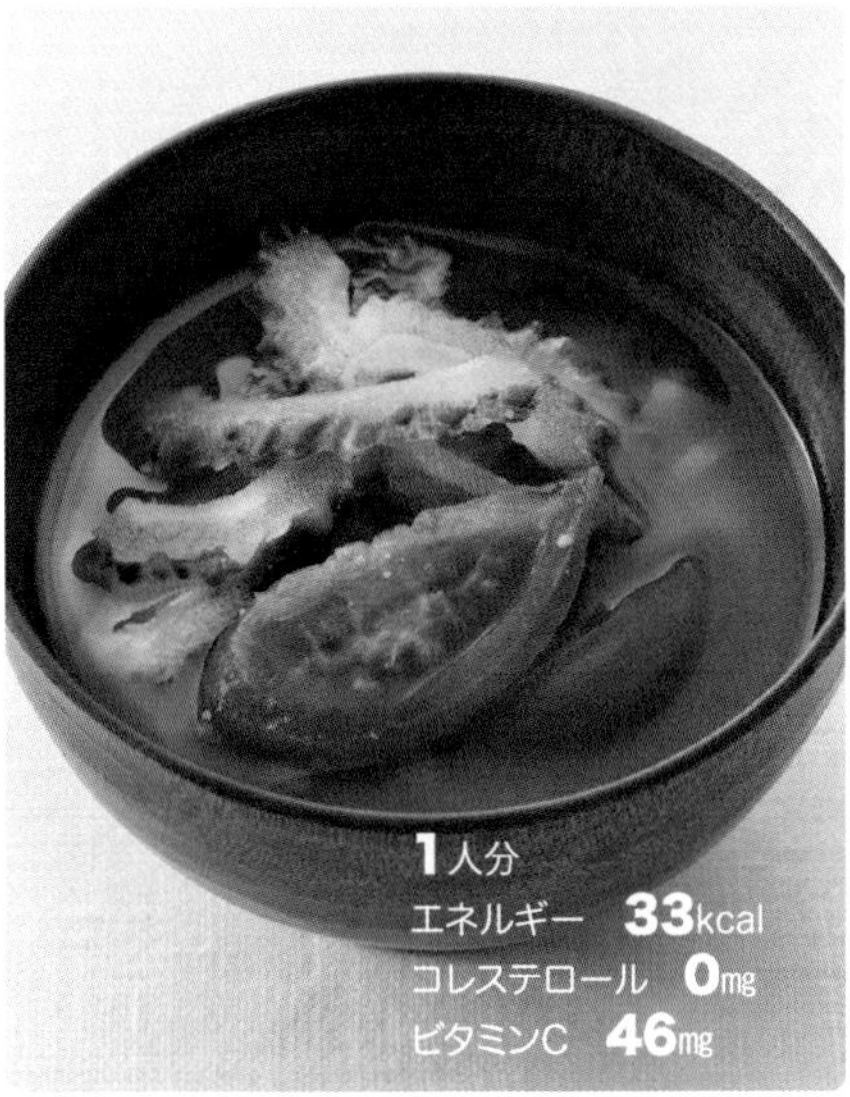
1人分
エネルギー　33kcal
コレステロール　0mg
ビタミンC　46mg

材料(2人分)
トマト…小1個(100g)
ゴーヤ…½本(100g)
だし汁…1½カップ
みそ…小さじ2

作り方

❶トマトはくし形に切り、ゴーヤは縦半分に切って種とわたを除き、薄切りにする。
❷鍋にだし汁を煮立て、ゴーヤを加える。再び煮立ったらトマトを加えて一煮し、みそを溶き入れる。　(検見﨑聡美)

食物繊維たっぷりのおいしい組み合わせ

セロリとかぼちゃのみそ汁

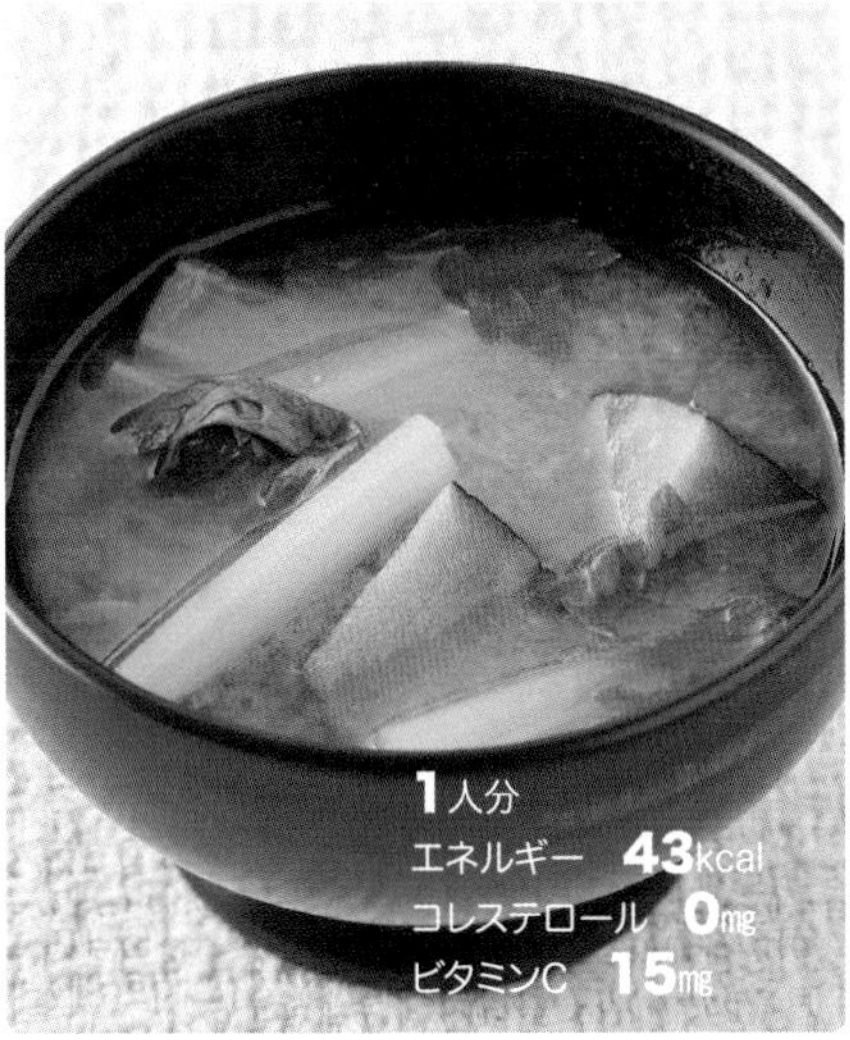
1人分
エネルギー　43kcal
コレステロール　0mg
ビタミンC　15mg

材料(2人分)
セロリ…½本(60g)
かぼちゃ…60g(正味)
だし汁…1½カップ
みそ…小さじ1½

作り方

❶かぼちゃは小さめの角切り、セロリは拍子木切りにし、葉はちぎる。
❷鍋にだし汁、かぼちゃを入れて火にかけ、蓋をして弱火で10分煮る。セロリを加えてさらに2〜3分煮、みそを溶き入れて一煮立ちさせる。(岩﨑啓子)

【尿路結石】を防ぐ
EPAたっぷり
《青背魚》美味レシピ

青背の魚に含まれるEPAは、結石のもとになる成分が腎臓に増えるのを防ぐ働きがあります（詳しくは、99〜100ページ参照）。

簡単でボリュームもあり、いわしのおいしさを味わえる一品

いわしのロール焼き

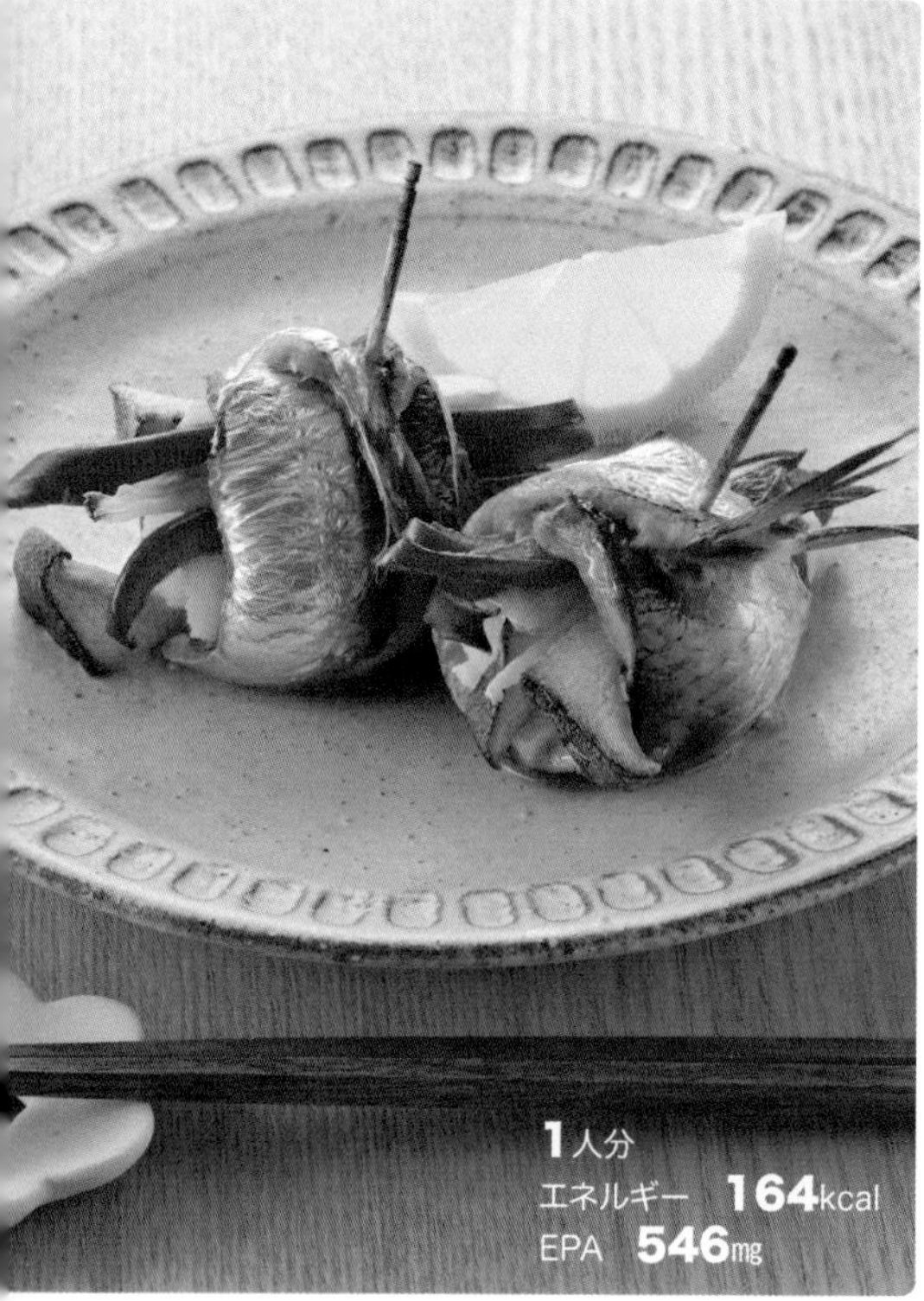

材料（2人分）

いわし（開いたもの）…2尾（140g）
長いも…4cm（60g）
パプリカ…⅛個（25g）
エリンギ…小1本（50g）
青じそ…2枚（2g）
A しょうゆ…小さじ2
　みりん…小さじ1
　こしょう…少々
レモン…⅛個（20g）

作り方

❶いわしは縦半分に切り、よくまぜた**A**で下味をつける。
❷長いも、パプリカは細切り、エリンギは長さを半分に切ってから細切り、青じそは縦半分に切る。
❸いわしに青じそをのせ、そのほかの野菜とエリンギをのせて巻き、ようじで留める。オーブントースターで10分焼き、くし形に切ったレモンを添える。（岩﨑啓子）

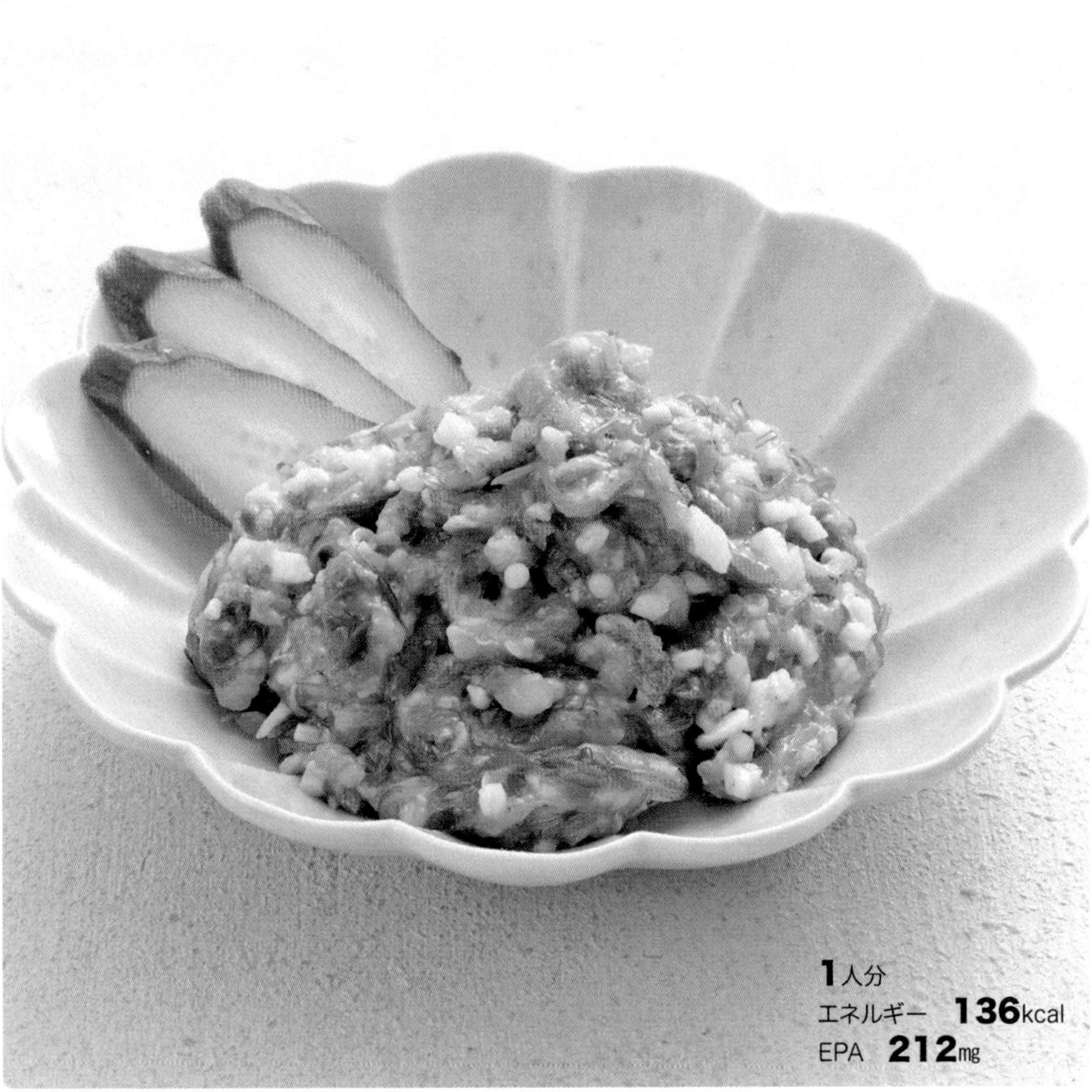

1人分
エネルギー **136**kcal
EPA **212**mg

しょうがの抗酸化作用で効果もアップ

あじのねばねばなめろう

材料(2人分)
オクラ…4本(30g)
長いも…50g
めかぶ…1パック(50g)
あじ(刺し身用)…160g
しょうが…1かけ(10g)
みそ…小さじ2
しょうゆ…小さじ⅓
きゅうり…適量

作り方
❶さっとゆでたオクラと、長いもは粗く刻み、しょうがはみじん切りにする。
❷あじは細切りにしてから粗く刻む。
❸しょうがと長いも、みそを②の上にのせ、ねり込むように包丁でたたきまぜる。しょうゆとオクラ、めかぶを加えて全体がなじむまでたたく。器に盛り、薄切りにしたきゅうりを添える。
(金丸絵里加)

大根おろしには血液をきれいにする効果が

焼きさばのおろしマリネ

材料(2人分)

さば…2切れ(140g)
にんじん…5㎝(50g)
ブロッコリー…4房(60g)
大根…4.5㎝(150g)
塩…小さじ⅙

A
レモン(薄い半月切り)…4枚(10g)
レモン汁…小さじ2
オリーブ油…小さじ1
塩…小さじ⅛
こしょう…少々

作り方

❶さば(1切れ=70g)に塩をふり、にんじんは皮をむいて縦薄切り、ブロッコリーは小房に分ける。
❷①の材料すべてをグリルで15分焼く。
❸大根はすりおろし、**A**を加えてよくまぜる。②を入れてさっくりまぜ、10分おいて器に盛りつける。

(岩﨑啓子)

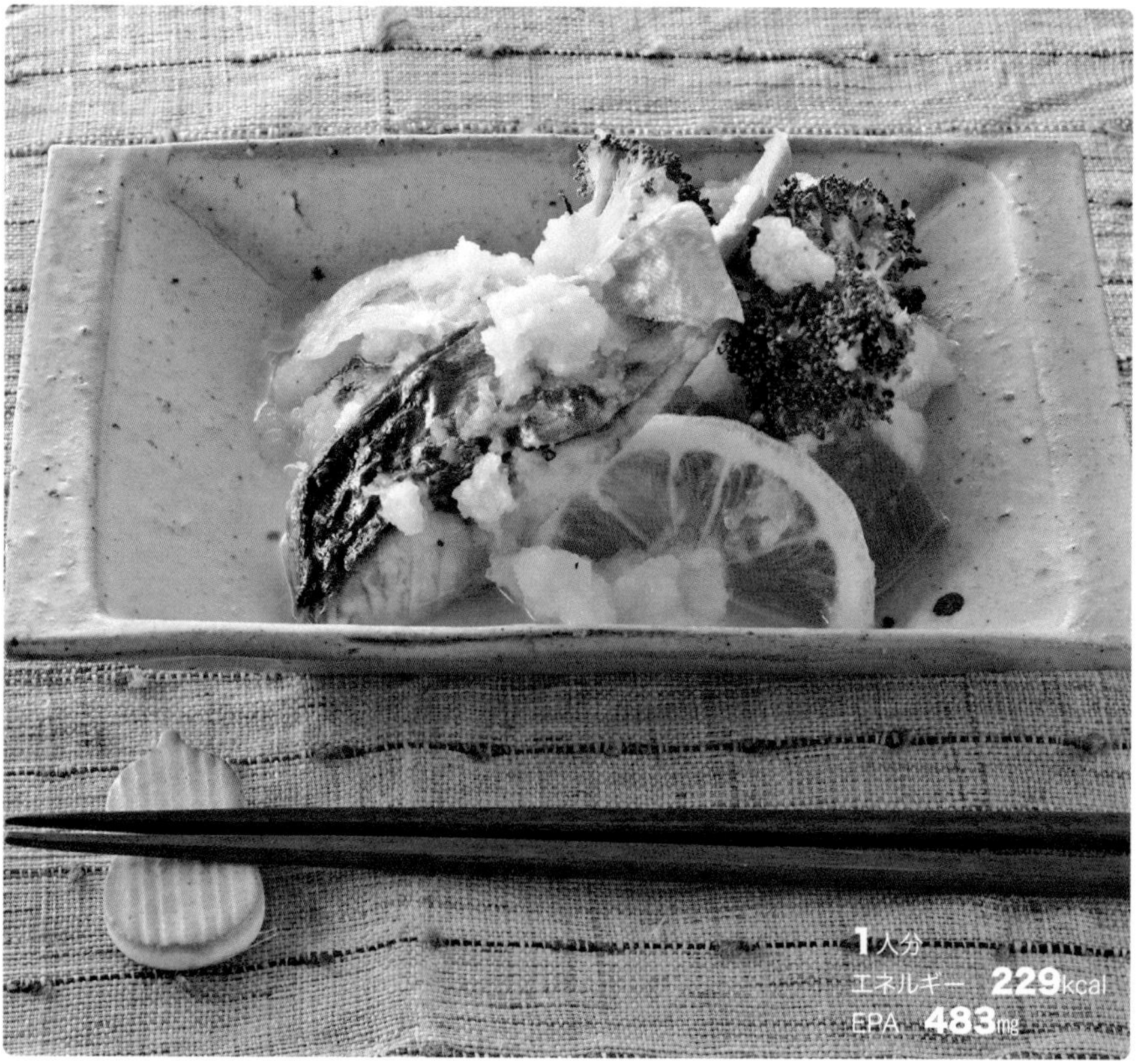

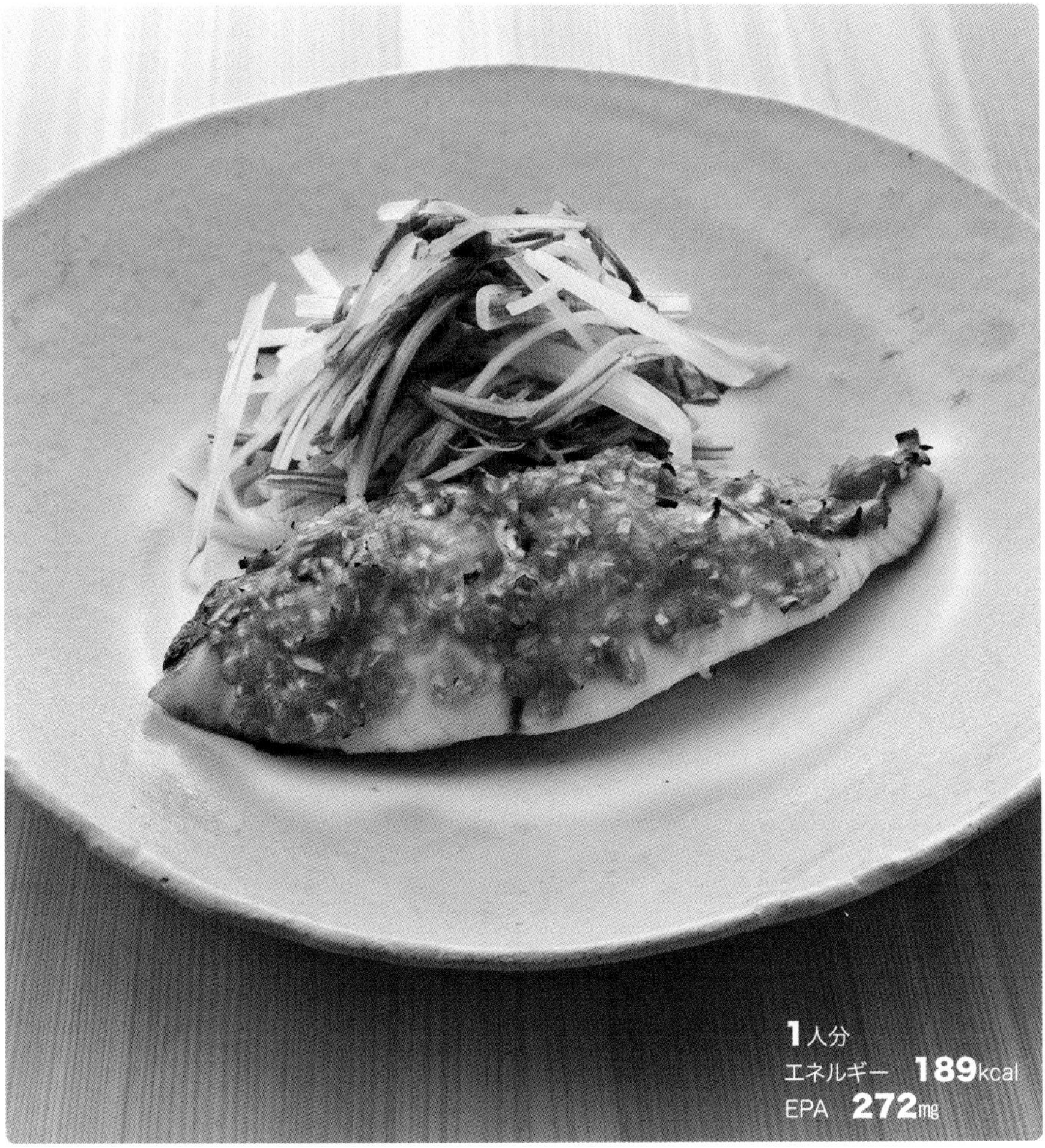

ねぎみそをのせて、代謝もアップ！

さわらのねぎみそ焼き

材料(2人分)

さわら…2切れ(160g)
長ねぎ…10cm(20g)
みそ…大さじ½
水菜…¾束(150g)
A | オリーブ油…小さじ1
　 | 塩…少々

作り方

❶長ねぎはみじん切りにし、みそとまぜる。
❷さわらは魚焼きグリルで7～8分焼く。八分どおり火が通ったら表面に①を塗り、さらに2～3分焼き、器に盛る。
❸水菜は色よくゆでて水にさらし、4cm長さに切ってよくしぼり、**A**であえ、②に添える。（検見﨑聡美）

ハーブとチーズの香りとコクが満足感をアップ

あじの香草パン粉焼き

材料(2人分)

あじ(3枚おろし)…4枚(200g)

ほうれんそう…⅓束(100g)

パン粉…大さじ2(6g)

A
- パセリのみじん切り…大さじ2
- タイム、オレガノ(各乾燥・ホール)…各少々
- 粉チーズ…大さじ½
- こしょう…少々

オリーブ油…小さじ2

作り方

❶ボウルにパン粉と水小さじ2を入れてまぜ、**A**を加えてまぜる。あじにまぶし、アルミホイルにのせる。

❷①に油の半量をかけ、オーブントースターで8〜10分焼く。

❸ほうれんそうは色よくゆでて水にとり、水気をしぼって4㎝長さに切る。フライパンに残りの油を熱し、さっと炒めて②とともに器に盛る。(検見﨑聡美)

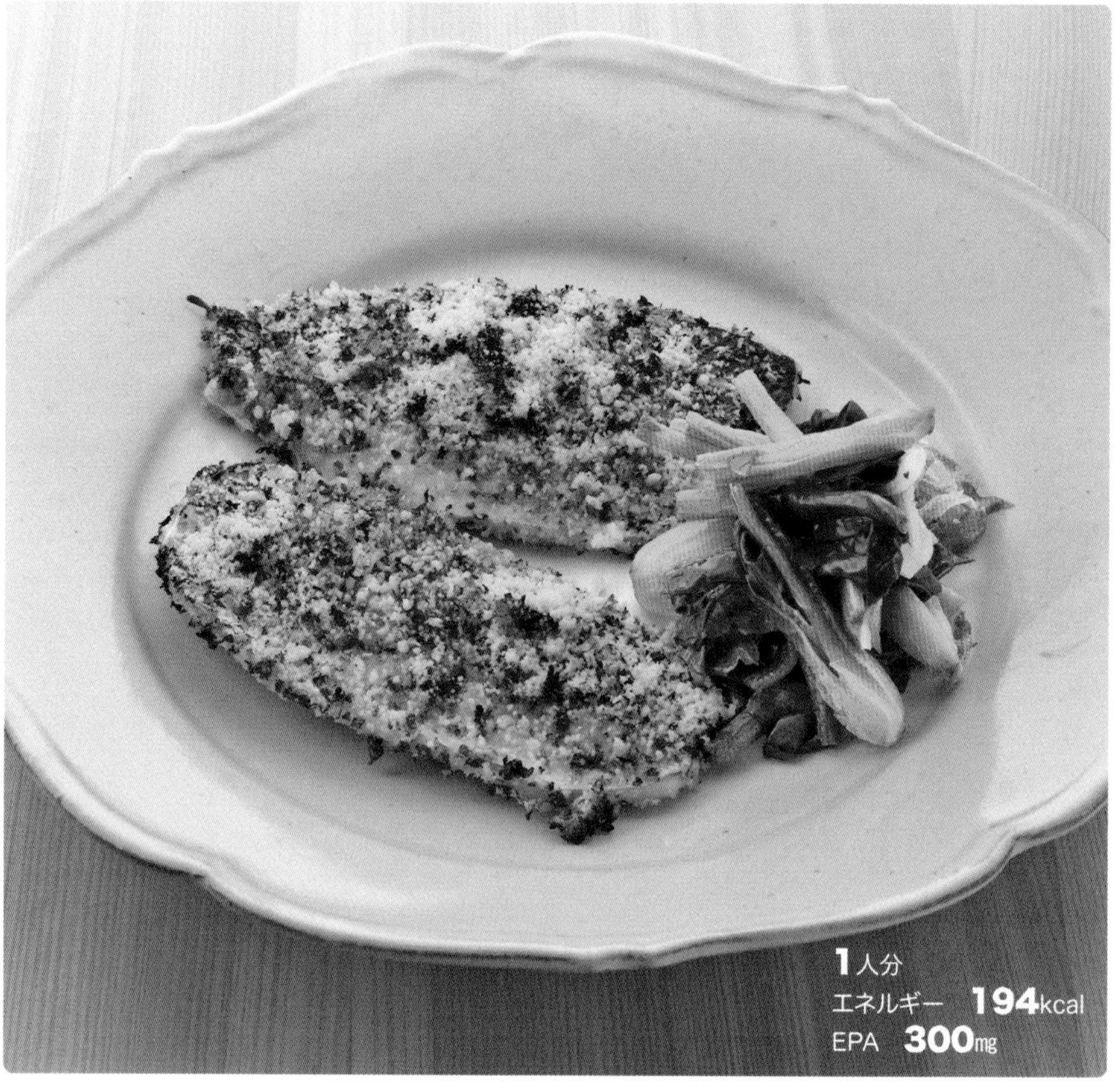

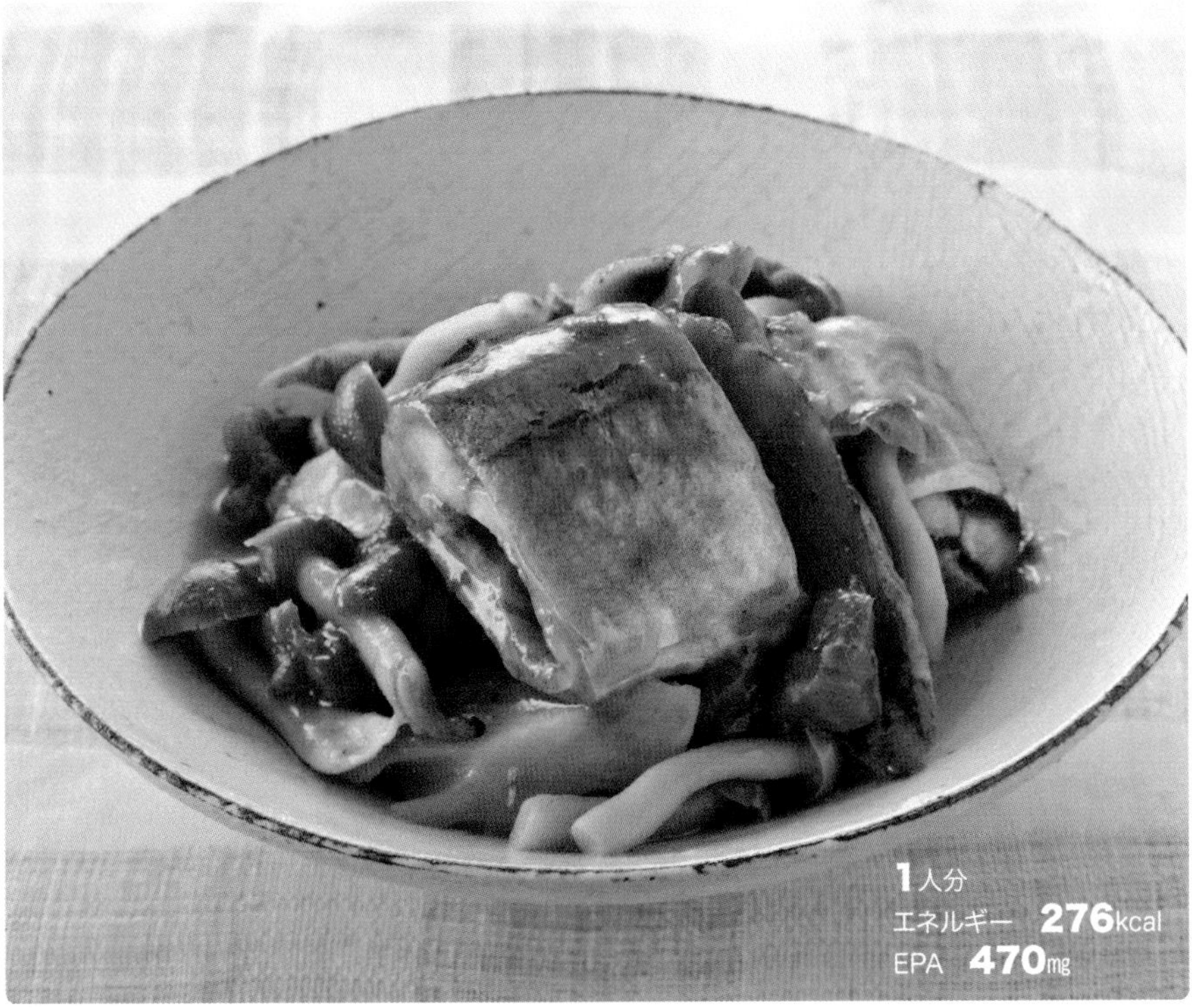

食物繊維もたっぷりととれるヘルシーな一皿

さんまとごぼうのトマトしょうゆ煮

材料(2人分)

さんま…大1尾(頭つき・170g)
ごぼう…⅕本(40g)
れんこん…⅖節(80g)
しめじ…1パック(100g)
オリーブ油…小さじ1
酒…大さじ2
水…¾カップ

A | しょうゆ、みりん…各小さじ2
トマト水煮缶(カット)
…½缶(100g)
ローリエ…½枚
こしょう…少々

作り方

❶さんまは頭、内臓をとって洗い、水気をふきとって6等分の筒切りにする。

❷ごぼうは斜め薄切り、れんこんは乱切りにし、それぞれ水にさらし、しめじは石づきを除いて小房に分ける。

❸鍋に油を熱し、水気をきった野菜としめじを炒め、酒、水を入れて蓋をし、沸騰後弱火にして5分煮る。**A**とさんまを加え、さらに10分煮る。　(岩﨑啓子)

塩は焼く直前にふると、量が少なくても塩気をしっかり感じます

さんまの塩焼き 土佐すだちだれ

材料(2人分)

さんま…小2尾(300g)

A
- しょうゆ…小さじ2/5
- すだちのしぼり汁…1/2個分
- 水…90mℓ

削り節…1袋(3g)

塩…2つまみ(0.6g)

すだち…1個

作り方

❶さんまは水分をキッチンペーパーでふき取り、半分に切り、焼く直前に塩をふって焼く。

❷**A**をまぜ、削り節を手でこまかくして加え、土佐すだちだれを作る。

❸器に①を盛り、半分に切ったすだちを添え、②を皿に入れて添える。(吉岡英尋)

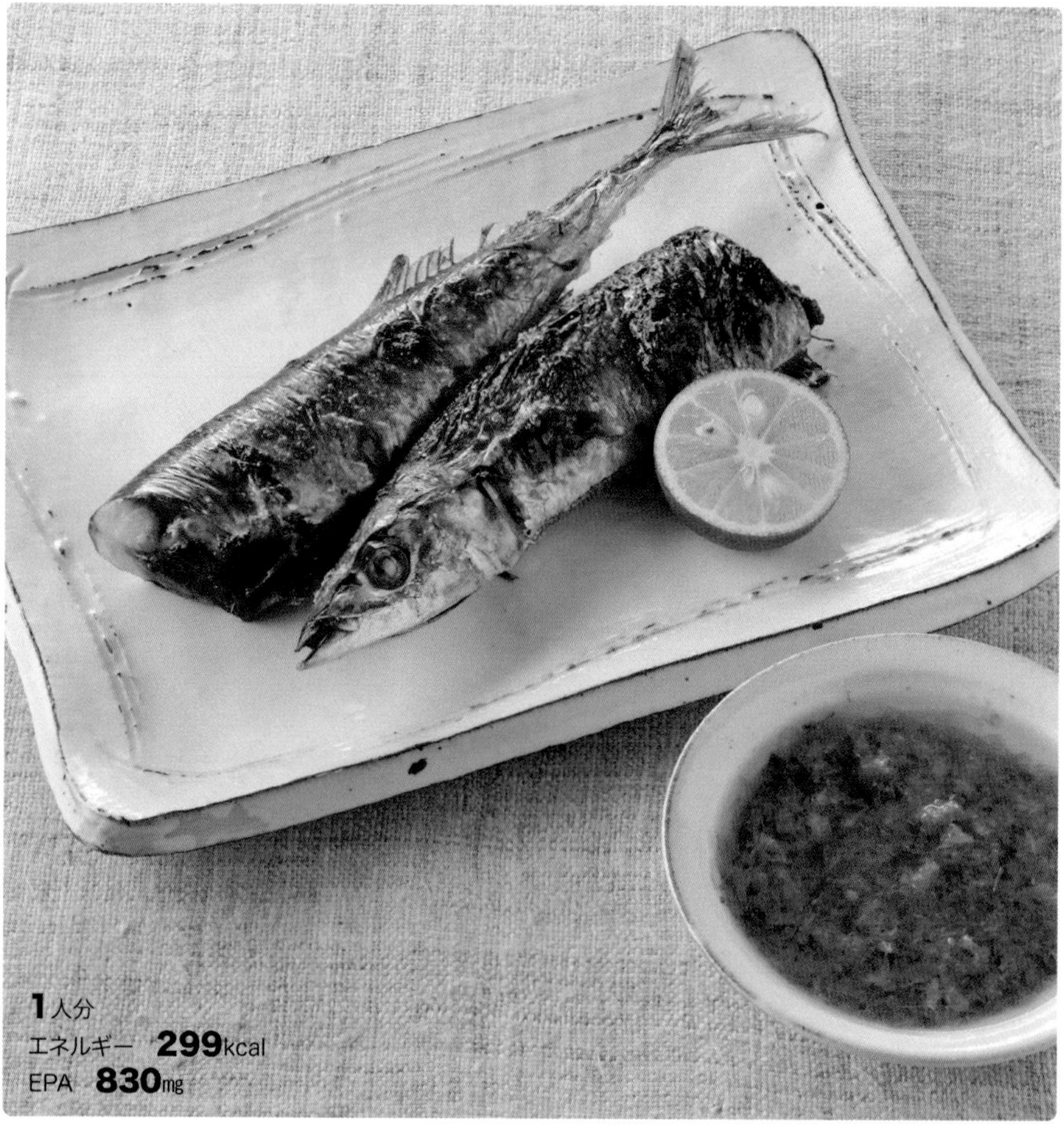

1人分
エネルギー **299**kcal
EPA **830**mg

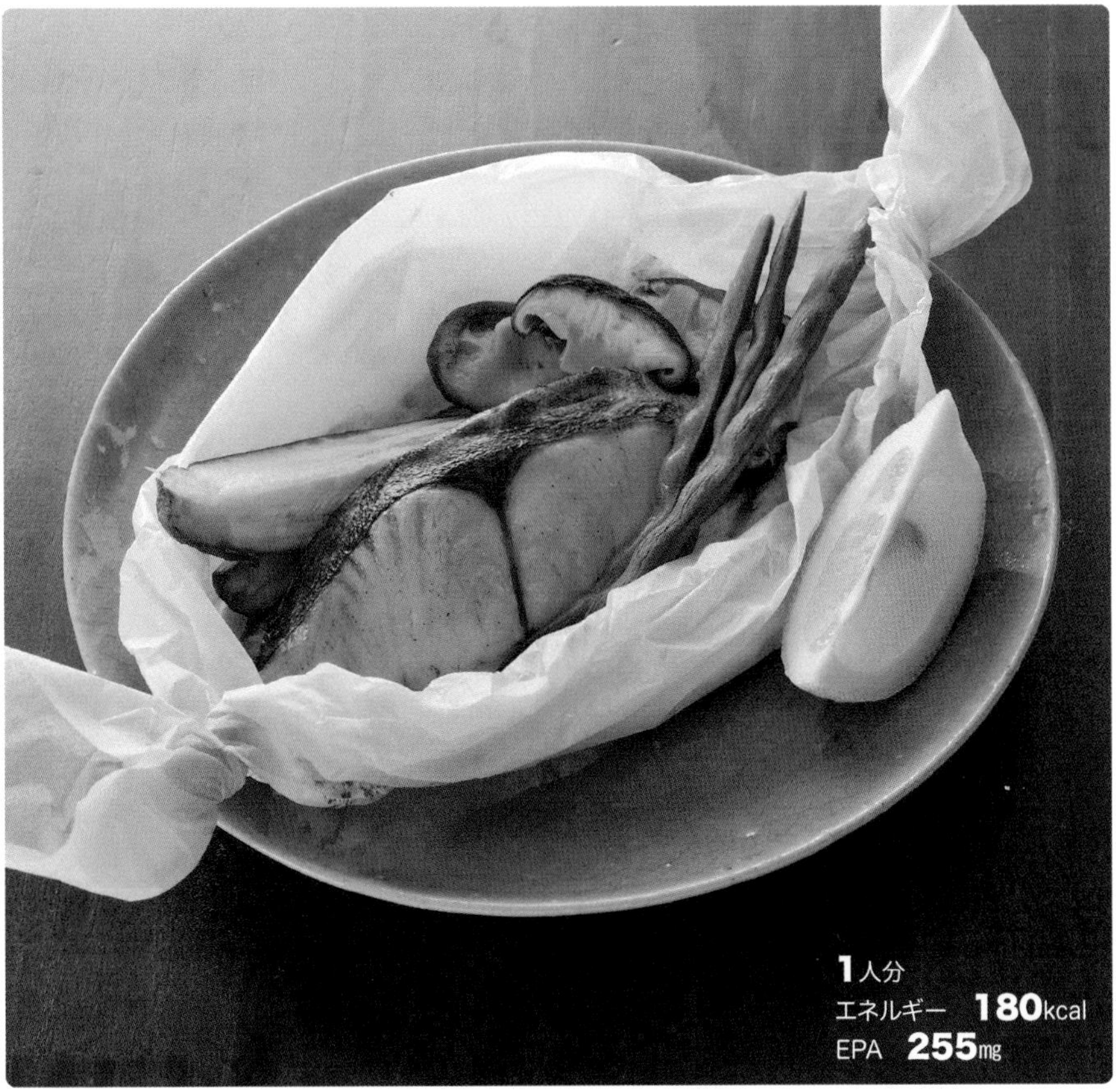

さわらとしいたけのうまみが野菜にしみ込み、満足感のあるおいしさに

さわらの紙包み焼き

材料(2人分)

さわら…2切れ(150g)
オリーブ油…小さじ1
生しいたけ…4枚(60g)
なす…2個(160g)
さやいんげん…6本(40g)
塩…小さじ¼
レモン(くし形切り)…2切れ

作り方

❶フライパンにオリーブ油を熱し、中火でさわらを両面焼く。
❷しいたけは軸をとり、半分に切る。なすはヘタを除いて縦4等分に切る。
❸クッキングシート(30×30㎝)を広げ、②とさやいんげんをのせて塩をふり、①をのせてぴっちりと包む。
❹230度のオーブンで15分焼き、紙ごと盛り、レモンを添える。　(検見﨑聡美)

カレー粉をきかせた薄味で煮て、煮汁ごといただきます

いわしのカレーしょうゆ煮

材料(2人分)

いわし…2尾(頭つき・260g)
しょうが…½かけ
セロリ…½本(40g)
ししとうがらし…6個(30g)

A
- だし昆布…5cm
- カレー粉…小さじ½
- 酒…大さじ3
- しょうゆ…小さじ2
- 砂糖…小さじ1
- 水…1カップ

作り方

❶いわしはうろこ、頭、内臓をとって洗い、水気をふく。しょうがは薄切り、セロリは筋をとって斜め切り、ししとうがらしは縦半分に切る。

❷小さめのフライパンに**A**を入れ煮立て、いわし、しょうがを入れてアルミホイルで落とし蓋をし、中火で7〜8分煮る。セロリ、ししとうがらしを加え、さらに5分煮る。

(岩﨑啓子)

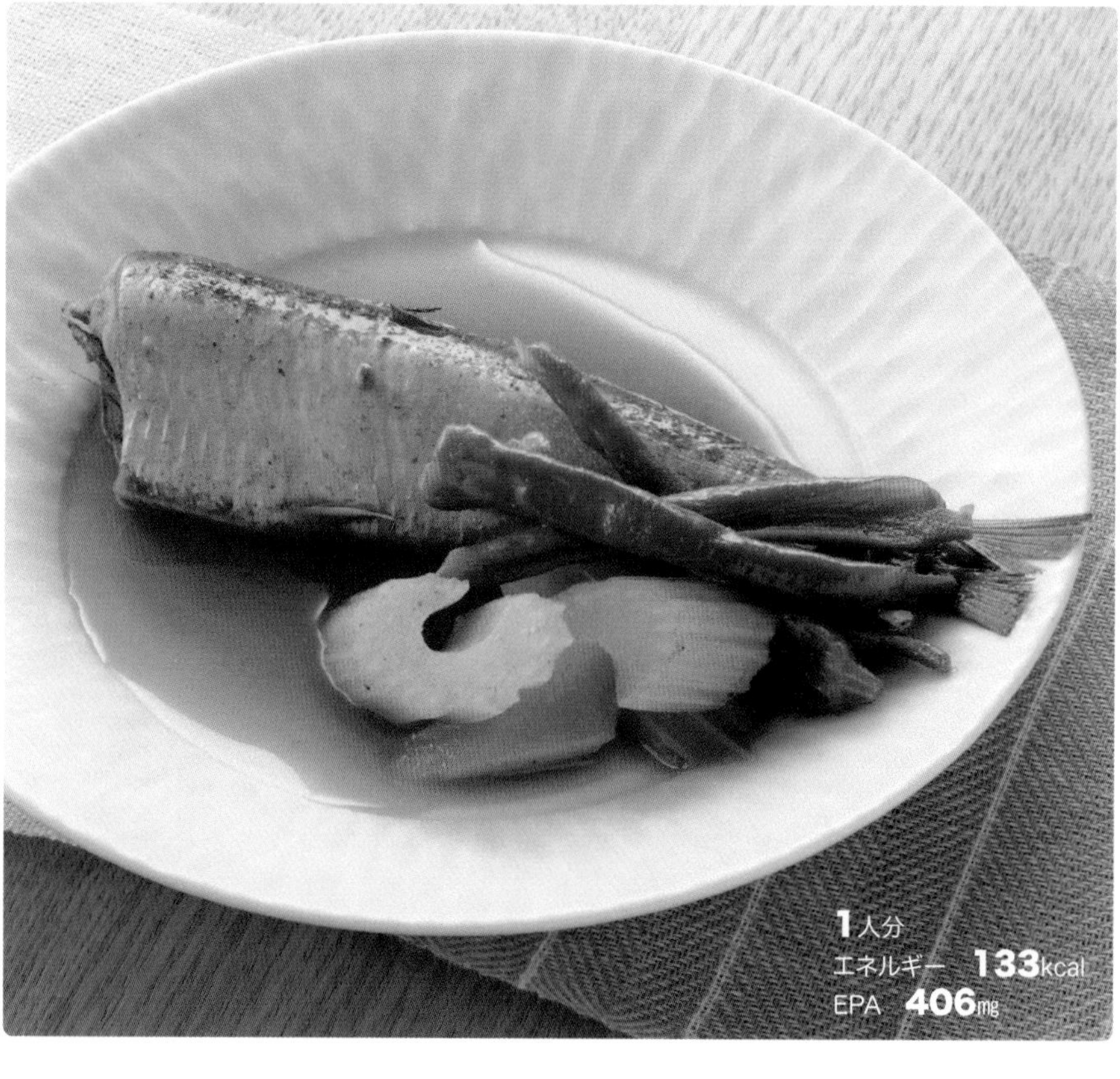

1人分
エネルギー 133kcal
EPA 406mg

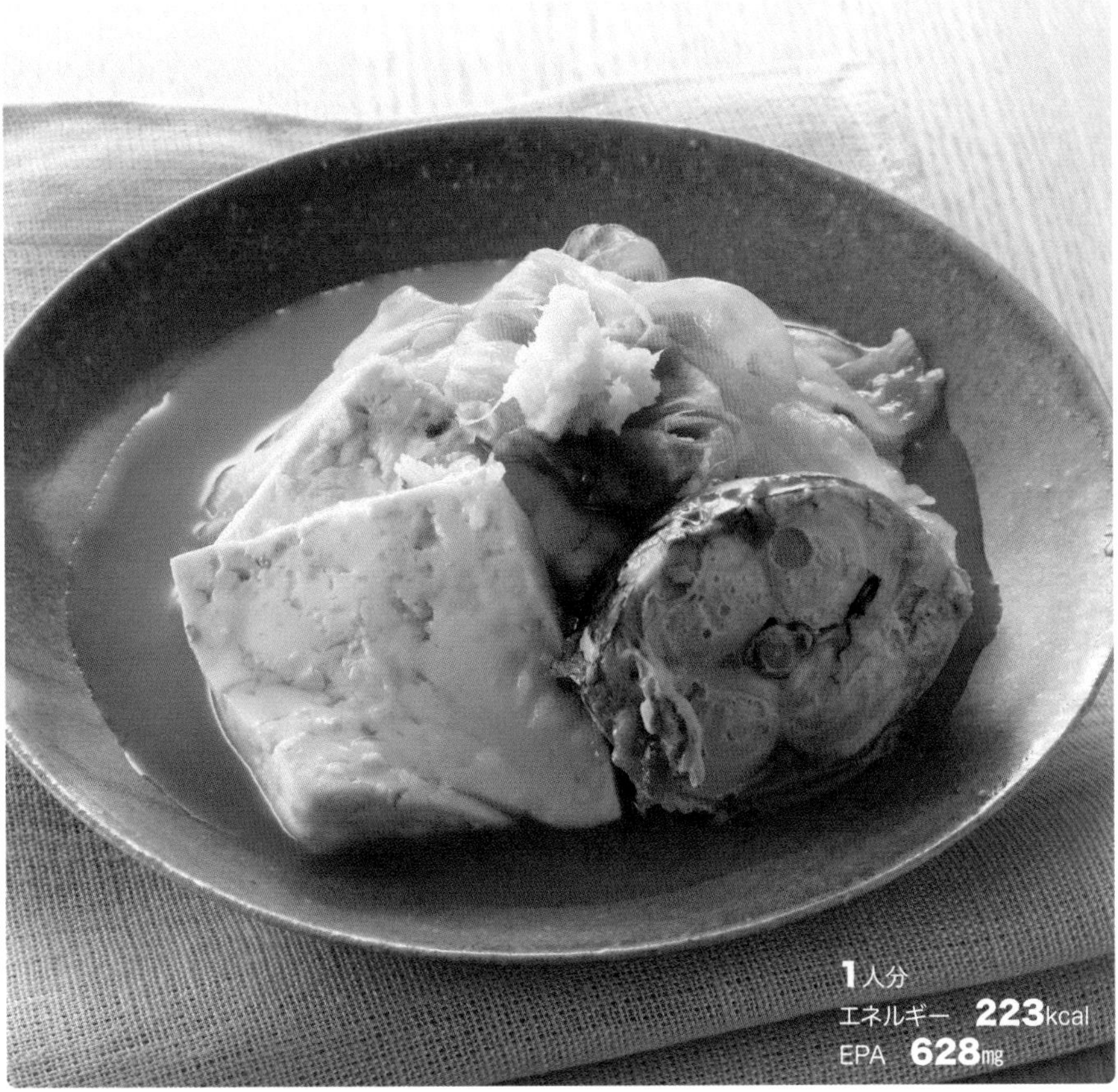

さば缶は身をくずさないように鍋に入れ、さっと煮ればOK

さば缶と豆腐、レタスのさっと煮

材料(2人分)

さば水煮缶…1缶(固形量135g)
木綿豆腐…½丁(150g)
レタス…½個(150g)
しょうが…1かけ(20g)
A | 酒…大さじ3
しょうゆ…小さじ2
水…¾カップ

作り方

❶豆腐は水気をきって4等分に切る。レタスは大きくちぎり、しょうがはすりおろす。
❷鍋に**A**と半量のしょうがを入れて煮立て、豆腐を入れて再び煮立ったら、さば缶、レタスを入れて蓋をし、3〜4分煮る。
❸器に汁ごと盛り、残りのしょうがをのせる。

(岩﨑啓子)

【胆石】を防ぐ効果の高い〈ナッツ類〉たっぷりレシピ

ナッツ類をよく食べる人ほど、胆石による胆嚢切除術を受ける割合が少ないことがアメリカの研究で判明。ビタミンEが豊富なナッツを使った料理を食べましょう（詳しくは、86ページ参照）。

マグネシウムが豊富なナッツをプラスして

じゃがいもと桜えびのナッツ炒め

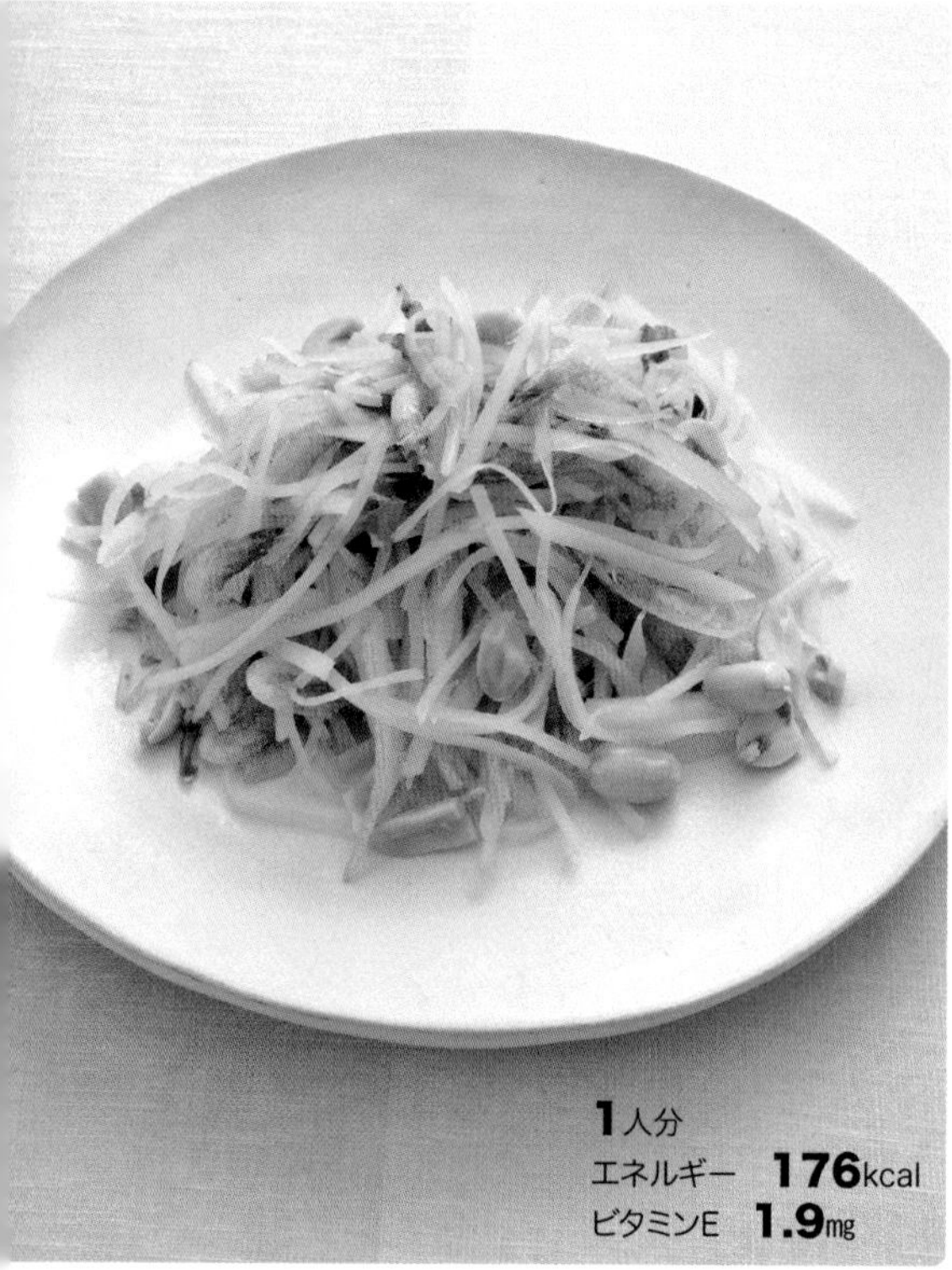

1人分
エネルギー　**176**kcal
ビタミンE　**1.9**mg

材料（2人分）
じゃがいも…大1個（180g）
しょうが…½かけ（5g）
三つ葉…1束（40g）
ピーナッツ…20g
桜えび…8g
サラダ油…大さじ½
塩…小さじ¼
砂糖…1つまみ

作り方

❶じゃがいもはせん切りにし、水にさらして水気をきる。しょうがはせん切り、三つ葉は3〜4㎝長さに切る。ピーナッツは粗く砕く。

❷フライパンに油としょうがを入れて中火にかけ、香りが立ったら桜えびを加えてさっと炒める。じゃがいもを加えて塩、砂糖をふり、2〜3分炒める。

❸三つ葉とピーナッツを加えてさっと炒めて器に盛る。（金丸絵里加）

パン粉焼きを糖質オフするなら〝ナッツ粉焼き〟!

白身魚のナッツ粉焼き

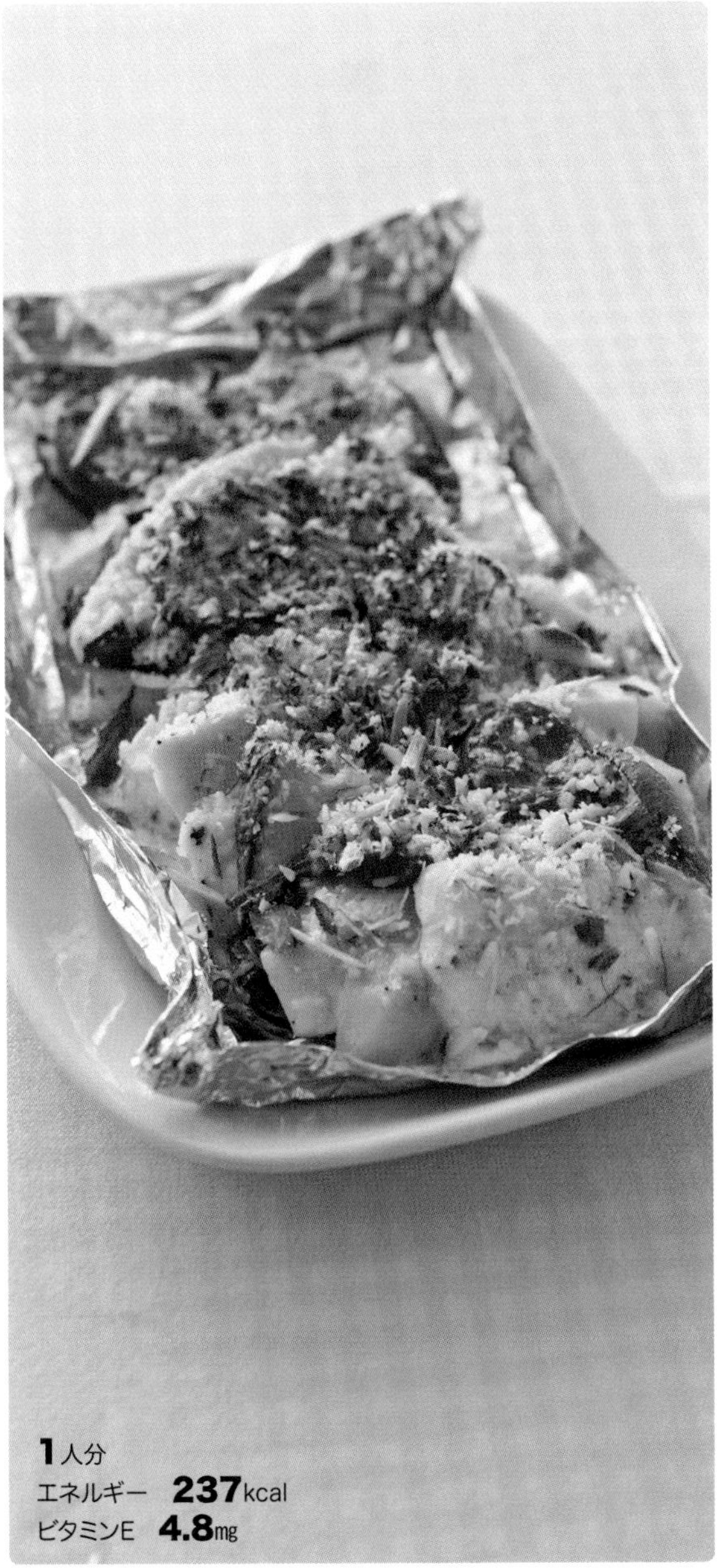

1人分
エネルギー **237**kcal
ビタミンE **4.8**mg

材料(1人分)

白身魚…90g
エリンギ…1本
ミニトマト…1個
塩、こしょう…各少々
スライスアーモンド
…大さじ1
パルメザンチーズ…大さじ1
オリーブ油…大さじ½
バジル…6〜7枚
白ワイン…少々

作り方

❶白身魚は一口大のそぎ切りにし、エリンギは薄切り、ミニトマトは4等分の輪切りにする。全部をボウルに入れ、オリーブ油と塩、こしょうをかけ全体にからめる。

❷アーモンドはパン粉のように細かく刻み、パルメザンチーズとあわせておく。

❸アルミホイルの4辺を折りまげて器状にし、①の魚とエリンギ、バジルを交互に並べ、トマトをのせて白ワインをふる。

❹③をトースターで7〜8分焼き、魚に火が通ったら②をかけてさらに2〜3分焦げ目がつくまで焼く。

(ダンノマリコ)

アーモンドの香ばしい風味がアクセント

さやいんげんのナッツあえ

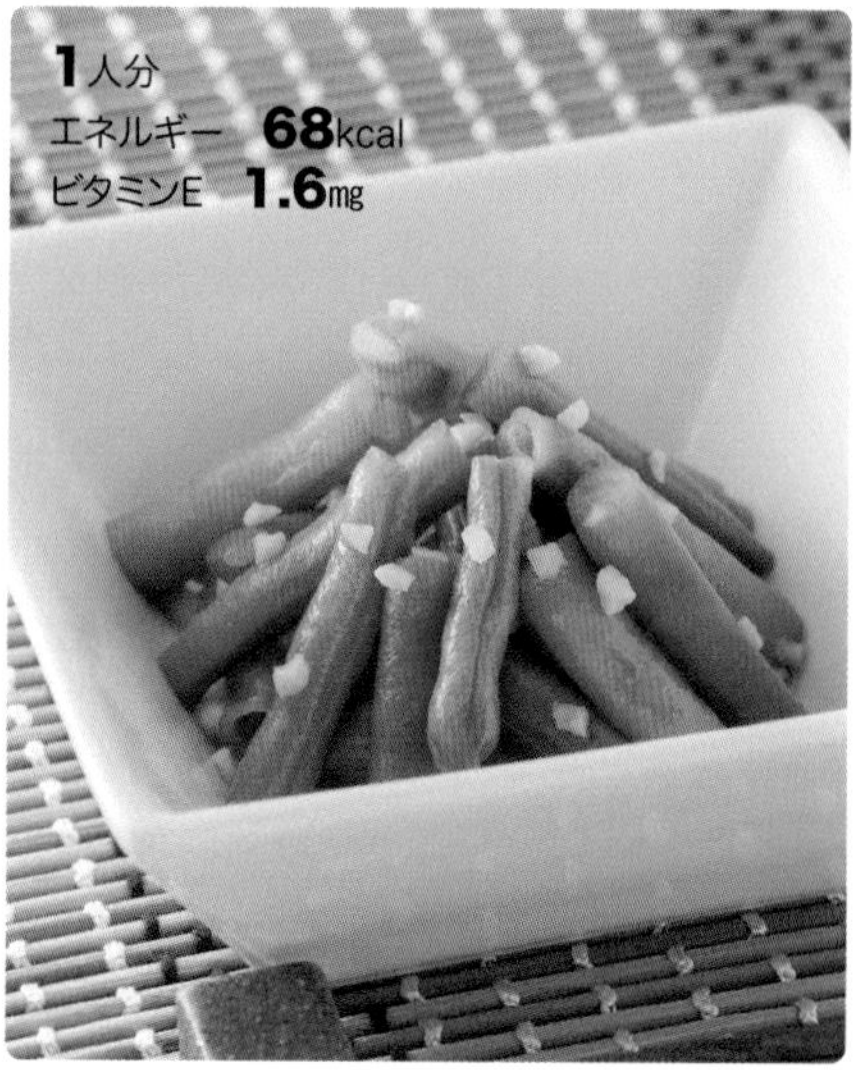
1人分
エネルギー 68kcal
ビタミンE 1.6mg

材料(2人分)

さやいんげん…100g
アーモンド(こまかく砕いたもの)…大さじ2
しょうゆ、オリゴ糖…各大さじ1

作り方

❶さやいんげんはヘタを取り、塩(分量外)を入れた熱湯でゆでる。冷めたら、食べやすい大きさに切る
❷ボウルにアーモンド、しょうゆ、オリゴ糖を入れてまぜる。①を加えてあえ、器に盛る。 (松生恒夫)

抗酸化作用のあるピーナッツで味わいもアップ

焼きなすと枝豆のピーナッツ酢

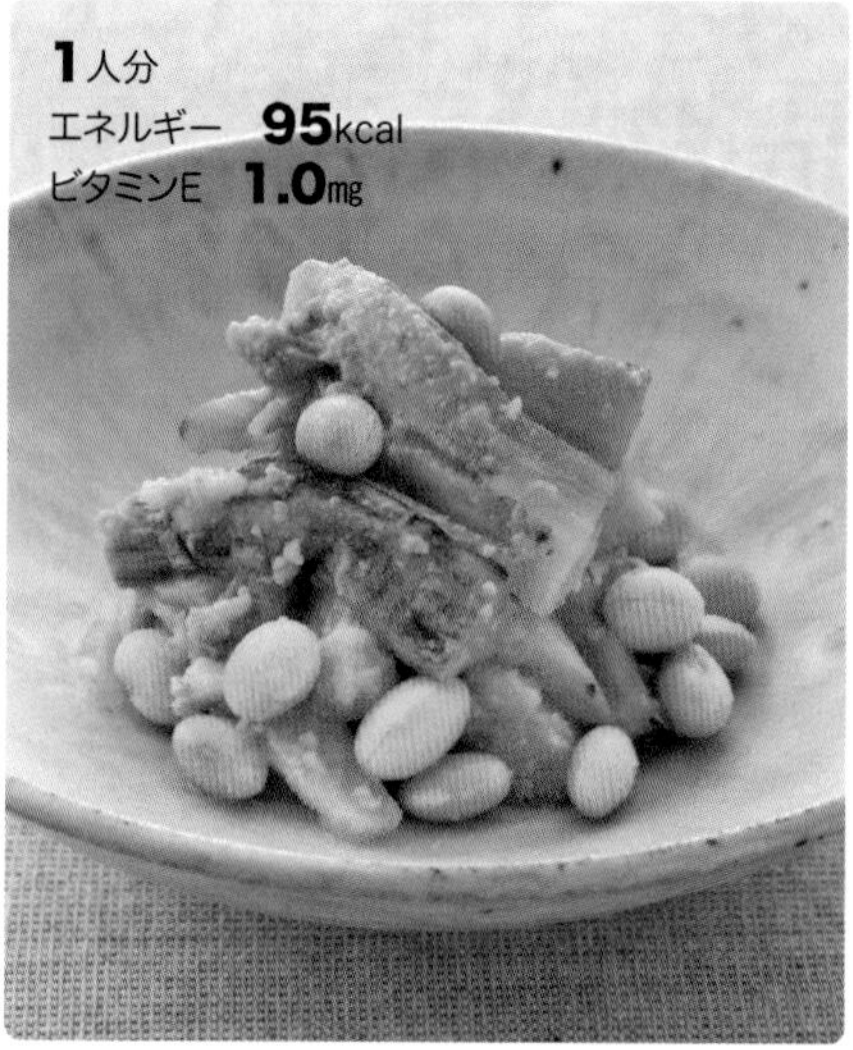
1人分
エネルギー 95kcal
ビタミンE 1.0mg

材料(2人分)

なす…2個(160g)
枝豆(さやつき)…150g(正味60g)
ピーナッツ(素炒り)…10g
A | 酢…大さじ1
 砂糖…小さじ1
 塩…小さじ⅛

作り方

❶なすは焦げるまで焼いて皮をむき、一口大に切る。枝豆はゆでてさやから豆を出す。
❷ピーナッツはすりこ木でよくすってペースト状にし、**A**を加えてすりまぜる。
❸①を②であえる。 (検見﨑聡美)

血糖値を改善する効果のある玉ねぎを、さっとゆでてあえものに

玉ねぎと三つ葉のくるみあえ

材料(2人分)

玉ねぎ…½個(100g)
三つ葉…1束(40g)
くるみ…20g

A しょうゆ…小さじ1
　 だし汁…大さじ1

作り方

❶玉ねぎは1cm幅のくし形に切る。
❷①と三つ葉をさっとゆでて冷水にとる。三つ葉は4cm長さに切る。
❸くるみはすり鉢ですり、**A**を加えてあえ衣を作り、②をあえる。

(検見﨑聡美)

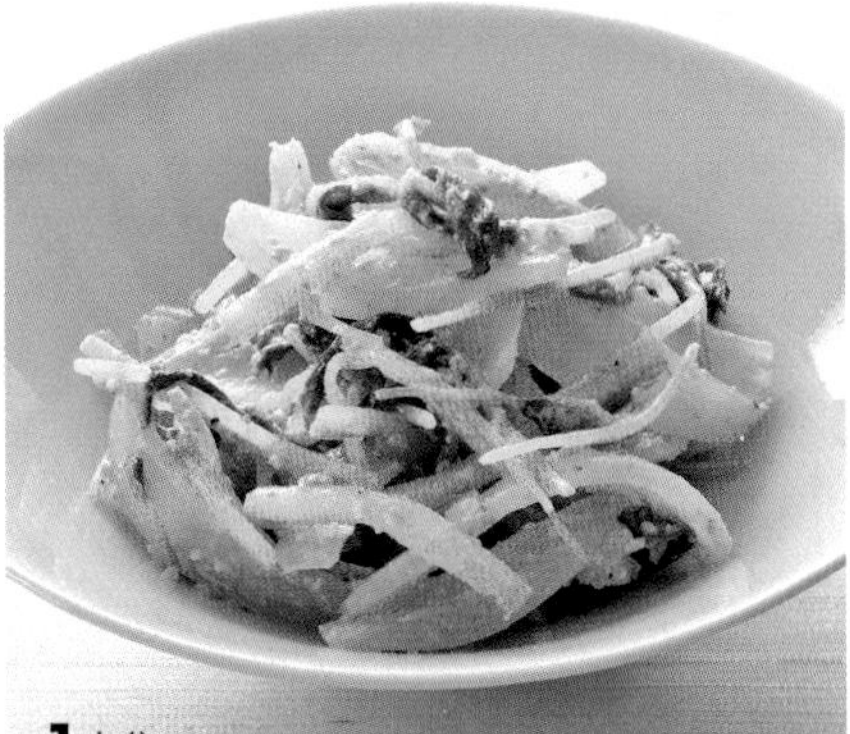

1人分
エネルギー **91**kcal
ビタミンE **0.4**mg

緑黄色野菜の小松菜をピーナッツであえて

小松菜のピーナッツじょうゆ

材料(2人分)

小松菜…½束(150g)

A ピーナッツパウダー…15g
　 しょうゆ…大さじ½
　 砂糖…小さじ1

作り方

❶小松菜はゆでて冷水にとり、水気をしぼって3〜4cm長さに切る。
❷ボウルに**A**を入れてまぜ、①を加えてあえる。

(検見﨑聡美)

1人分
エネルギー **64**kcal
ビタミンE **0.8**mg

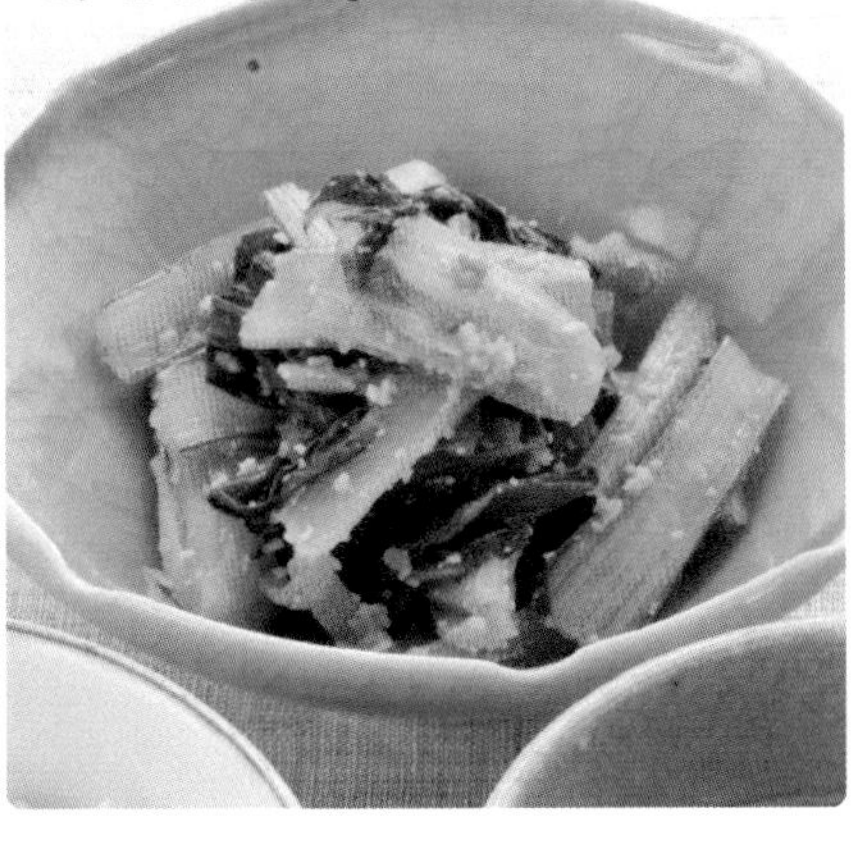

いつものごまをくるみに替えて味に変化を

春菊のくるみあえ

材料(2人分)

春菊…1束(正味120g)

くるみ…8g

A | 砂糖…小さじ1
　| しょうゆ…小さじ1弱

作り方

❶春菊は葉をつみ、さっとゆでて水気をしぼり、食べやすい長さに切る。

❷くるみはフライパンで炒る。またはオーブントースターで軽く焼く。

❸すり鉢に②を入れて粗くつぶし、**A**を加えてすりまぜ、①を加えてあえる。

(金丸絵里加)

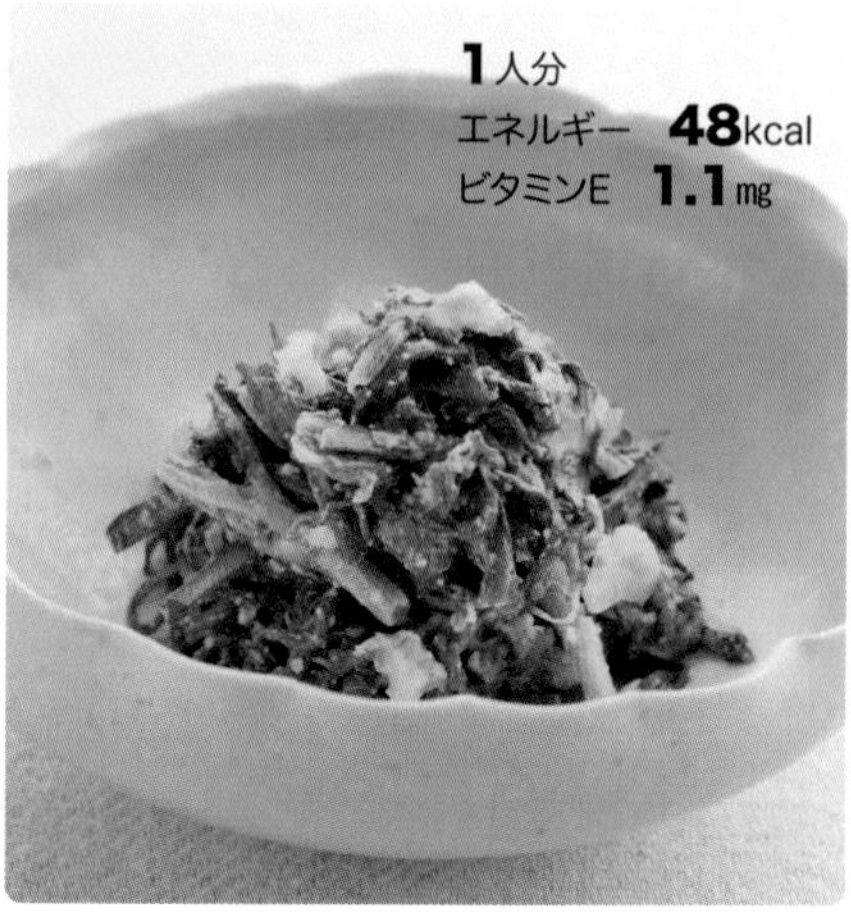

1人分
エネルギー **48**kcal
ビタミンE **1.1**mg

オレイン酸豊富なピーナッツと野菜が好相性

温野菜のバンバンジーソース

材料(2人分)

れんこん…3～4㎝(60g)

エリンギ…1本(60g)

ブロッコリー…2房(40g)

A | ピーナッツバター(有糖・粒入り)…大さじ1
　| しょうゆ…小さじ2
　| 砂糖、酢…各小さじ1
　| ラー油…小さじ¼

作り方

❶れんこんは7～8㎜厚さの半月切り、エリンギは縦4等分に切る。

❷フライパンに①とブロッコリーを並べて水大さじ1をふり入れ、蓋をして強めの中火で3分加熱する。火を止めて2～3分蒸らし、器に盛る。

❸**A**をよくまぜ、②にかける。(金丸絵里加)

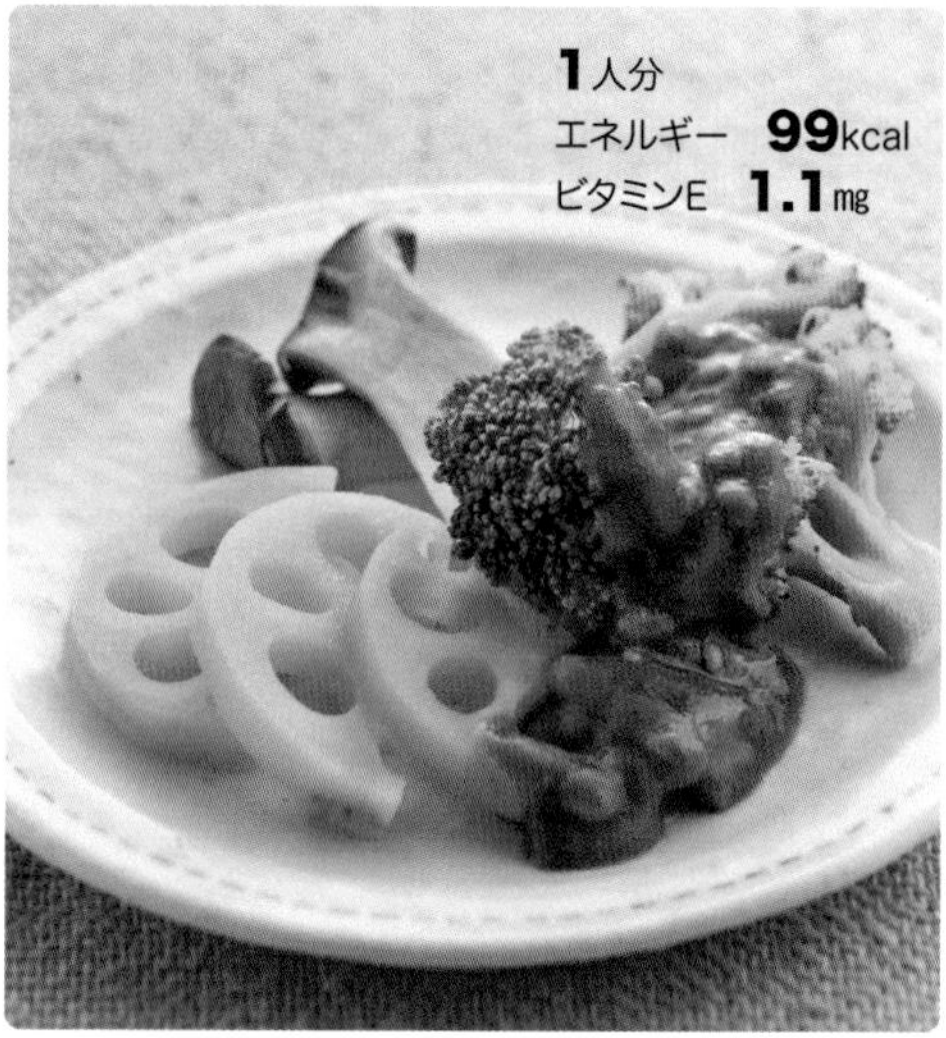

1人分
エネルギー **99**kcal
ビタミンE **1.1**mg

たっぷりのくるみを使ってミネラル補給も

こんにゃくのみそ照り焼き

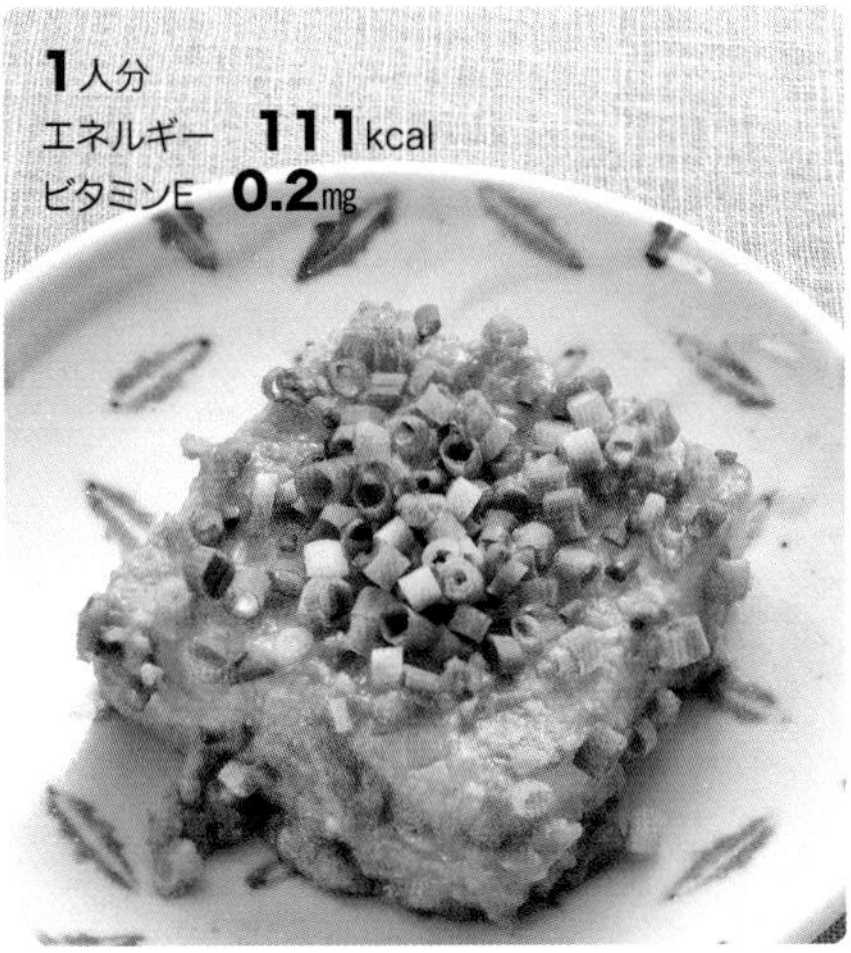

材料(2人分)

板こんにゃく(白)…1枚(250g)
くるみ…15g
A みそ…大さじ1
　砂糖…大さじ½
ごま油…大さじ½
万能ねぎ…少々

作り方

❶こんにゃくは半分に切って両面に浅い格子状の切り込みを入れ、下ゆでして水気をふきとる。
❷くるみはすり鉢でつぶし、**A**を加えてすりまぜ、水大さじ1を加えてのばす。
❸フライパンに油を熱し、①を焼きつける。表面の水分がとんで焼き色がついたら②を加え、全体にからめる。器に盛り、小口切りにした万能ねぎを散らす。　(検見﨑聡美)

アーモンドプードルを加えた、一味違うあえものです

しらすとキャベツのアーモンド風味あえ

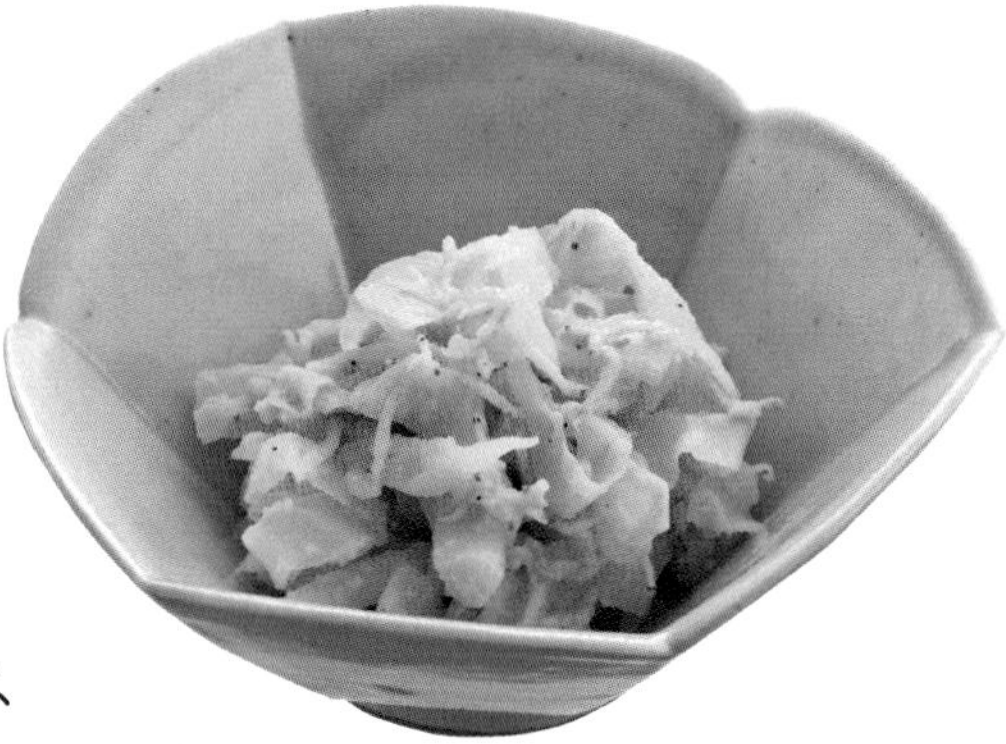

1人分
エネルギー 34kcal
ビタミンE 1.0mg

材料(2人分)

しらす干し…10g
キャベツ…1½枚(80g)
A アーモンドプードル(アーモンドパウダー)…大さじ1弱
　だし汁…小さじ2
　しょうゆ…小さじ½

作り方

❶キャベツはざく切りにしてさっとゆで、水気をきる。
❷ボウルにしらす干しと①を入れ、**A**を加えてさっとあえる。　(秋山里美)

【尿路結石】を防ぐには〈カルシウム〉が欠かせない

腎結石の原因の一つがカルシウム不足。カルシウムを含む食事をとるようにしましょう（詳しくは、108〜110ページ参照）。

とろみをつけて満足度もアップ！

厚揚げの中華風ミルク煮

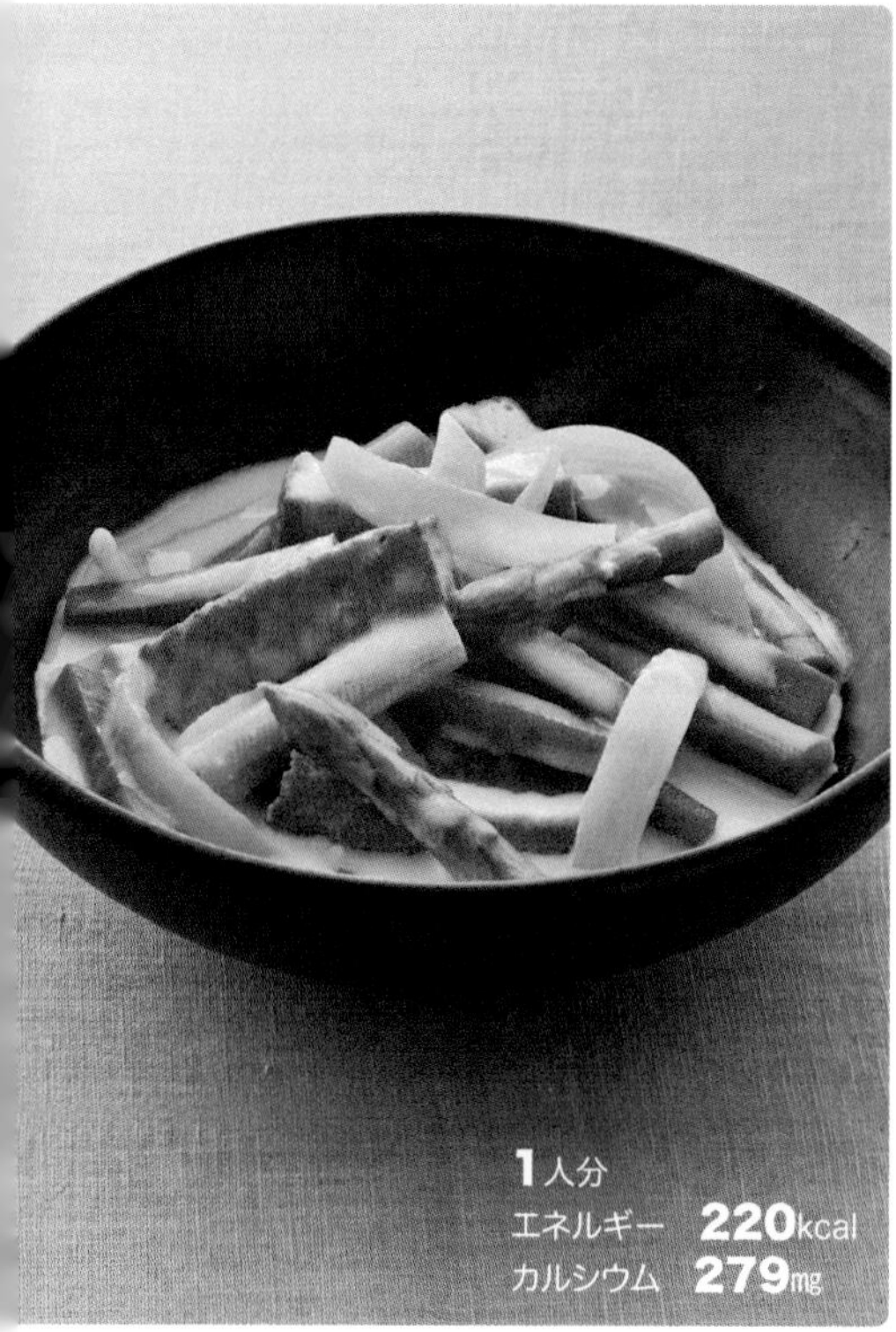

1人分
エネルギー **220**kcal
カルシウム **279**mg

材料（2人分）

厚揚げ…1枚（150g）
グリーンアスパラガス…3本（50g）
玉ねぎ…¼個（50g）
にんじん…⅓本（40g）
ごま油…大さじ½
A｜牛乳…¾カップ
　｜固形スープのもと（チキン）…¼個
　｜オイスターソース…小さじ⅓
　｜塩、こしょう…各少々
かたくり粉…小さじ1

作り方

❶厚揚げは2〜3分ゆでて油抜きし、細長い棒状に切る。アスパラガスは4㎝長さに切る。玉ねぎは7〜8㎜幅の細切り、にんじんは5㎜角の棒状に切る。

❷フライパンに油を熱し、①を炒める。玉ねぎが透き通ったら**A**を加える。煮立ったらかたくり粉を小さじ2の水で溶いて回し入れ、とろみをつける。

（検見﨑聡美）

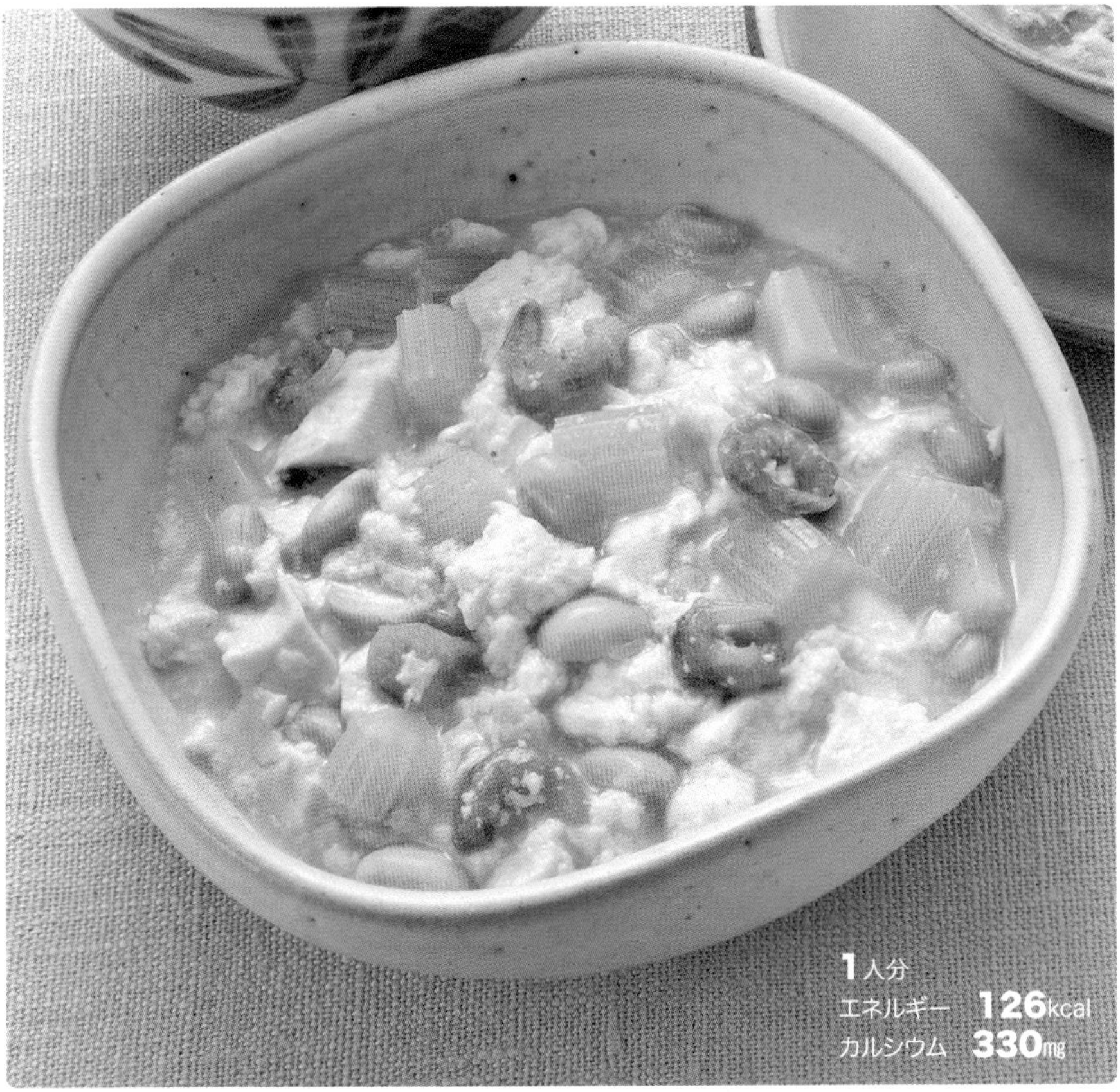

良質なたんぱく質と食物繊維もたっぷり

豆腐と干しえびの薄くず煮

材料(2人分)

木綿豆腐…⅔丁(200g)
干しえび…大さじ1(6g)
セロリ…1本(80g)
枝豆(さやつき)…100g(正味50g)

A 湯…¾カップ
固形スープのもと(チキン)…⅛個

B 塩、こしょう…各少々
オイスターソース…小さじ½

かたくり粉…小さじ1

作り方

❶干しえびは湯¼カップ(分量外)に30分浸けてもどす。セロリは1.5㎝角に切る。枝豆はゆでてさやから出す。

❷鍋に①の干しえびともどし汁、**A**を入れて火にかけ、豆腐をくずしながら加える。煮立ったらセロリと枝豆を加えて2〜3分煮、**B**で調味する。

❸かたくり粉を水小さじ2で溶いて回し入れ、薄くとろみをつける。(検見﨑聡美)

梅干しと合わせることでカルシウムの吸収率もアップ

ちりめんじゃこ梅煮

材料（作りやすい分量・できあがり量150g）
ちりめんじゃこ…50g
梅干し…種を除き、3個分（30g）
酒…½カップ
水…1カップ

作り方
鍋にすべての材料を入れて5分ほどおき、火にかけ、水分がなくなるまで煮含める。
（堀 知佐子）

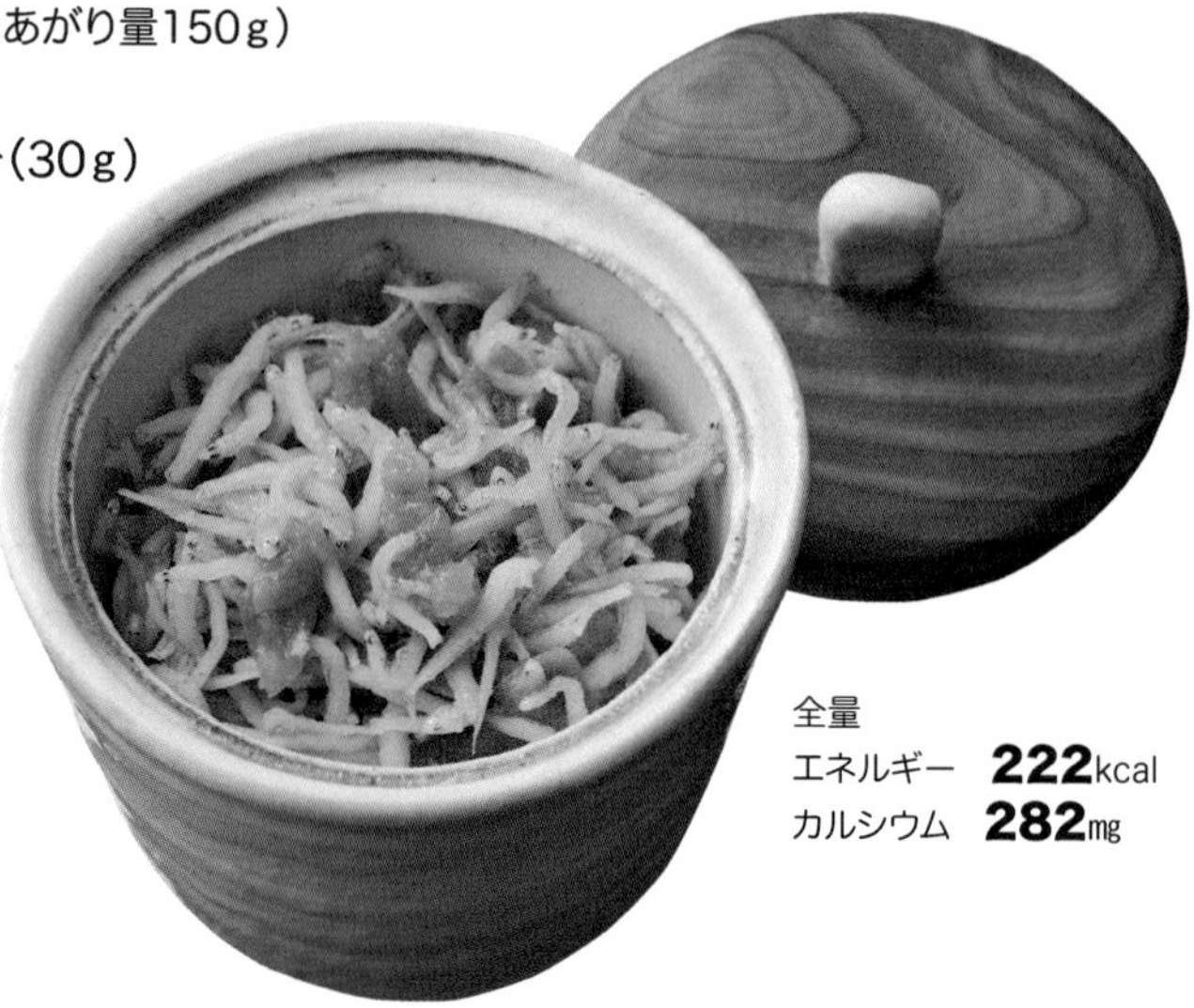

全量
エネルギー **222**kcal
カルシウム **282**mg

しらたきの食物繊維をプラスしてお腹すっきり

しらたきのじゃこ梅炒め

材料（2人分）
ちりめんじゃこ梅煮（作り方は上記参照）…30g
しらたき…⅔玉（100g）
ごま油…小さじ1弱

作り方
❶しらたきはさっとゆでて、ざるにあげ、食べやすく切る。
❷フライパンにごま油を熱し、ちりめんじゃこ梅煮と①を入れて炒め合わせる。
（堀 知佐子）

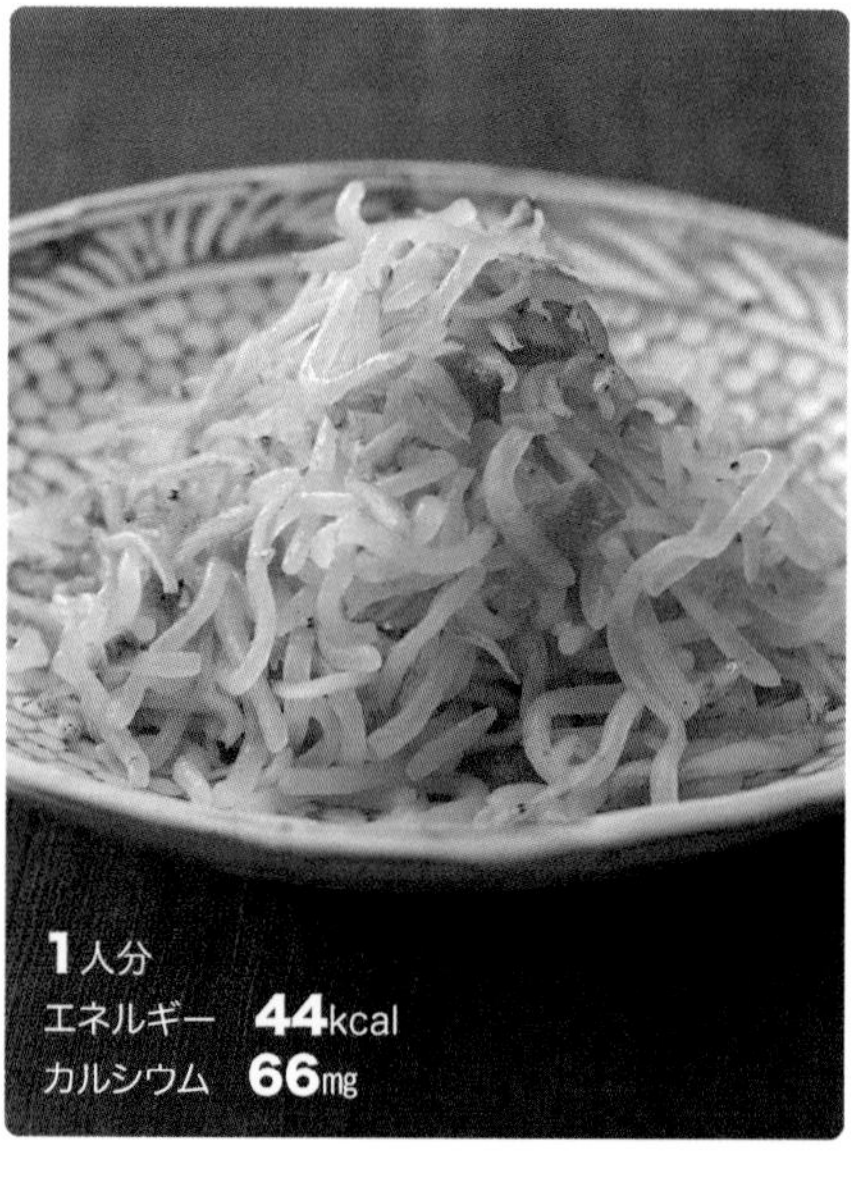

1人分
エネルギー **44**kcal
カルシウム **66**mg

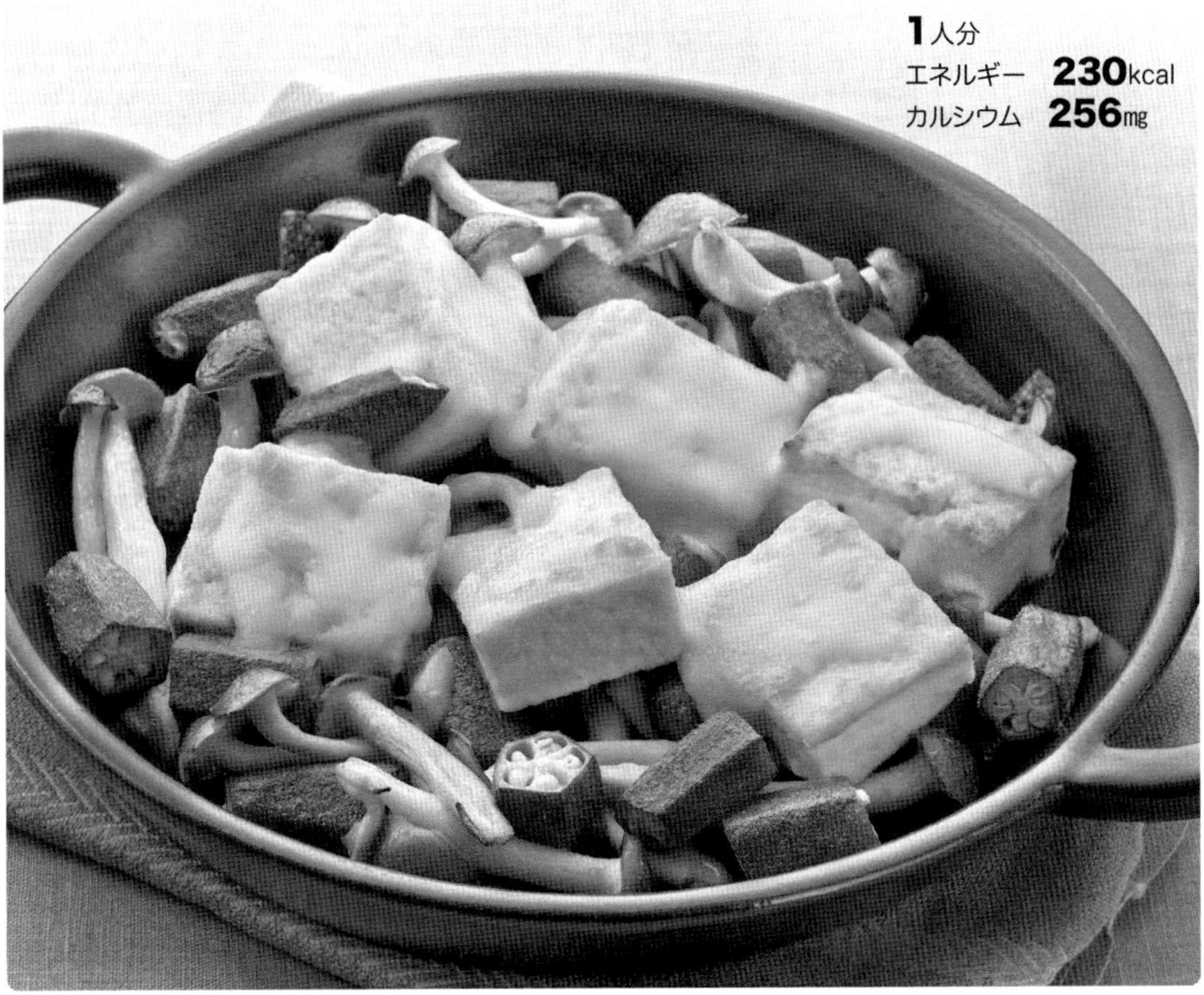

1人分
エネルギー **230**kcal
カルシウム **256**mg

野菜、チーズとともに焼いた豆腐は、意外なほどのボリューム感

豆腐のチーズ焼き

材料(2人分)
木綿豆腐…1丁(300g)
しめじ…小2パック(160g)
オクラ…10本(100g)
ピザ用チーズ…25g
薄力粉…適量
オリーブ油…大さじ½
塩…小さじ⅛
こしょう…少々

作り方
❶豆腐は縦半分に切ってから6枚に切って合計12枚にする。しめじは石づきを除き、ほぐす。オクラは2cm長さに切る。
❷豆腐は表面の水気をキッチンペーパーでふき、広いほうの2面に薄力粉をふる。フライパンに油を熱し、中火で両面をこんがりと焼き、とり出す。
❸②のフライパンでしめじとオクラを軽く炒め、塩、こしょうをふる。
❹耐熱皿に③を入れ、上に②を並べる。チーズを散らし、オーブントースターで7～8分焼く。
(検見﨑聡美)

じゃこのうまみと塩気だけでさっぱりと

かぼちゃのじゃこ煮

材料(2人分)
かぼちゃ…⅛個(200g)
ちりめんじゃこ…5g

作り方

❶かぼちゃは1.5㎝厚さに切る。
❷①を鍋に入れ、ひたひたの水を入れて中火にかける。じゃこを加え、蓋をしてやわらかくなるまで7〜8分煮る。

(検見﨑聡美)

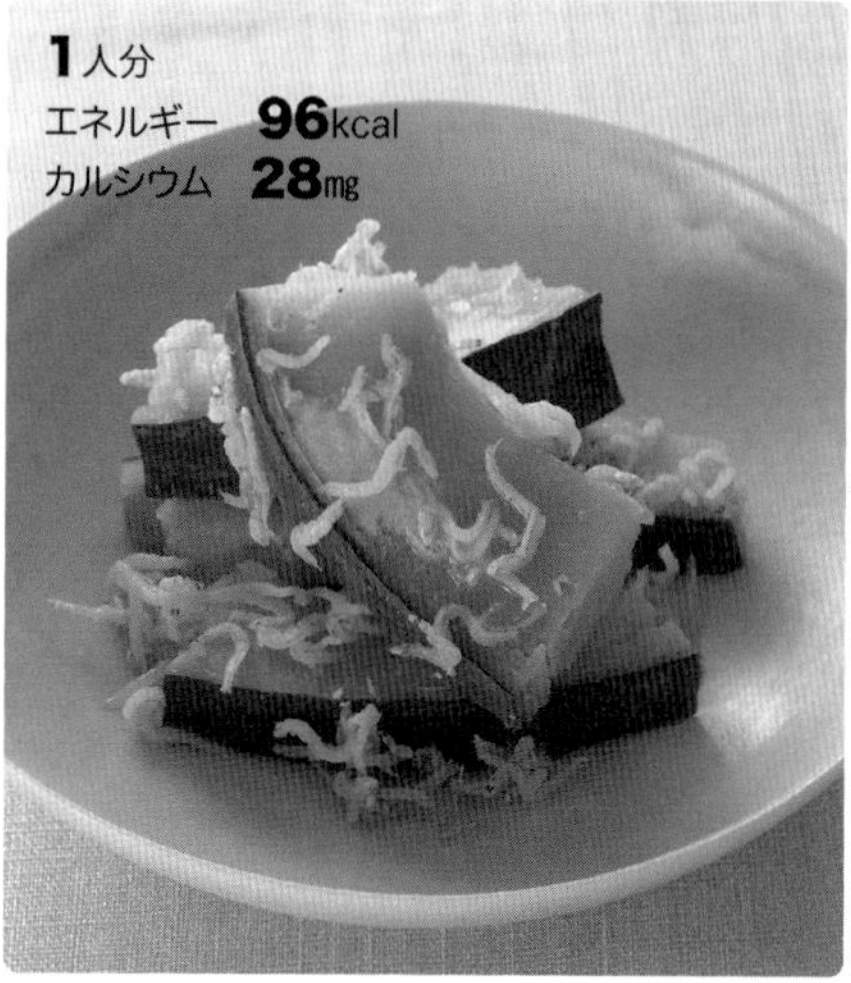
1人分
エネルギー 96kcal
カルシウム 28mg

コレステロールを抑える玉ねぎをたっぷり

ゆで玉ねぎのサラダ

材料(2人分)
玉ねぎ…1個(150g)
桜えび…3g
A | オリーブ油…小さじ1
　 | 酢…小さじ2
　 | 塩、こしょう…各少々
わさび…適量

作り方

❶玉ねぎは1㎝幅のくし形に切ってさっとゆで、水気をきる。
❷フライパンに桜えびを入れてから炒りし、手でもんでこまかくする。
❸①をボウルに入れて**A**を順に加え、②とわさび少々を加えてあえる。器に盛り、好みでわさびをのせる。

(検見﨑聡美)

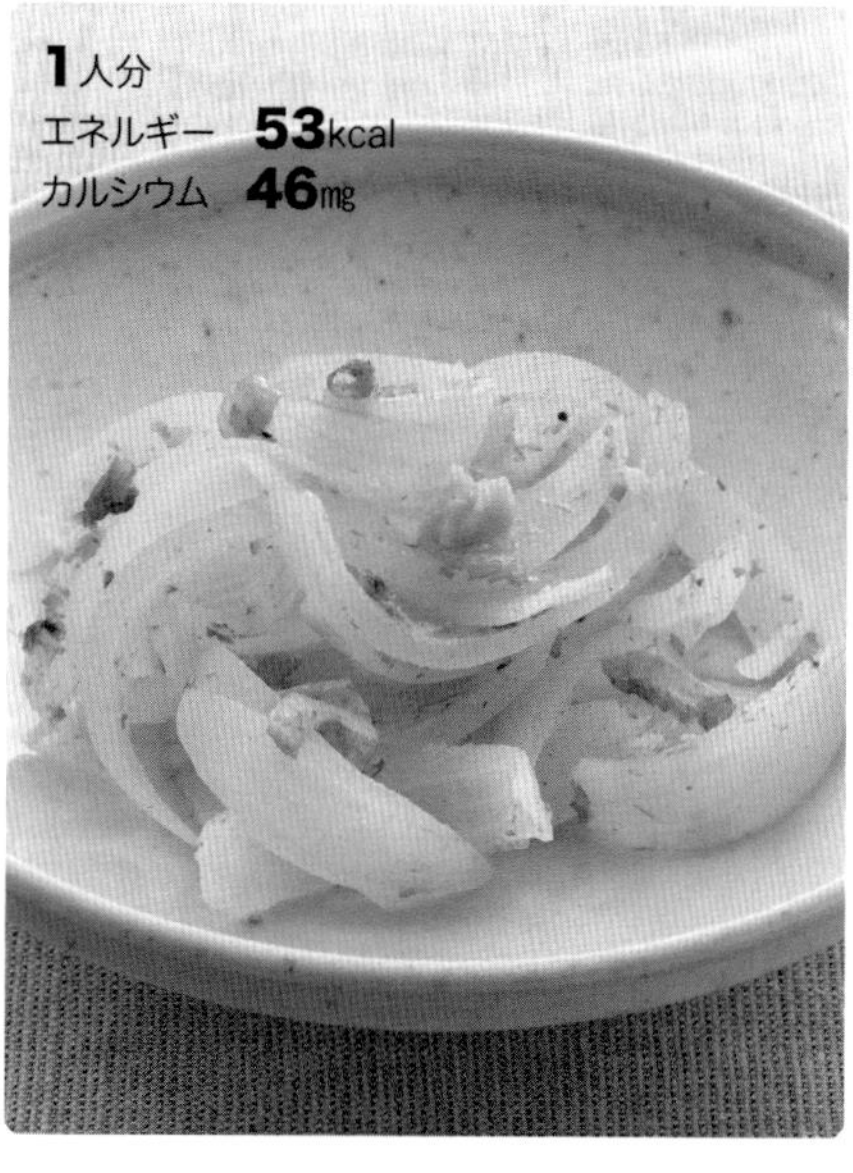
1人分
エネルギー 53kcal
カルシウム 46mg

しらす干しのうまみでまろやかな味に仕上げます

にんじんとしらすの酢のもの

材料(2人分)

にんじん…½本(80g)
しらす干し…10g
A | 酢…大さじ1
　 | みりん…小さじ1

作り方

❶にんじんは厚めの短冊に切ってゆでる。ざるにあげ、熱いうちに**A**であえる。
❷冷めたらしらすを加える。

(検見﨑聡美)

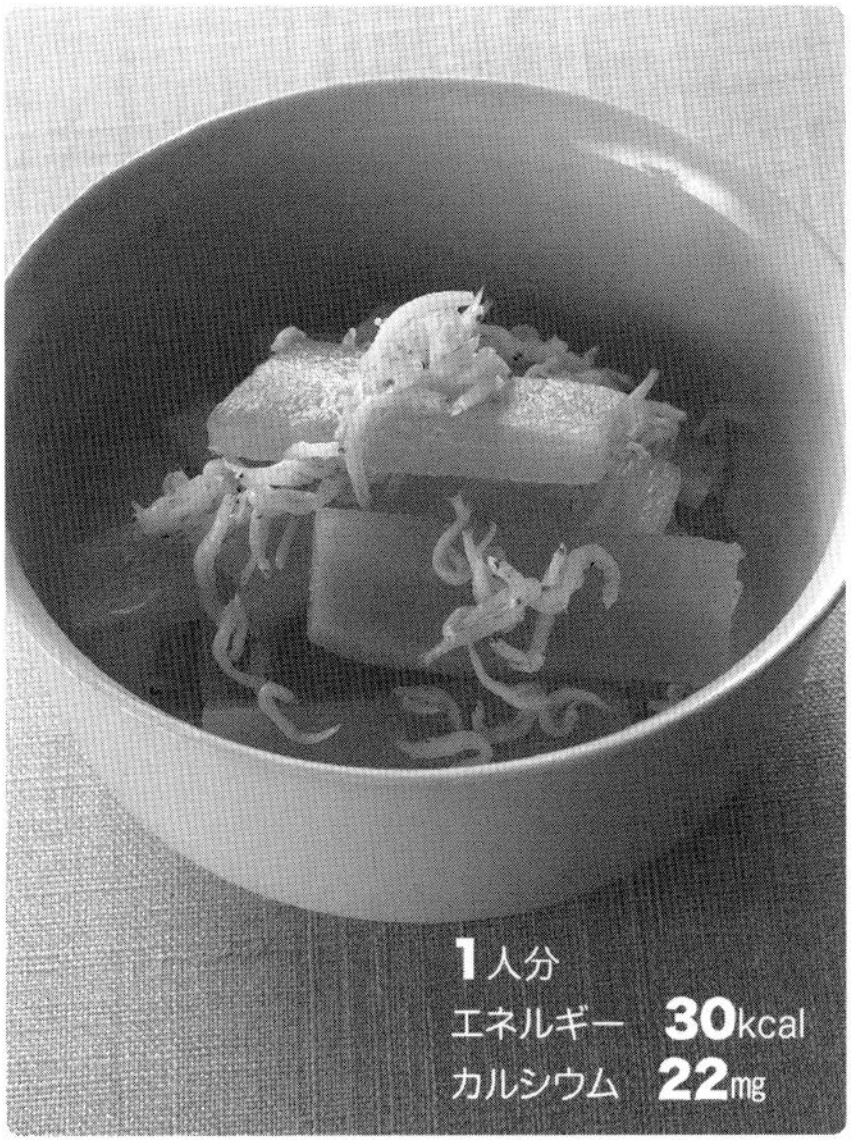

1人分
エネルギー　**30**kcal
カルシウム　**22**mg

うまみが凝縮された桜えびがポイント

小松菜と桜えびの煮びたし ラー油がけ

材料(2人分)

小松菜…½束(160g)
桜えび…2g
だし汁…½カップ
しょうゆ、みりん…各小さじ1
ラー油…小さじ½

作り方

❶小松菜は4㎝長さに切る。
❷鍋にだし汁、しょうゆ、みりんを入れて熱し、①と桜えびを入れる。中火で3分煮て、最後にラー油を加える。

(秋山里美)

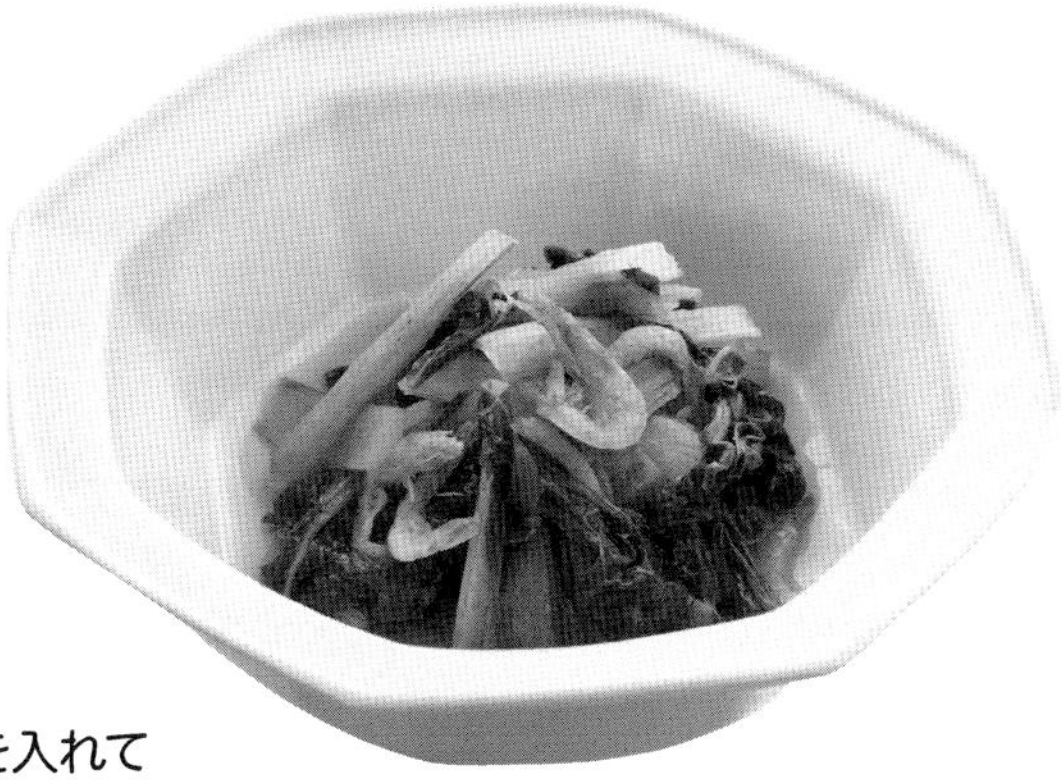

1人分
エネルギー　**34**kcal
カルシウム　**158**mg

じゃこのうまみで炒めて。常備菜にも

ししとう、しめじ、じゃこの炒め煮

材料(2人分)

ししとうがらし…1パック(80g)
しめじ…1パック(80g)
ちりめんじゃこ…10g
サラダ油…大さじ½
水…大さじ2
しょうゆ…小さじ¼

作り方

❶ししとうは8㎜幅の斜め切り、しめじは石づきをとってほぐす。

❷フライパンにサラダ油を中火で熱し、じゃこ、①を炒める。しんなりしたら水を加え、水気がなくなったらしょうゆをたらす。 (検見﨑聡美)

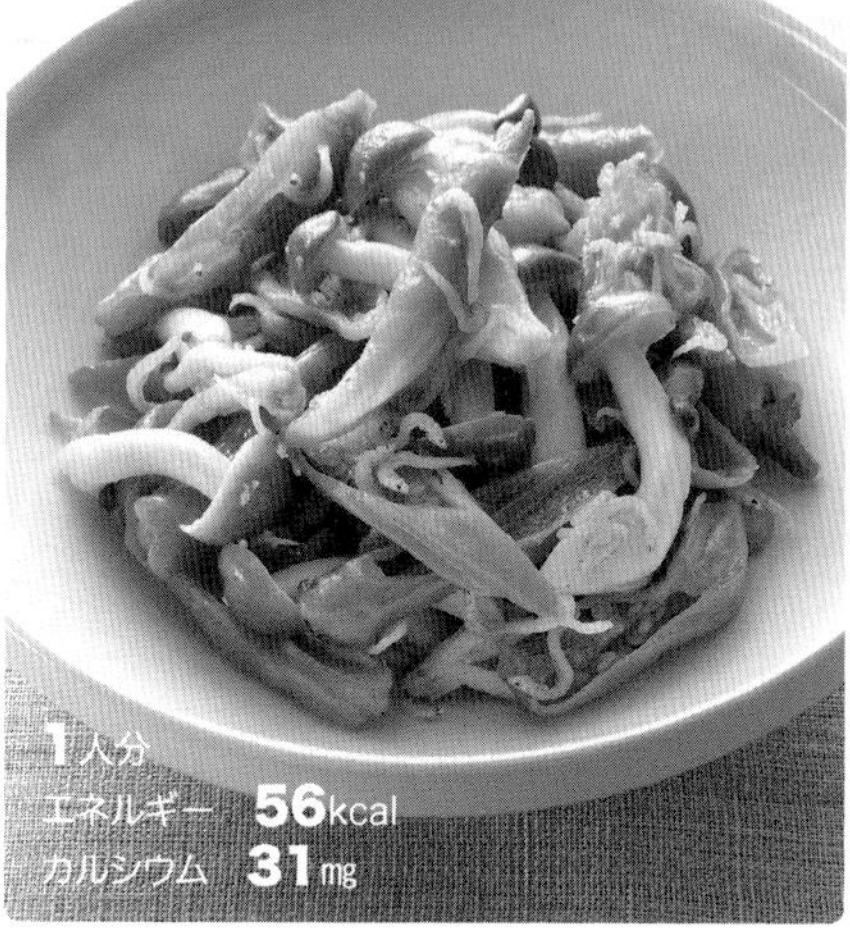
1人分
エネルギー 56kcal
カルシウム 31mg

桜えびのうまみが生きたピリ辛のたれで

キャベツのえびしょうゆかけ

材料(2人分)

キャベツ…2枚(120g)
桜えび(乾燥)…2つまみ(1g)
A しょうゆ…小さじ1
ラー油…少々
長ねぎのみじん切り…小さじ½

作り方

❶キャベツは半分に切って耐熱のポリ袋に入れ、電子レンジで50秒加熱してざく切りにし、器に盛る。

❷刻んだ桜えびと**A**をまぜて①にかける。 (岩﨑啓子)

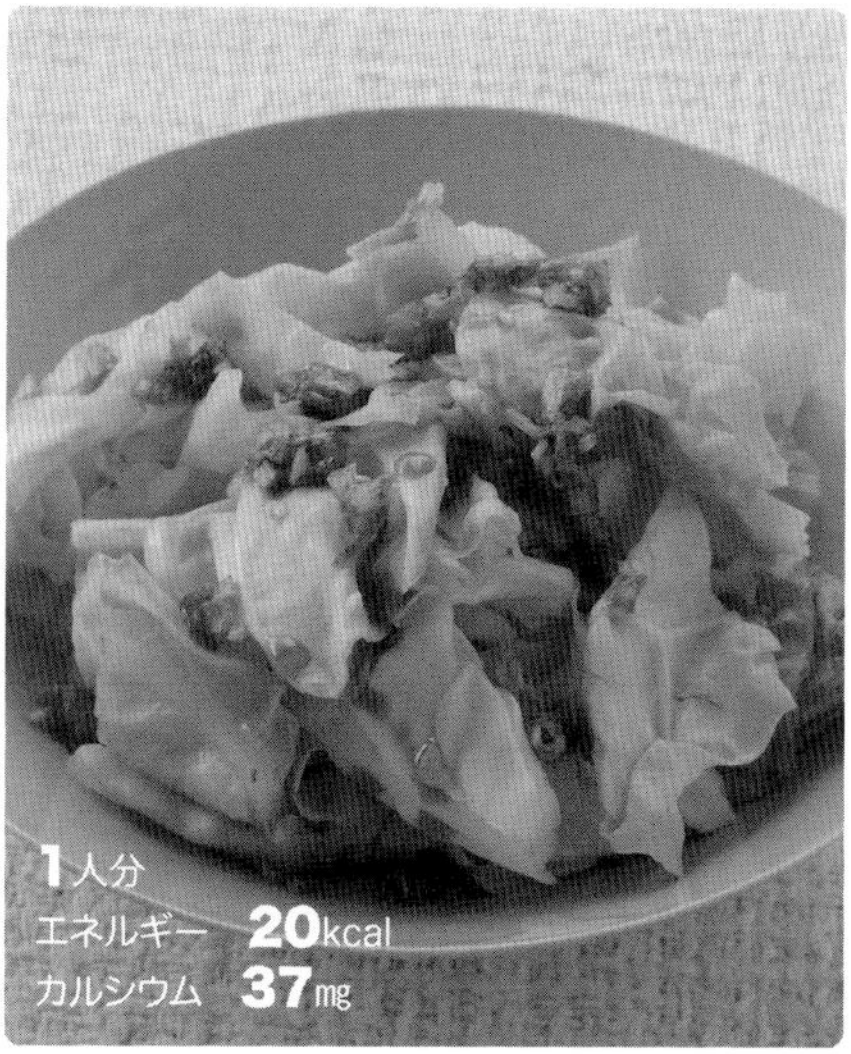
1人分
エネルギー 20kcal
カルシウム 37mg

油で炒めると成分が変化しにんにくの抗酸化作用がアップ

キャベツのにんにくじゃこオイル

材料(2人分)
にんにく…大1かけ(10g)
ちりめんじゃこ…5g
キャベツ…3枚(150g)
オリーブ油…大さじ1

作り方
❶にんにくはみじん切りにし、鍋にちりめんじゃこ、油とともに入れてカリカリになるまで炒める。
❷キャベツは一口大に切ってさっとゆで、水気をしっかりきって①であえる。

(検見﨑聡美)

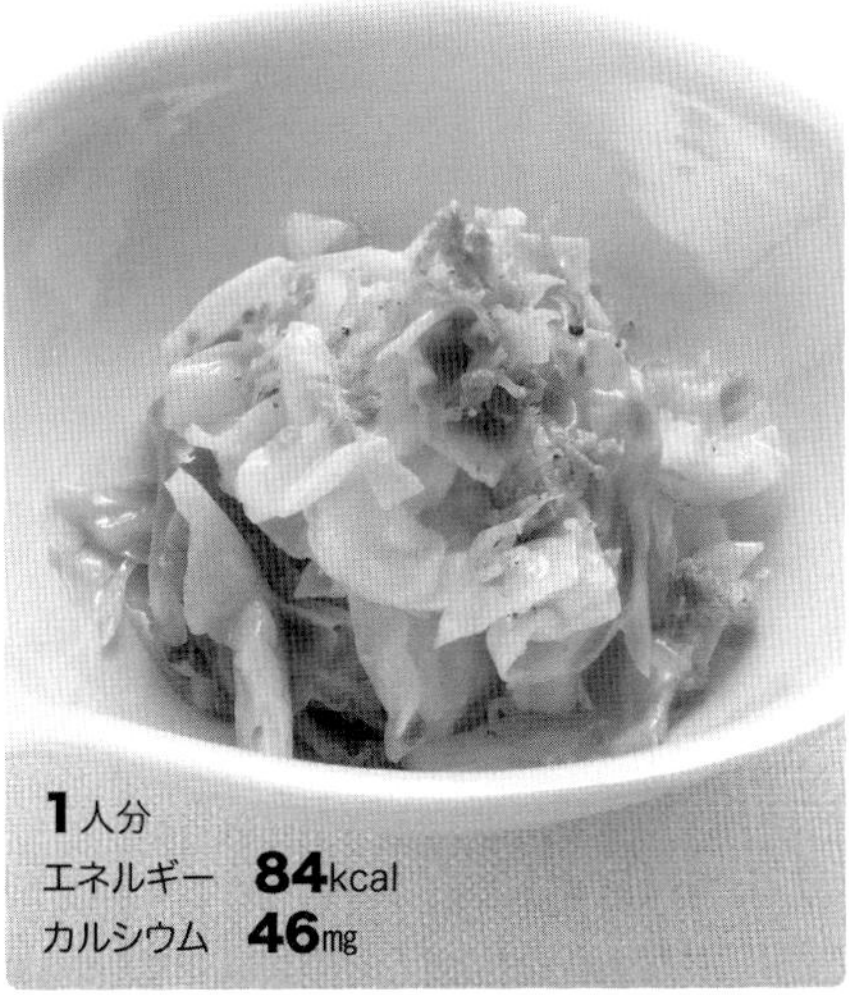

1人分
エネルギー **84**kcal
カルシウム **46**mg

免疫力を高めるカリフラワーで風邪予防

カリフラワーのミルク煮

材料(2人分)
カリフラワー…⅓個(180g)
A 牛乳(低脂肪)…1カップ
　顆粒スープのもと…小さじ1
かたくり粉…小さじ2
パセリ…適量

作り方
❶カリフラワーは小房に分ける。
❷小鍋に**A**を温めて①を加え、蓋をして火が通るまで7〜8分煮る。
❸かたくり粉を小さじ4の水で溶いて回し入れ、とろみをつけて器に盛り、みじん切りにしたパセリを散らす。

(金丸絵里加)

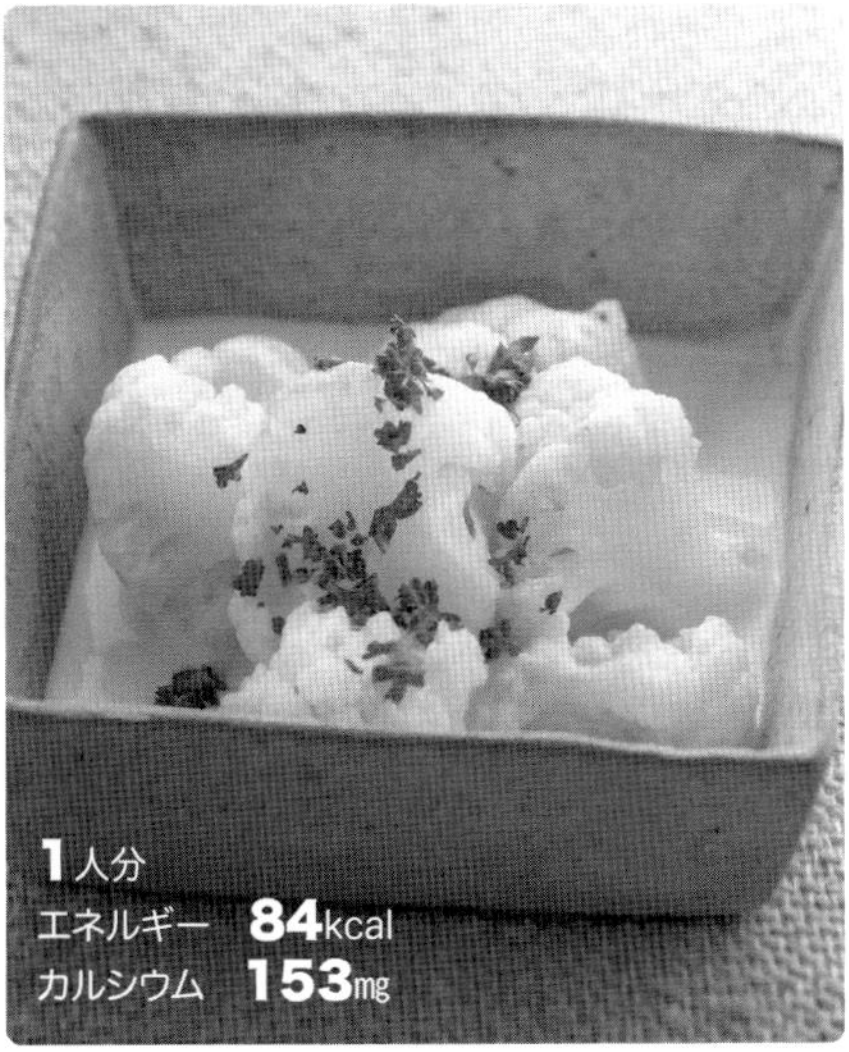

1人分
エネルギー **84**kcal
カルシウム **153**mg

カルシウムがたっぷり。冷めてもおいしい

小松菜とじゃこの炒めもの

材料(2人分)
小松菜…1/3束(100g)
ちりめんじゃこ…10g
サラダ油…小さじ1
酒、しょうゆ…各大さじ1/2

作り方

❶小松菜は4〜5㎝長さに切り、葉と軸を分ける。

❷鍋に油を熱し、ちりめんじゃこと①の軸を加えてしんなりするまで炒める。

❸①の葉を加えてさっと炒め、酒、しょうゆの順に加えて手早く炒める。

(金丸絵里加)

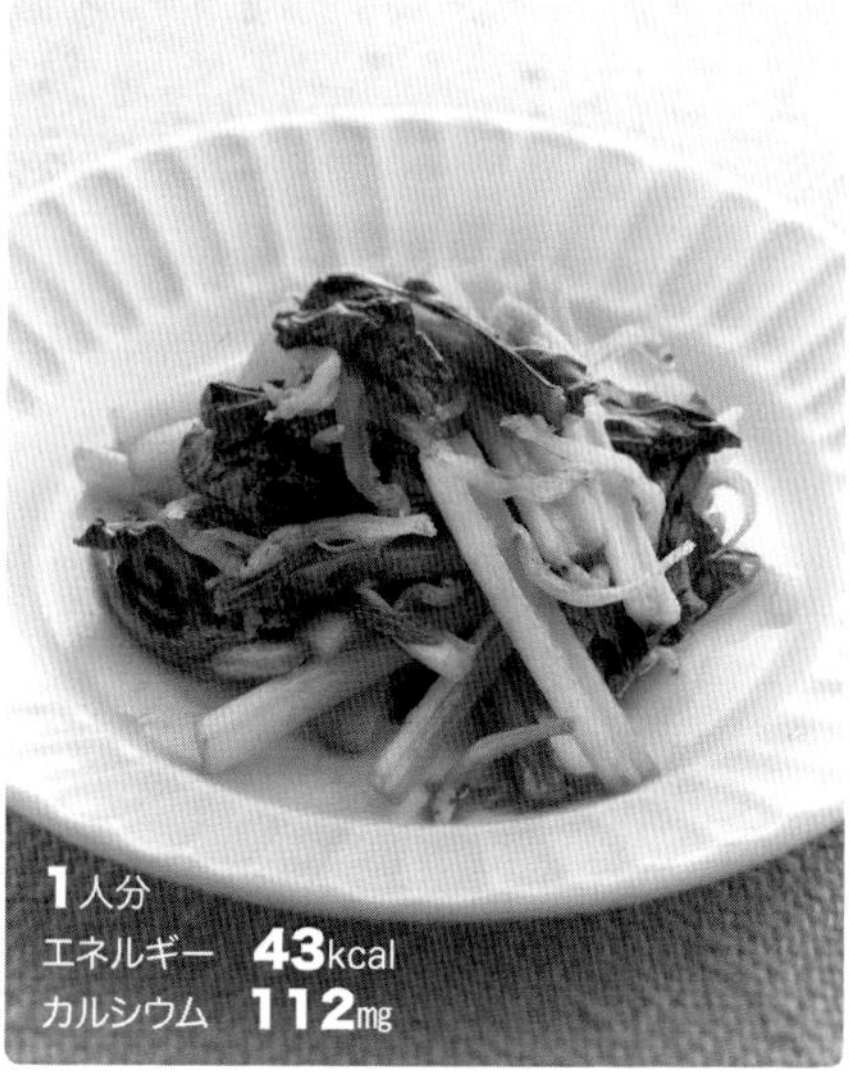
1人分
エネルギー 43kcal
カルシウム 112mg

昔ながらのしみじみとやさしい味わい

切り干し大根と桜えびの煮もの

材料(2人分)
切り干し大根…20g
桜えび…4g
A だし汁…1/2カップ
しょうゆ…小さじ2
酒…大さじ1/2
砂糖…小さじ1

作り方

❶切り干し大根は水でもどし、やわらかくなったら水気をしぼって食べやすい長さに切る。

❷鍋に**A**を入れ、煮立ったら①と桜えびを加え、汁気がなくなるまで煮含める。

(金丸絵里加)

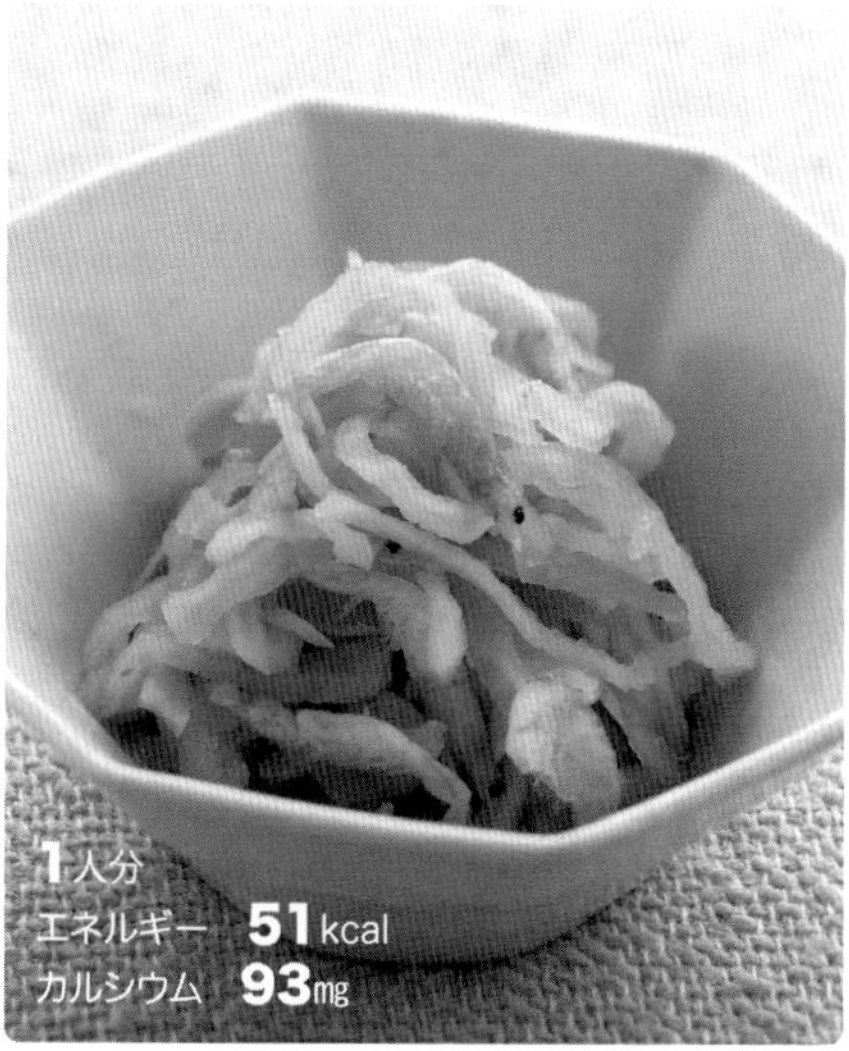
1人分
エネルギー 51kcal
カルシウム 93mg

うまみ成分たっぷりのしいたけを器がわりに

しいたけのキムチチーズ焼き

材料(2人分)
生しいたけ…4枚(48g)
白菜キムチ(市販品)…30g
スライスチーズ(とろけるタイプ)
…1枚(20g)

作り方
❶しいたけは軸を除く。キムチは粗く刻む。
❷しいたけのかさの裏に①のキムチを等分にのせ、4等分にしたチーズをのせてオーブントースターで5〜6分、チーズが溶けてこんがり色づくまで焼く。
(金丸絵里加)

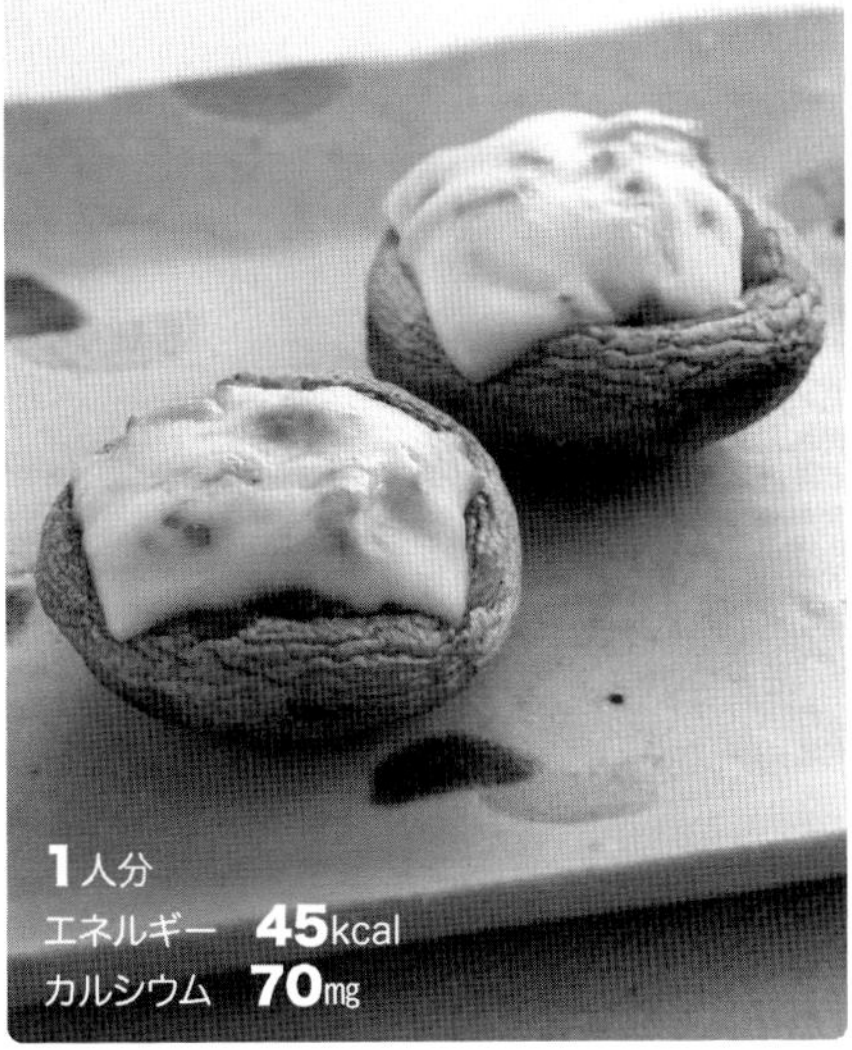
1人分
エネルギー 45kcal
カルシウム 70mg

クリーミーでさわやかな味わい

いんげんのヨーグルトサラダ

材料(2人分)
さやいんげん…1袋(150g)
プレーンヨーグルト…60g
オリーブ油…小さじ½
塩…小さじ⅛
こしょう、チリペッパー…各少々

作り方
❶ざるにキッチンペーパーを敷き、ヨーグルトを入れて20分水きりする。さやいんげんは4㎝長さに切り、軽くゆでる。
❷フライパンに油を熱してさやいんげんを炒め、塩、こしょうをふって火を止め、冷ます。①のヨーグルトであえて器に盛り、チリペッパーをふる。(検見﨑聡美)

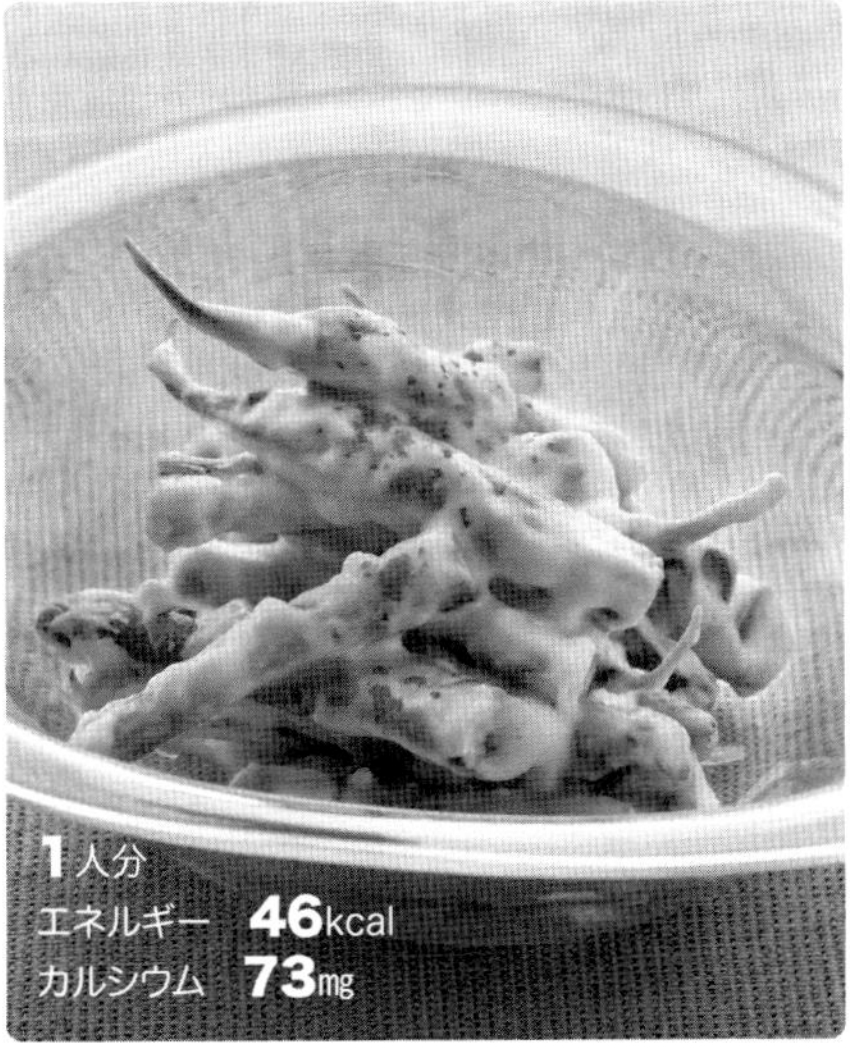
1人分
エネルギー 46kcal
カルシウム 73mg

【胆石】予防に〈ビタミンC〉の豊富な果物・野菜をとろう

ビタミンCには胆汁酸の排泄を促す働きがあります。ビタミンCの豊富な野菜や果物を積極的に食べましょう（詳しくは、82〜83ページ参照）。

鶏もも肉は魚焼きグリルで焼き、脂肪を落とします

チキングリル グレープフルーツソース

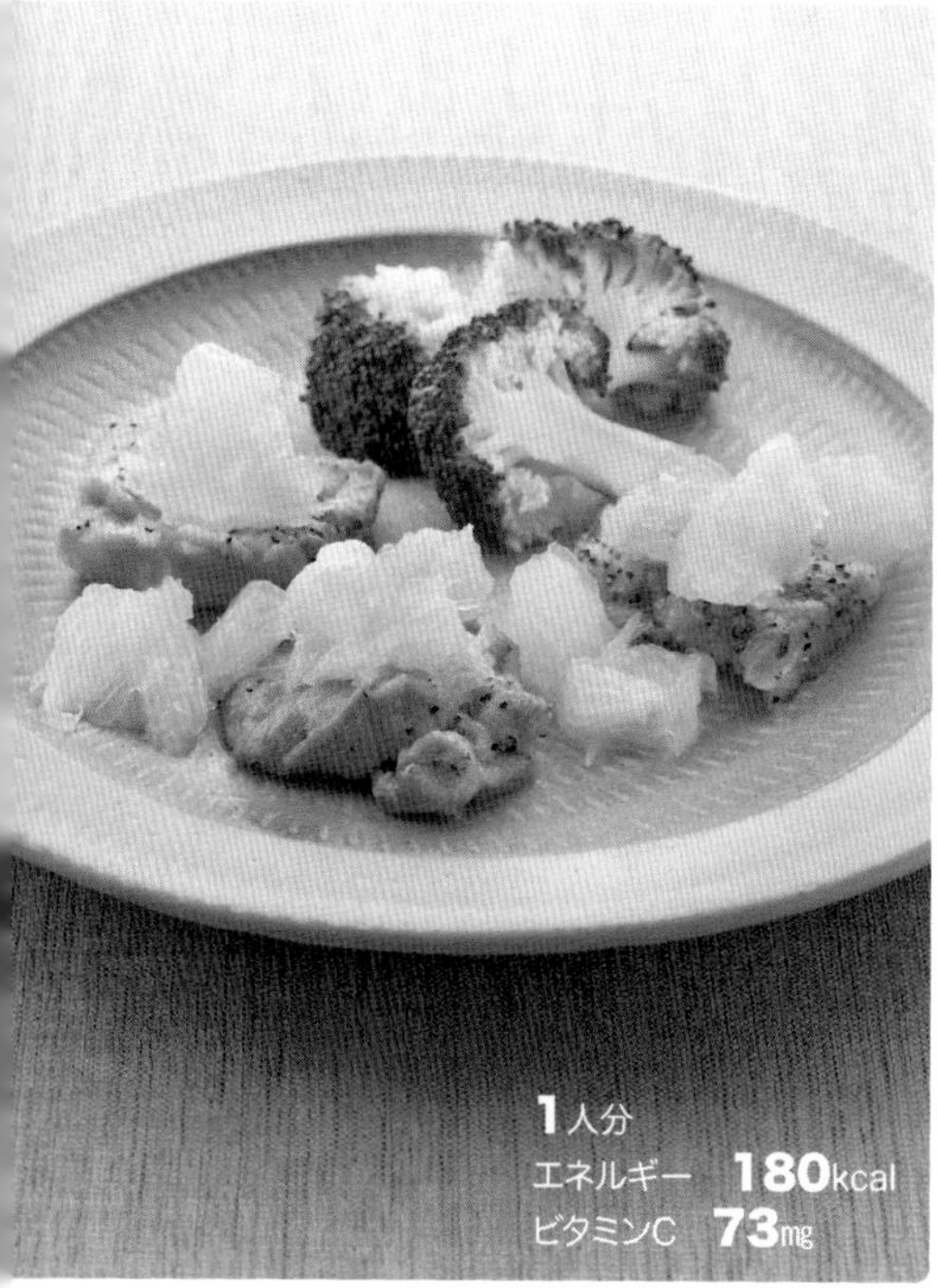

1人分
エネルギー 180kcal
ビタミンC 73mg

材料（2人分）

鶏もも肉（皮なし）…200g
グレープフルーツ…½個（100g）
ブロッコリー…⅓株（80g）

A
塩…小さじ½
あらびき黒こしょう…少々

B
レモン汁…大さじ1
オリーブ油…小さじ1
塩…少々

作り方

❶鶏肉は大きめの一口大に切り、**A**をふって魚焼きグリルで8〜10分焼く。
❷グレープフルーツは薄皮をむいて果肉をほぐし、ボウルに入れて**B**を加え、まぜる。
❸ブロッコリーは小房に分け、色よくゆでる。
❹器に①を盛って③を添え、②をかける。

（検見﨑聡美）

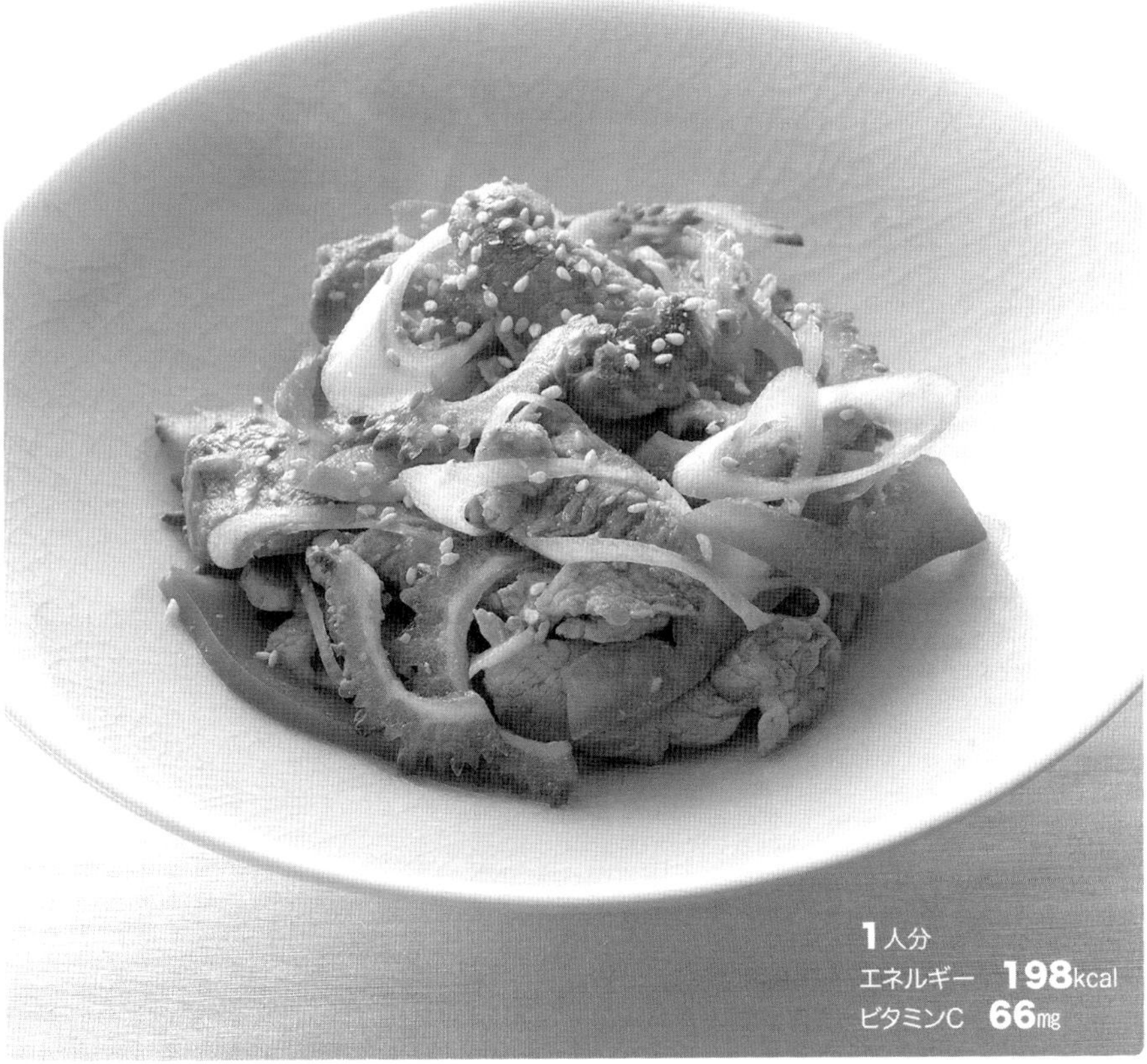

脂身の少ないひれ肉に、コクのあるみそ味をからめて

豚ひれ肉とゴーヤのみそ炒め

材料(2人分)

豚ひれ肉(かたまり)…200g
ゴーヤ…⅕本(50g)
パプリカ(赤)…¼個(50g)
長ねぎ…½本(50g)
A｜みそ…大さじ1
　｜ごま油…大さじ½
いり白ごま…少々

作り方

❶豚肉は3〜4㎜の厚さに切り、**A**をもみ込む。
❷ゴーヤは縦半分に切り、種とわたをとり、薄い小口切りに、パプリカは薄切り、長ねぎは斜め薄切りにする。
❸フッ素樹脂加工のフライパンを中火で熱し、①を広げて入れ、焼きつけるように炒める。②を加え、さっと炒め合わせる。
❹器に盛り、ごまをふる。　(検見﨑聡美)

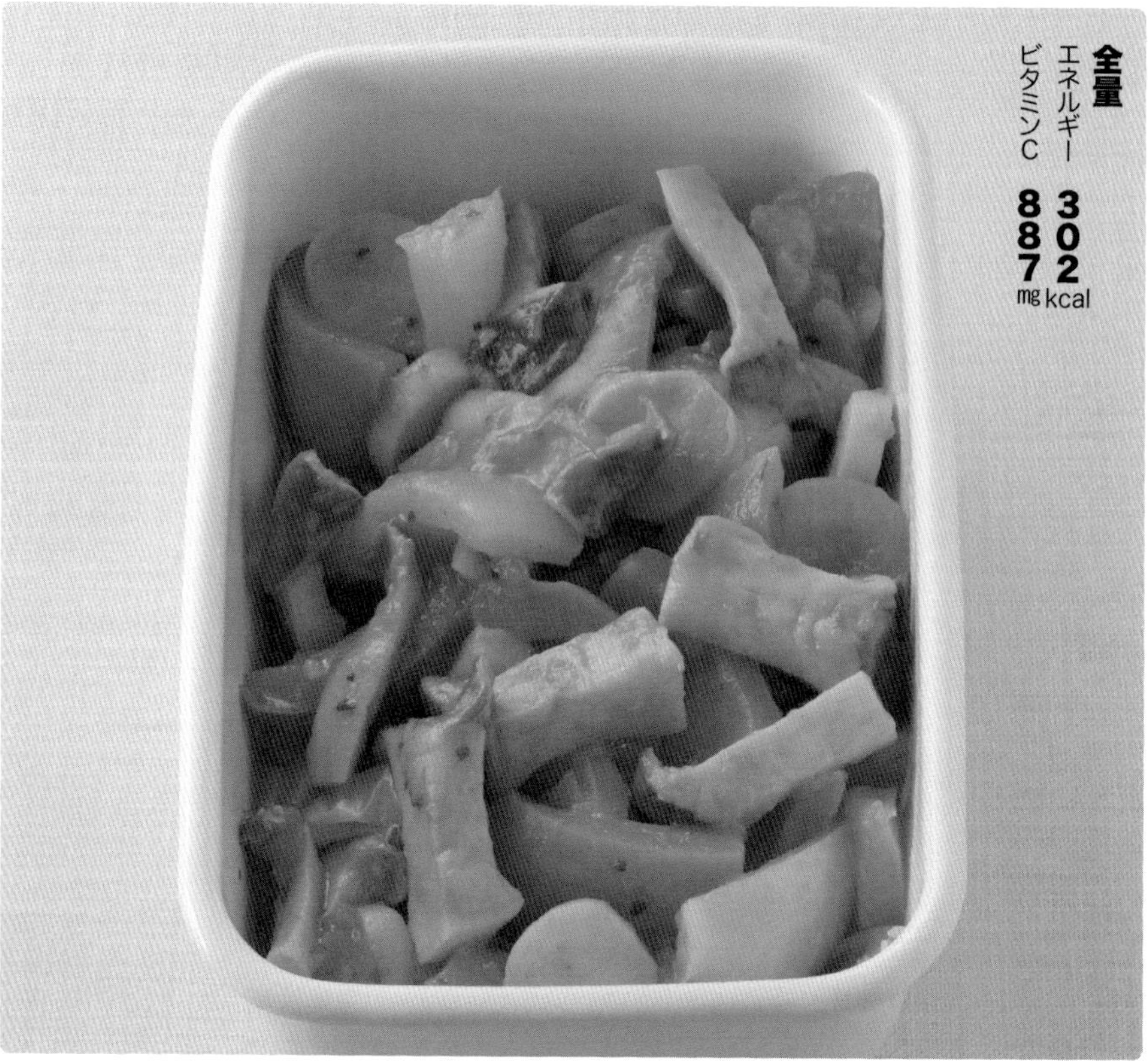

きのこのうまみと野菜の甘みを最大限に生かした簡単ラタトゥイユ

エリンギとパプリカのラタトゥイユ

材料

（作りやすい分量・できあがり量540g）
エリンギ…2パック（200g）
パプリカ（赤・黄）…各1個（300g）
玉ねぎ…¼個（35g）
にんにく…½かけ
オリーブ油…小さじ1½
トマト缶（カット）…½缶（200g）
こしょう、ハーブ（バジル、マジョラム、タイムなど好みで）…各少々
塩…小さじ⅕

作り方

❶エリンギの軸は輪切り、かさはくし形切り、パプリカは乱切り、玉ねぎは小さめの角切り、にんにくはみじん切りにする。
❷鍋に油、にんにくを入れて熱し、玉ねぎを加えてよく炒め、パプリカ、エリンギを加えてさらに炒める。
❸トマト缶、こしょう、ハーブを加えてまぜ、蓋をして沸騰したら弱火で15分蒸し煮にし、塩で調味する。（岩﨑啓子）

野菜の太さ、長さをそろえるとおいしい

じゃがいもとピーマンの塩炒め

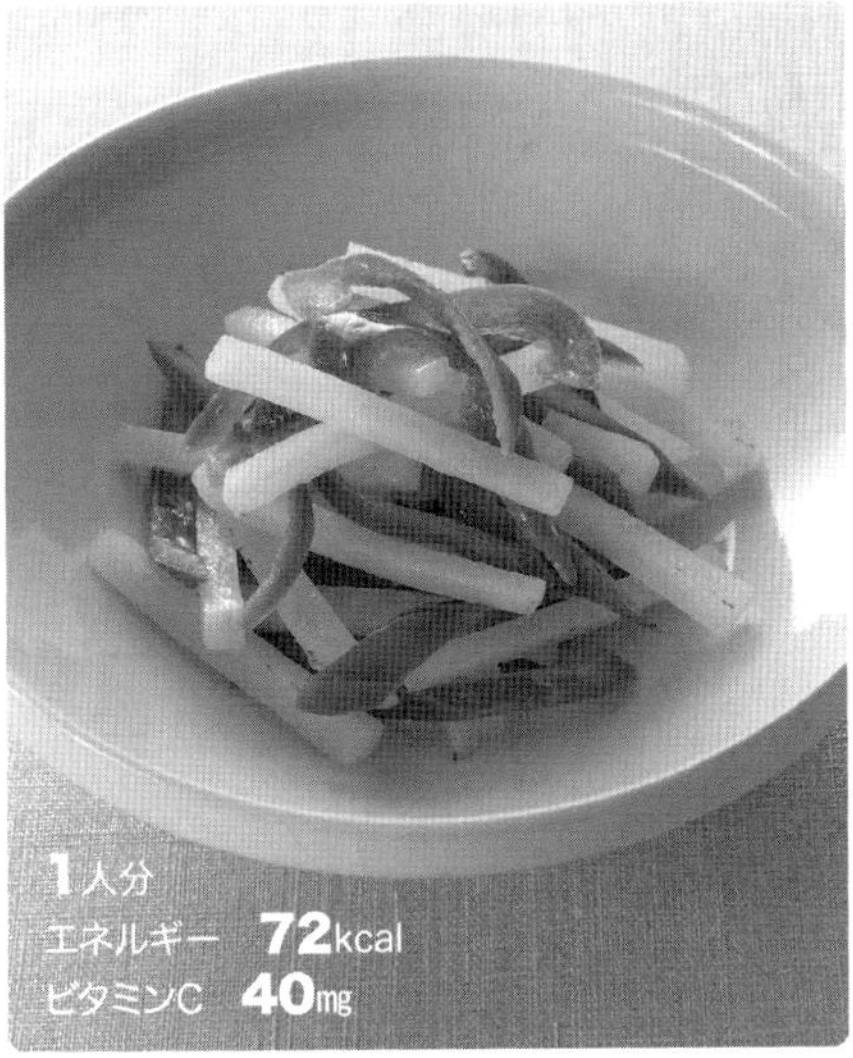
1人分
エネルギー 72kcal
ビタミンC 40mg

材料(2人分)
じゃがいも…1個(100g)
ピーマン…2個(60g)
サラダ油…大さじ½
塩…少々

作り方
❶じゃがいも、ピーマンは細切りにし、じゃがいもは水で洗って水気をふく。
❷フライパンにサラダ油を熱し、中火で①を炒める。しんなりしたら塩をふる。
(検見﨑聡美)

パプリカの抗酸化作用には血管の老化予防効果が

玉ねぎとパプリカの即席ピクルス

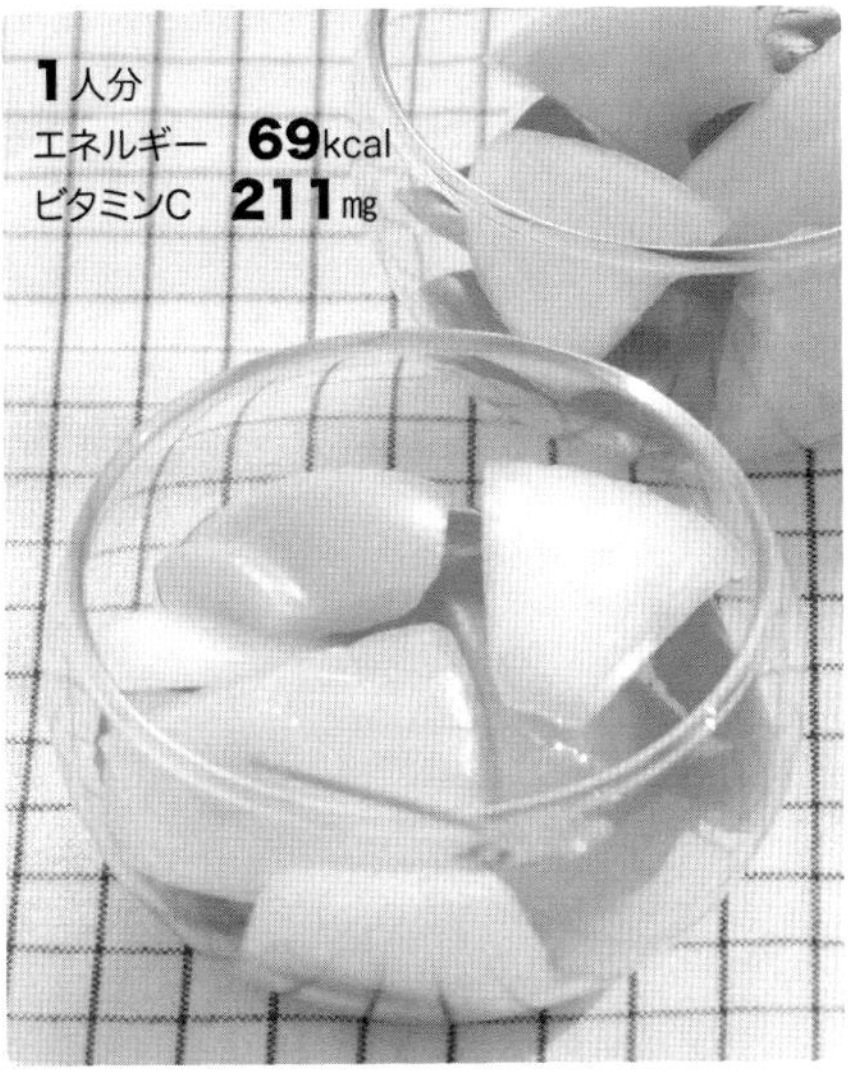
1人分
エネルギー 69kcal
ビタミンC 211mg

材料(2人分)
玉ねぎ…½個
パプリカ(赤・黄)…各½個
ワインビネガー…100㎖
水…100㎖
はちみつ…大さじ1
塩、こしょう…各少々

作り方
❶野菜は食べやすい大きさに切り、塩とこしょうをふる。
❷保存容器にすべての材料を入れ、漬ける。
(落合貴子)

ゴーヤの苦み、コーンの甘みがごまみそ味とマッチ

ゴーヤとコーンのごまみそあえ

材料(2人分)
ゴーヤ…½本(120g)
コーン缶(ホール)…小⅓缶(40g)
A すり白ごま…大さじ1
みそ…大さじ1弱(15g)
砂糖…大さじ½
だし汁…小さじ1

作り方
❶ゴーヤは縦半分に切り、種とわたをスプーンで除き、薄切りにしてさっとゆでる。コーンは水気をきる。
❷ボウルに**A**を入れてよくまぜ、①をあえる。 (金丸絵里加)

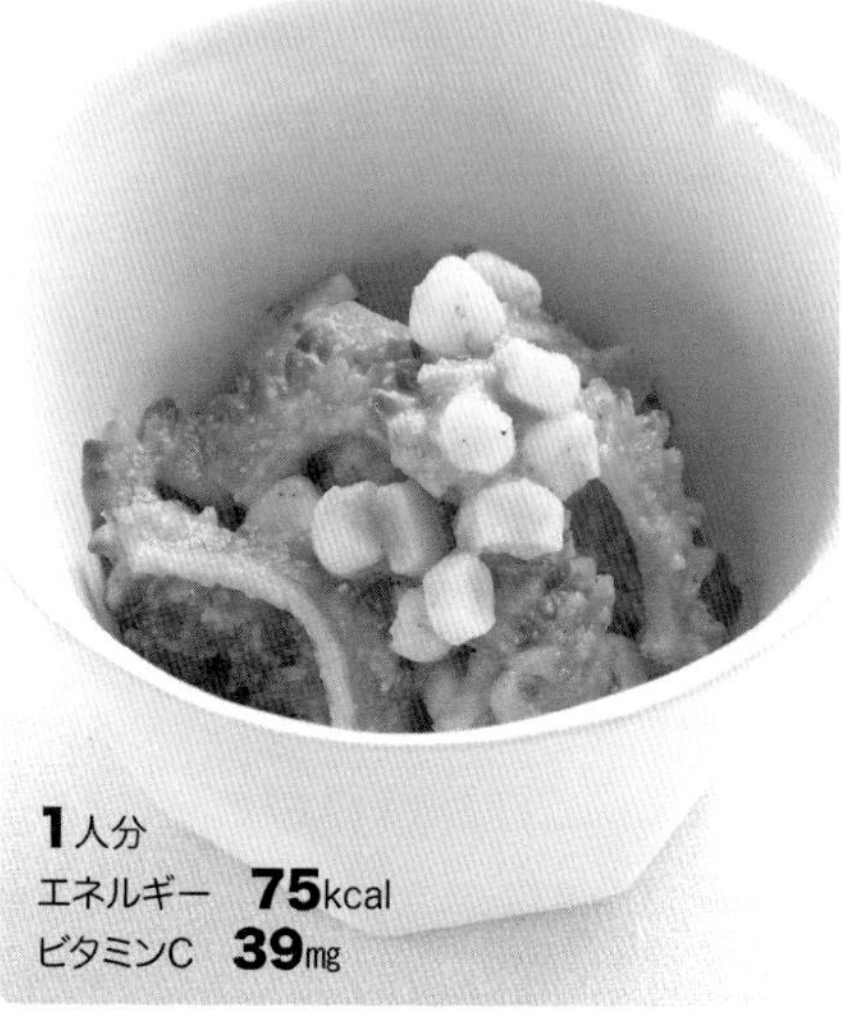

1人分
エネルギー **75**kcal
ビタミンC **39**mg

サラダと漬けものの中間くらいの味わいです

ゆでキャベツのゆかりあえ

材料(2人分)
キャベツ…3枚(150g)
ゆかり…小さじ½

作り方
❶キャベツは一口大に切り、沸騰した湯にさっとくぐらせる。電子レンジで2〜3分加熱してもよい。
❷湯をきり、熱いうちにゆかりであえる。
(検見﨑聡美)

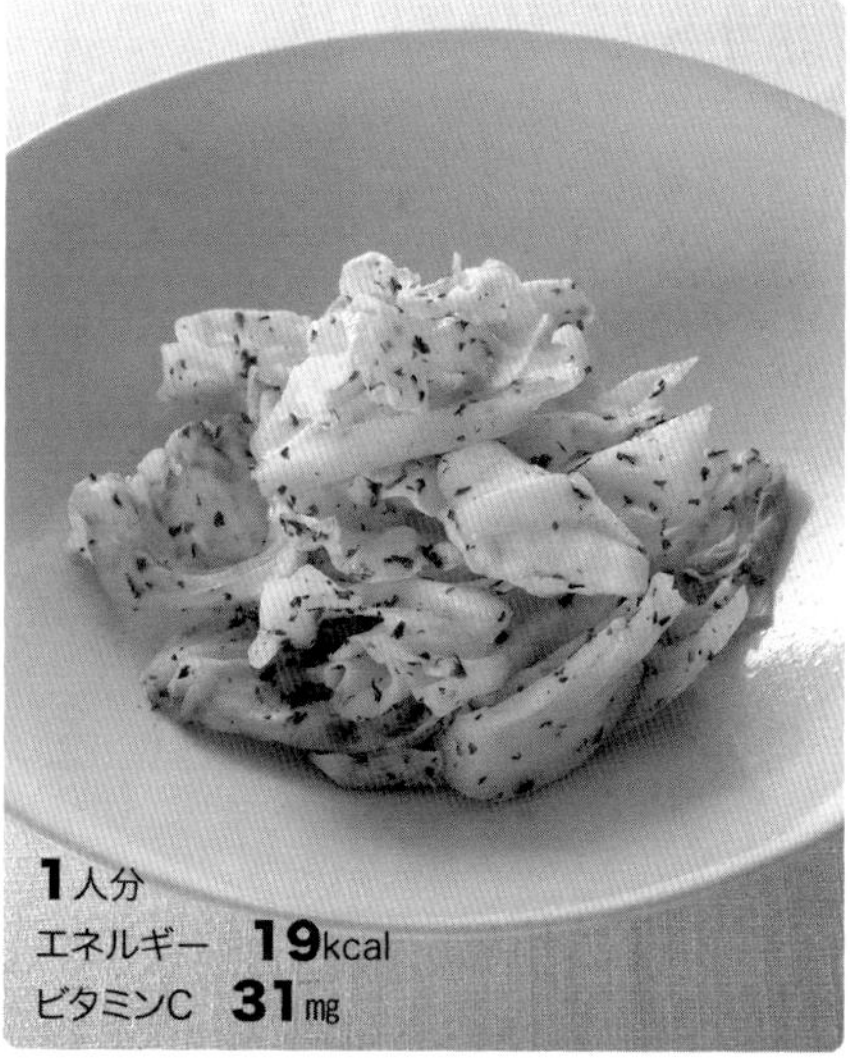

1人分
エネルギー **19**kcal
ビタミンC **31**mg

β-カロテン豊富なパプリカと青じそで

焼きパプリカと青じそのサラダ

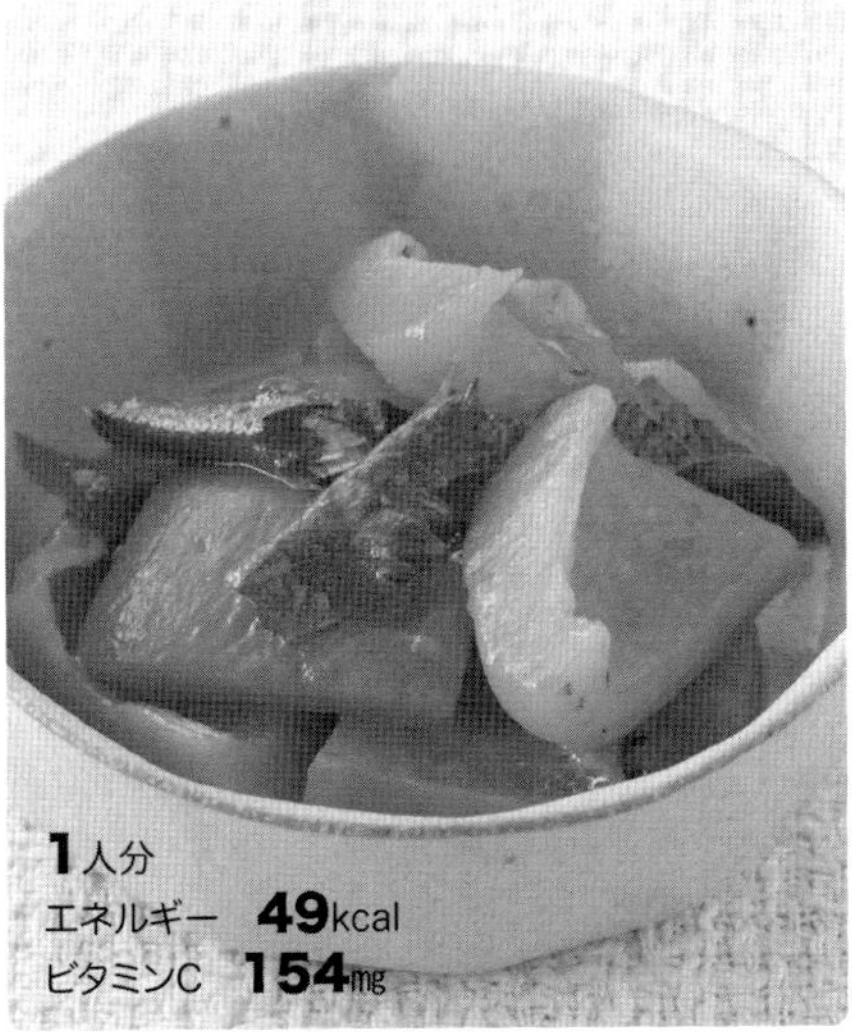

1人分
エネルギー　49kcal
ビタミンC　154mg

材料(2人分)

パプリカ…大1個(180g)

青じそ…6枚(6g)

A
- しょうゆ…小さじ½
- オリーブ油…小さじ1
- 酢…小さじ1½
- こしょう…少々

作り方

❶パプリカは縦半分に切り、魚焼きグリルでしっかり焼いて皮をむき、乱切りにする。青じそはちぎる。

❷**A**をまぜ、①をあえる。　(岩﨑啓子)

やまいもには血糖値を下げる効果も

たたきやまいもと夏みかんの酢のもの

材料(2人分)

やまといも…80g

夏みかん…½個(120g)

酢、水…各大さじ1

青のり…少々

作り方

❶やまといもは皮をむいて15分ほど酢水(分量外)にさらし、ぬめりを洗い流して水気をふく。一口大に切り、ポリ袋に入れてすりこ木などでたたいてつぶす。

❷夏みかんは薄皮をむいて一口大に分ける。

❸酢と水を①に加えてまぜ、②をあえる。器に盛り、青のりをふる。(検見﨑聡美)

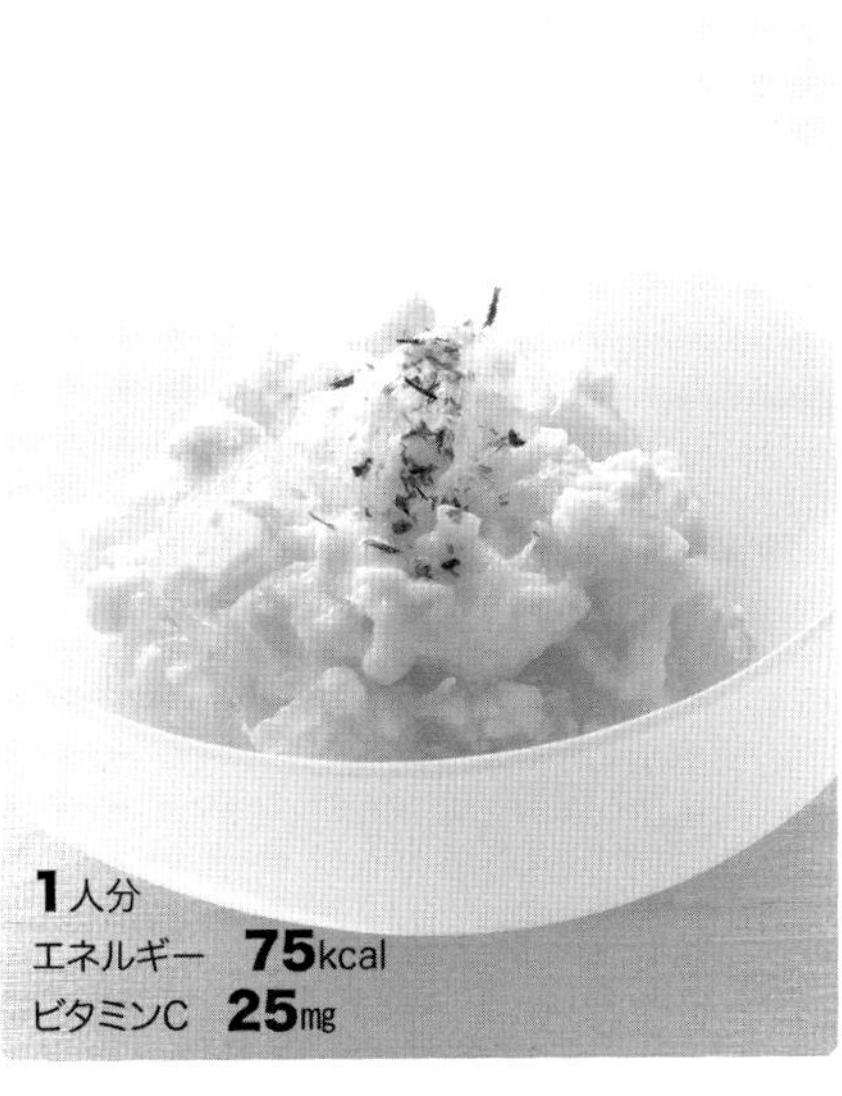

1人分
エネルギー　75kcal
ビタミンC　25mg

ビタミンCが豊富なれんこんをシンプル調理

焼きれんこんの黒こしょうがけ

材料(2人分)
れんこん…6㎝(120g)
オリーブ油…小さじ½
塩…少々(0.5g)
あらびき黒こしょう…適量

作り方
❶れんこんは1〜1.5㎝厚さの半月切りにする。
❷フライパンに油を熱し、①の両面をさっと焼いて塩を全体にふり、水大さじ1を回し入れ、蓋をして3〜4分蒸し焼きにして火を通す。
❸器に盛り、こしょうをふる。

(金丸絵里加)

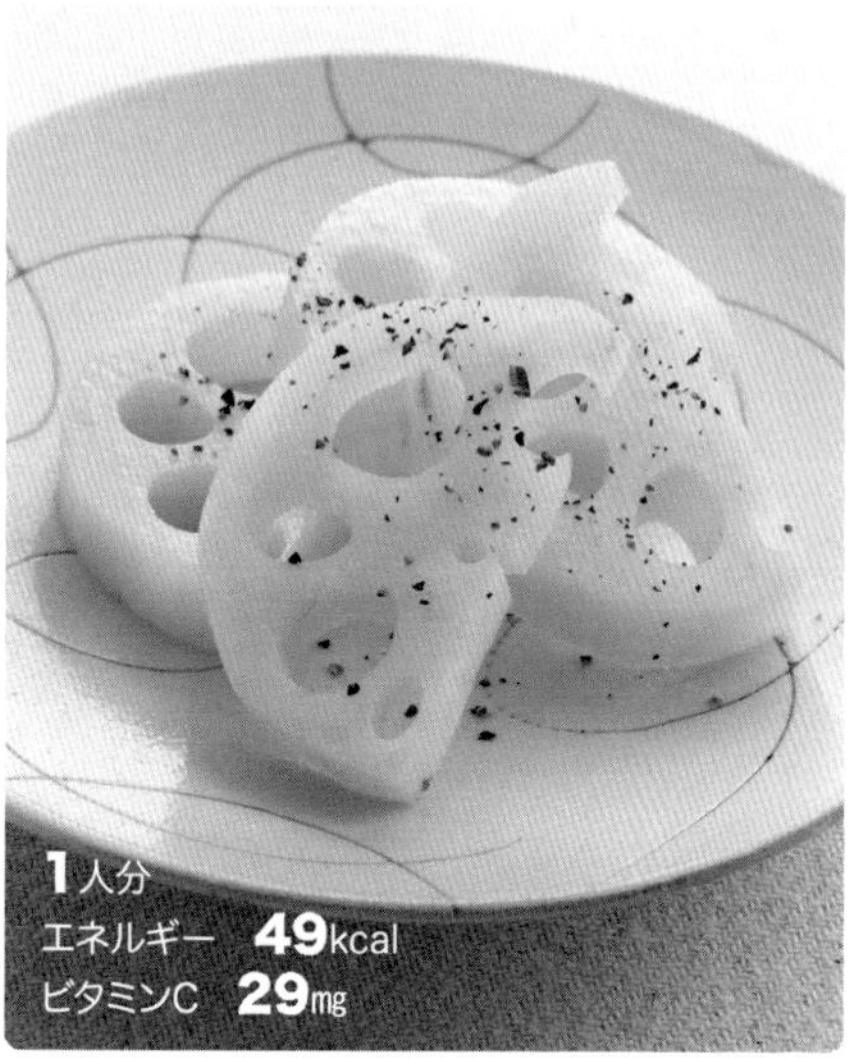
1人分
エネルギー 49kcal
ビタミンC 29mg

意外なほどみそ汁に合う、食物繊維豊富なひじき

ひじきとキャベツのみそ汁

材料(2人分)
長ひじき(乾燥)…4g
キャベツ…大1枚(80g)
だし汁…2カップ
みそ…小さじ2

作り方
❶ひじきはさっと洗って水に浸け、もどす。キャベツはざく切りにする。
❷鍋にだし汁と水気をきった①のひじきを加え、火にかけて煮立ったらキャベツを加えて2〜3分煮る。
❸みそを溶き入れ、一煮立ちさせる。

(金丸絵里加)

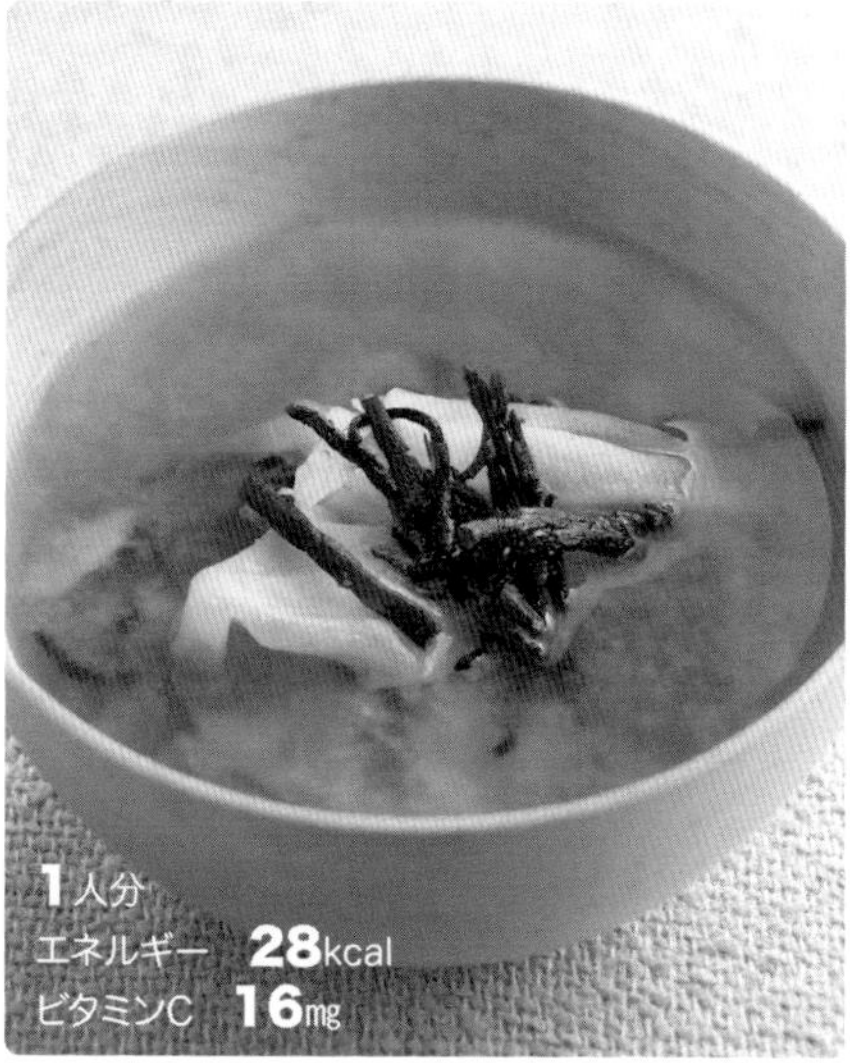
1人分
エネルギー 28kcal
ビタミンC 16mg

カリウム、マグネシウム、ビタミンCなどがたっぷり

カリフラワー&パイナップルジュース

材料(1人分)
カリフラワー…2房(30g)
パイナップル…¼個(正味100g)
水…¼カップ

作り方
カリフラワーとパイナップルは2㎝角に切る。水を加えてなめらかになるまでミキサーにかける。　(検見﨑聡美)

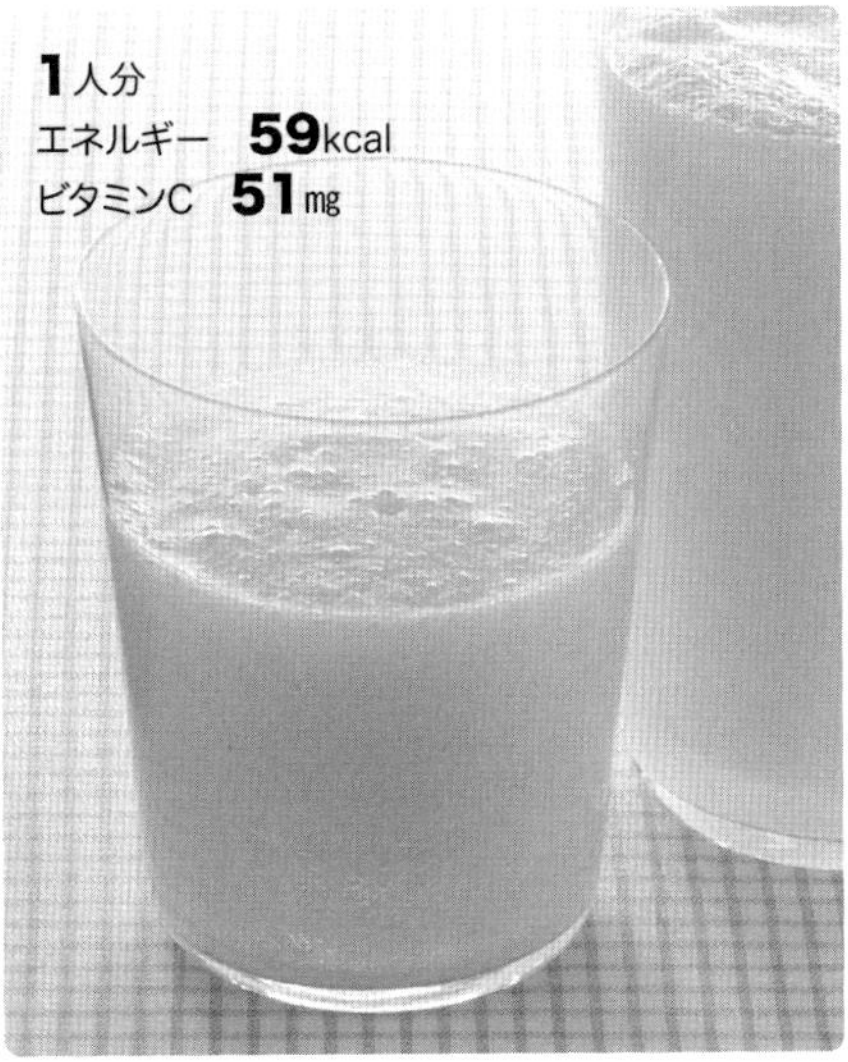
1人分
エネルギー　59kcal
ビタミンC　51㎎

キウイのカリウム、キャベツの食物繊維で体がすっきり

キウイ&キャベツジュース

材料(1人分)
キウイ…1½個(150g)
キャベツ…1枚(50g)
水…大さじ2

作り方
キウイは皮をむいて2㎝角に、キャベツも2㎝角に切る。水を加えてなめらかになるまでミキサーにかける。
(検見﨑聡美)

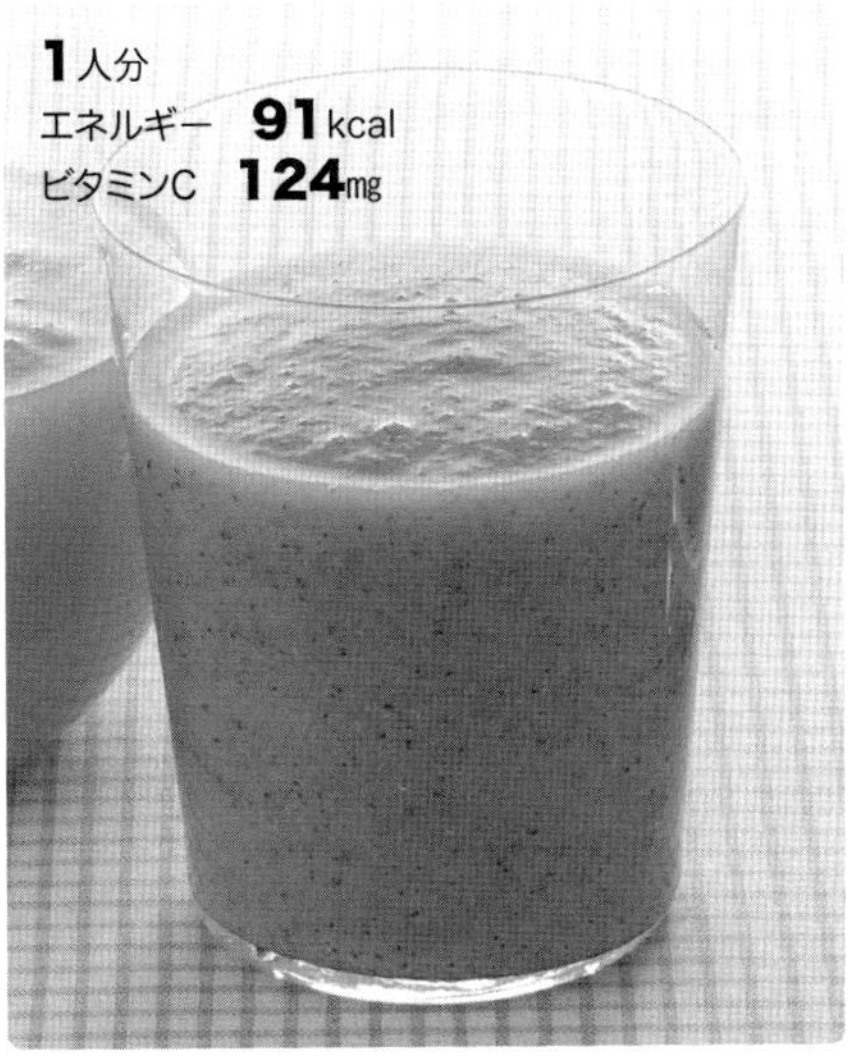
1人分
エネルギー　91kcal
ビタミンC　124㎎

コレステロールを減らし【胆石】を防ぐ〈ビタミンE〉レシピ

ビタミンEには、胆汁酸の中のコレステロールを減らして胆石ができるのを防ぐ働きが。ナッツ類、魚介類などの料理をとりましょう（詳しくは、84ページ参照）。

健康野菜モロヘイヤにはカリウムもたっぷり

モロヘイヤとほたての米粉チヂミ

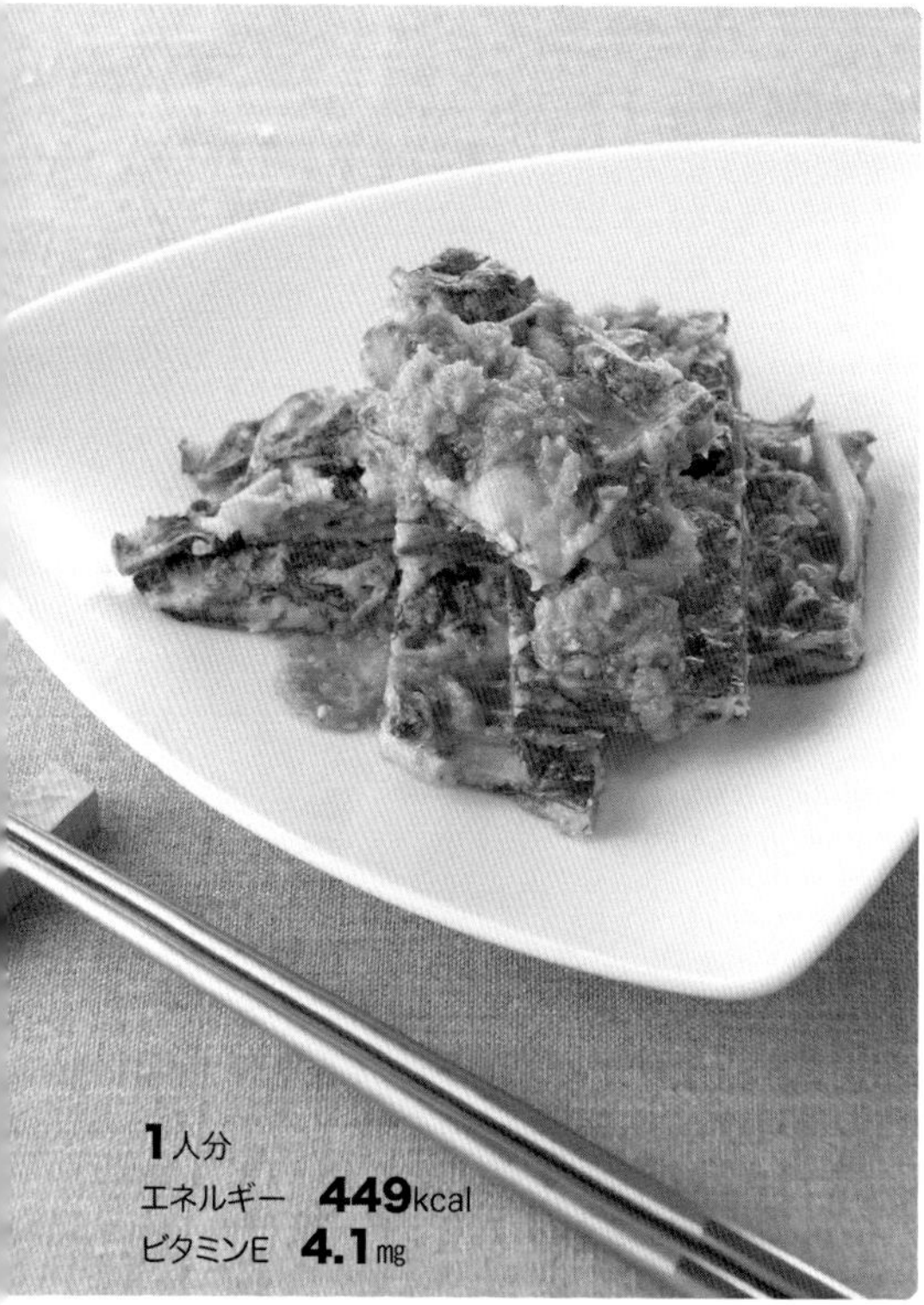

1人分
エネルギー **449**kcal
ビタミンE **4.1**mg

材料（1人分）

モロヘイヤ…½袋
ベビーほたて…60g
ごま油…大さじ1

A
だし粉…小さじ½
米粉…50g
卵…½個（25g）
水…50㎖

B
ポン酢、ごま油…各小さじ1
おろしにんにく、おろししょうが、すり白ごま…各適量

作り方

❶モロヘイヤは3㎝長さに、ほたては2等分に切る。
❷ボウルに**A**を入れてよくまぜ、①を加えて全体がなじむまでまぜる。
❸フライパンに油を熱して②を流し入れ、両面を焼く。
❹食べやすい大きさに切って器に盛り、よくまぜた**B**をかける。

（野口律奈）

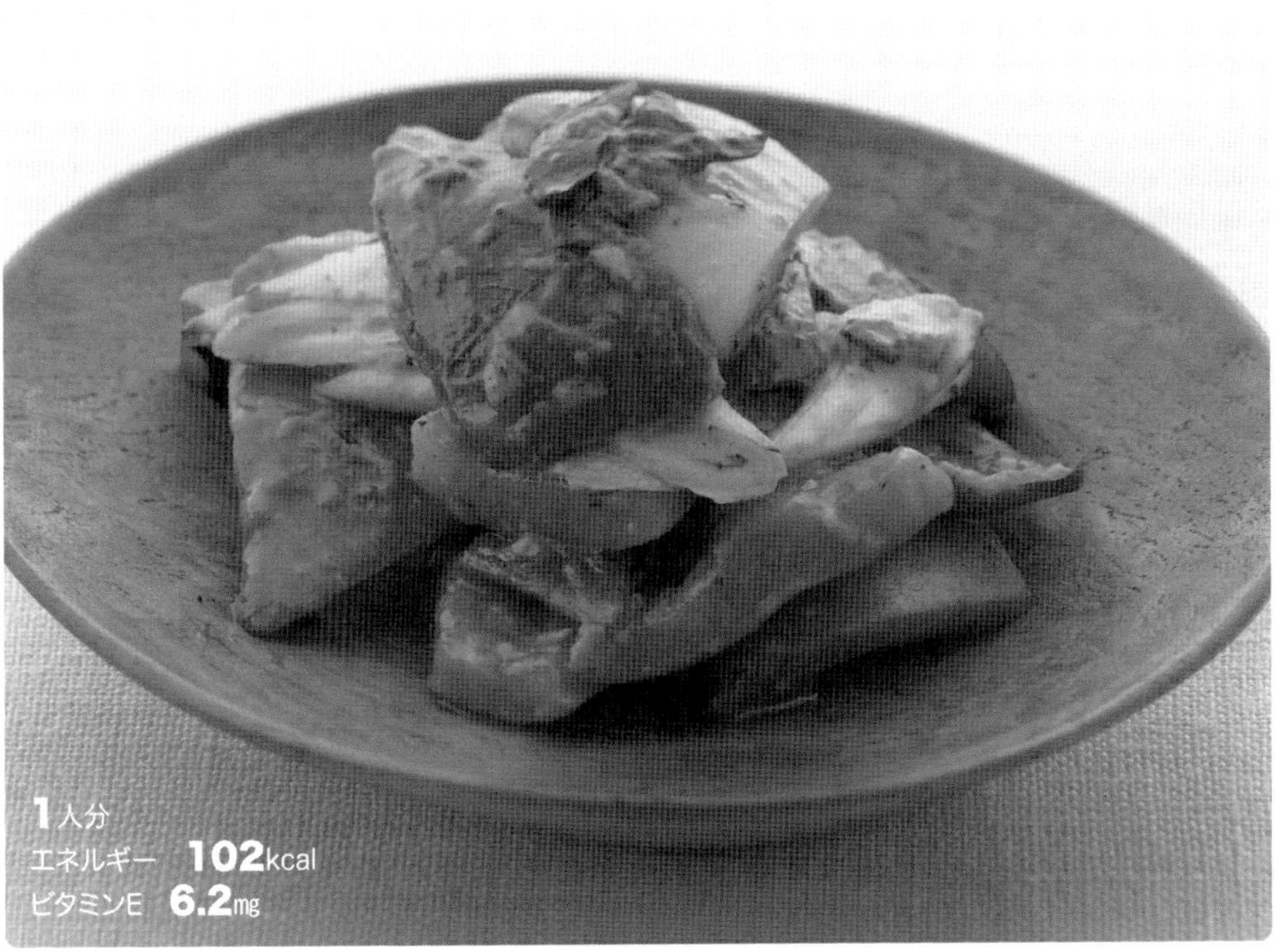

コレステロール値を下げる作用を持つアボカドであえたピリ辛味

焼きピーマンのアボカドあえ

材料(2人分)

ピーマン…3個(90g)
パプリカ(赤・黄)…各½個(150g)
長ねぎ…½本(50g)
とうがらし(四川省産)…5〜7個
(なければ普通のとうがらし…3〜5本)
アボカド(熟したもの)…⅓個(正味30g)

A
砂糖…小さじ1
酢…小さじ2
しょうゆ…小さじ1½
こしょう…少々

作り方

❶ピーマンとパプリカは一口大の乱切りにする。長ねぎは1㎝幅の斜め薄切りにし、とうがらしは半分に切って種を除く。アボカドは皮と種を除き、つぶしてペースト状にする。

❷フッ素樹脂加工のフライパンに①のピーマンとパプリカを入れ、両面に焼き色がつくまでしっかりから焼きし、ボウルにとり出す。

❸同じフライパンに①の長ねぎととうがらしを入れ、こんがりするまで弱火でから炒りし、②のボウルに移す。

❹③のとうがらしの粗熱がとれたら手でこまかくし、①のアボカドと**A**を加えて全体をあえる。(蒲田欣也)

フライパンで手軽に、魚を使ったボリュームおかずが完成

鮭のワイン蒸し

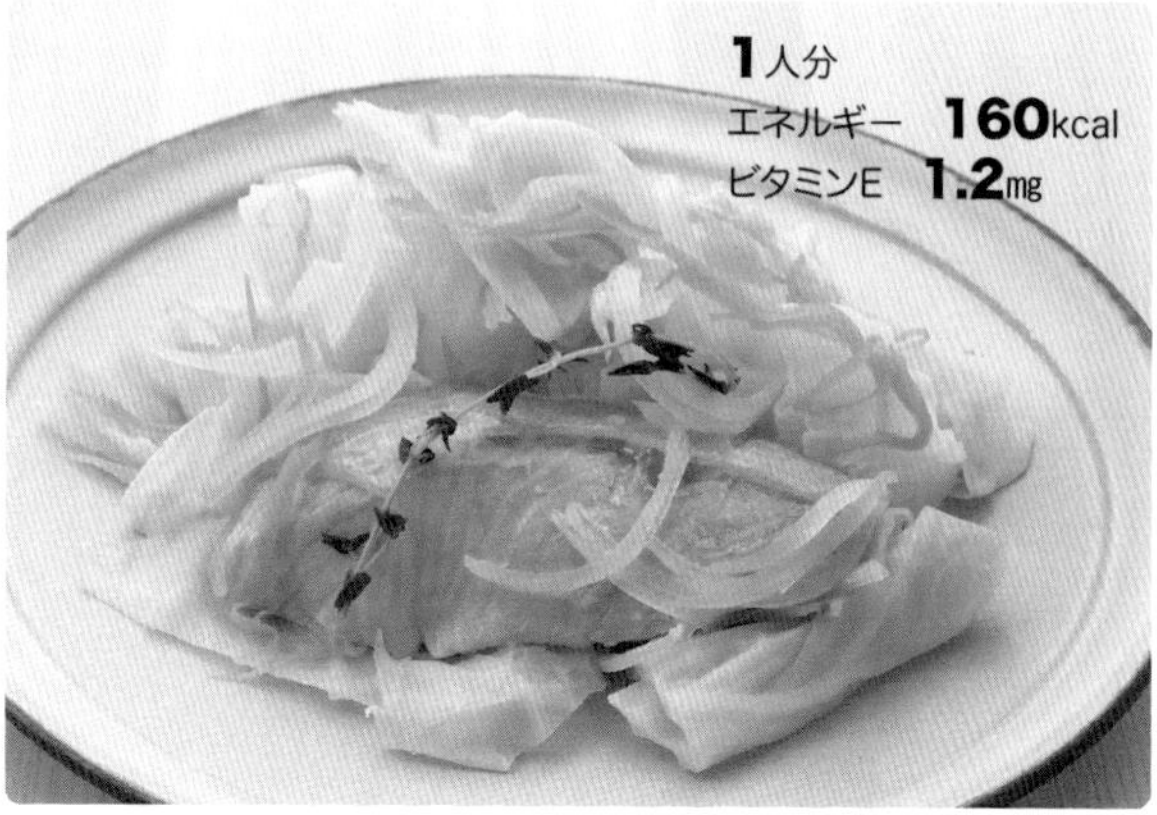
1人分
エネルギー 160kcal
ビタミンE 1.2mg

材料(2人分)

生鮭…2切れ(160g)
キャベツ…¼個(250g)
玉ねぎ…⅓個(50g)
にんじん…2㎝(20g)
塩…小さじ⅛
こしょう…少々

A | ローリエ…1枚
タイム…少々
白ワイン…大さじ2
湯…¼カップ

作り方

❶キャベツは一口大に切る。玉ねぎは薄切り、にんじんはせん切りにする。鮭は塩、こしょうをふる。

❷フライパンにキャベツを入れ、鮭をのせて玉ねぎ、にんじんをかぶせるようにのせる。**A**を順に入れて蓋をし、中火で12～13分蒸し煮にする。 (検見﨑聡美)

ネバネバトリオ、それぞれの下ごしらえは省かずに

野菜とろろ

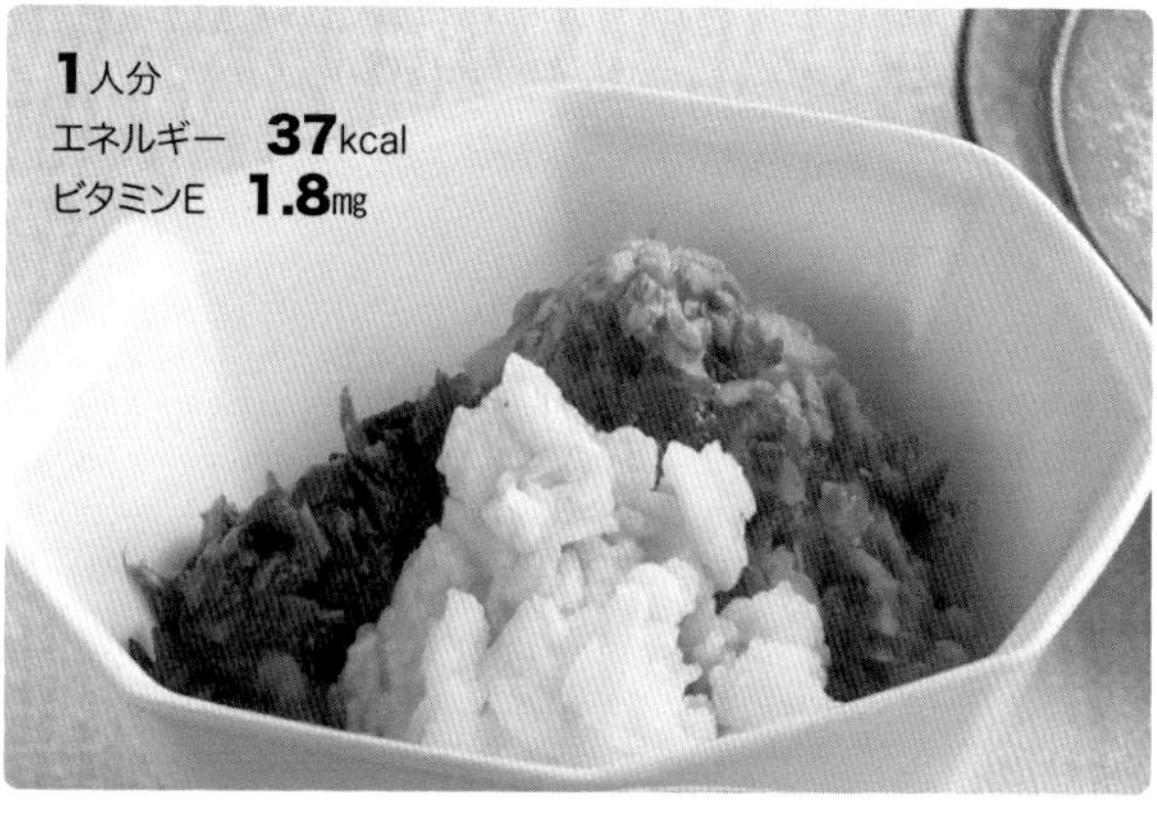
1人分
エネルギー 37kcal
ビタミンE 1.8mg

材料(2人分)

オクラ…8本(80g)
モロヘイヤ…5本(40g)
長いも…5㎝(40g)
しょうゆ…小さじ2

作り方

❶オクラは塩(分量外)でこすってうぶ毛をとり、ゆでて冷水にとる。縦半分に切り、種を除いて包丁でこまかくたたく。モロヘイヤは葉だけをつんでゆで、同様にたたく。長いもは適当な大きさに切って布に包み、すりこ木などでたたく。

❷器に①を盛り、しょうゆをかけ、まぜていただく。 (野崎洋光)

カリウム豊富なアボカドを使って

ミニトマトとアボカドのわさびじょうゆあえ

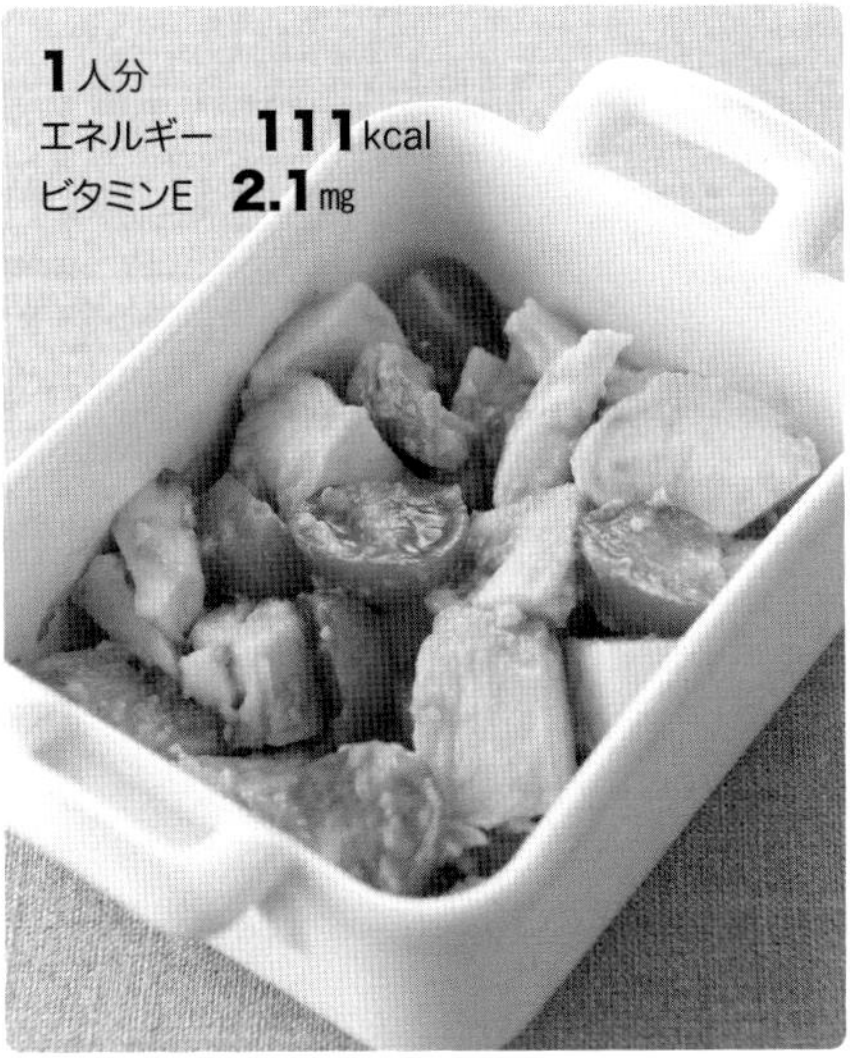
1人分
エネルギー 111kcal
ビタミンE 2.1mg

材料(1人分)

ミニトマト…45g
アボカド…50g
A しょうゆ…小さじ½
わさび…1g

作り方

❶ミニトマトは縦2等分に切る。アボカドは角切りにする。
❷ボウルに**A**を合わせ、①をあえる。

(野口律奈)

ベーコンとチーズの塩気が甘みを引き立てる

かぼちゃのチーズ焼き

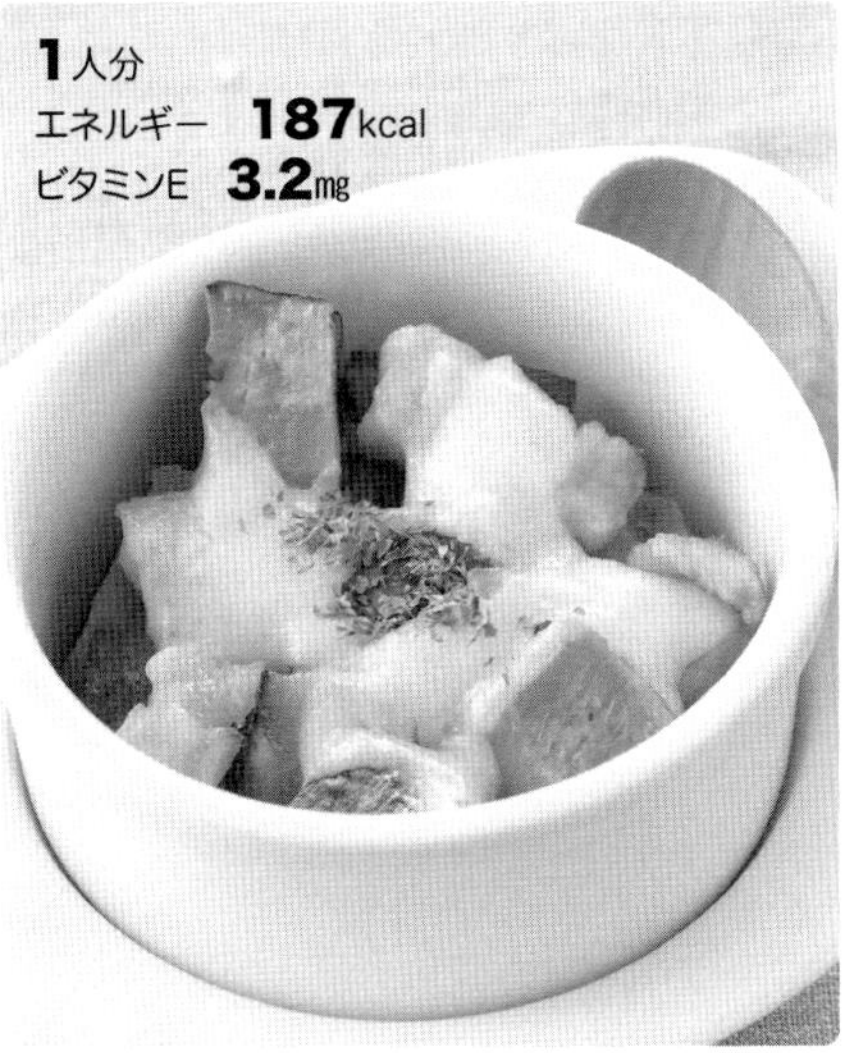
1人分
エネルギー 187kcal
ビタミンE 3.2mg

材料(1人分)

かぼちゃ…60g
ベーコン…20g
ピザ用チーズ…15g
こしょう…適量
パセリ(乾燥)…適量

作り方

❶かぼちゃは5㎜厚さの薄切りにする。ベーコンは5㎜幅に切る。
❷ココット皿にかぼちゃとベーコンを入れてチーズとこしょうをかけ、トースターで10分ほど焼き、パセリを散らす。

(野口律奈)

カリウム豊富な材料を入れて香ばしく仕上げる

プルーンとアーモンドのスコーン

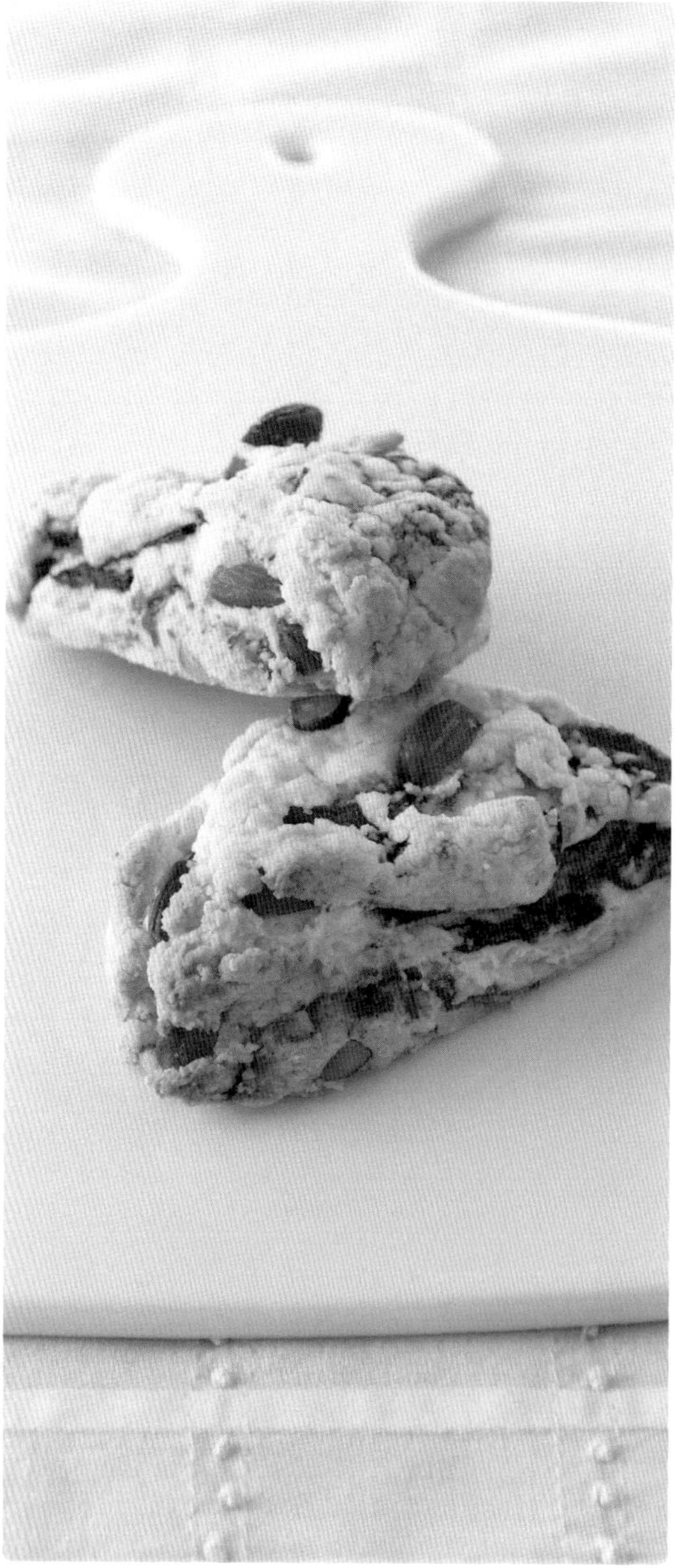

材料(1個、1人分)

ドライプルーン…8g

アーモンド…4g

無塩バター…5g

砂糖…5g

A ｜小麦粉…20g
　｜ベーキングパウダー…2g

牛乳…8㎖

作り方

❶**A**は合わせてふるっておく。

❷プルーンを好みの大きさに切る。アーモンドは粗めに砕き、フライパンでから炒りする。

❸バターを泡立て器でクリーム状にし、砂糖を加えてよくまぜ、①と牛乳を入れてゴムべらでさっくりとまぜ合わせ、②も加えてさっくりとまぜる。

❹手でまとめて、ひとかたまりにし、厚み3㎝ほどの三角形に成形する。

❺クッキングシートを敷いた鉄板に並べ、180度に予熱したオーブンで20分焼く。

(野口律奈)

1人分

エネルギー **181**kcal

ビタミンE **1.5**㎎

Part 2

【胆石】を防ぐ食事10のコツ

前慶應義塾大学特任教授　栗原クリニック東京・日本橋院長
栗原 毅

胆石とはどんな病気？ なぜできるの？
胆石はどんな人に多い？

胆石とは、胆汁に含まれる成分が結晶化し、固まったもの

胆石とは、脂肪やビタミンの消化・吸収を助ける消化液である胆汁に含まれる成分が結晶化し、固まったものをいいます。

胆汁は肝臓でつくられ、十二指腸に排出されますが、この胆汁が流れる道を胆道と呼び、胆道に石ができて痛みなどの症状を起こす病気を胆石症といいます。結石ができる場所により、「胆嚢結石」、「胆管結石」、「肝内結石」に分けられ、このうち「胆嚢結石」が約80％と大多数を占め、「胆管結石」は約20％、「肝内結石」は約2％です。

また、結石の構成成分により、コレステロール石と色素石に大別されます。コレステロール石は、胆汁のコレステロール濃度が高い場合に結晶化してできます。色素石の中のビリルビンカルシウム石は胆汁の細菌感染が原因と考えられています。

日本人の胆石症の約80％がコレステロール石です。

胆石ができやすいのは4つの「F」

胆石は食生活の欧米化に伴い、年々増加しています。成人の10人に1人くらいが胆石を持っていると考えられています。コレステロール石ができやすい人の特徴として、「Forty（40代）」「Female（女性）」「Fatty（肥満）」「Fecund（多産婦）」が知られています（72ページ「こんな人は胆石に注意」参照）。

このほかにも、糖尿病の患者や血中コレステロール値の高い人、血縁者に胆石症を患った人がいる場合には注意が必要です。

半数以上の人は、肋骨の下の部分やみぞおちの痛み、右肩に放散する痛みが

胆石ができても、2～3割の人にはほとんど症状があらわれません（無症

肝臓、胆嚢の位置

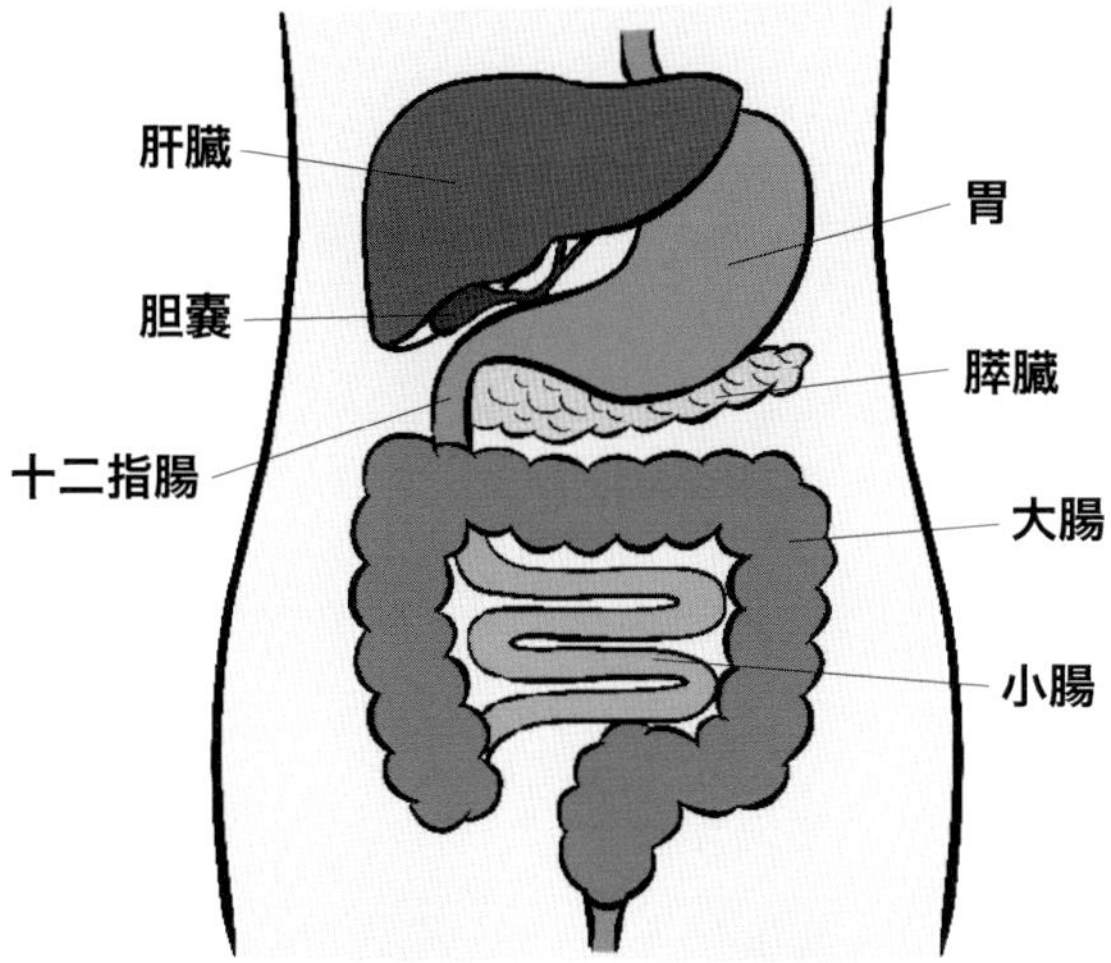

胆石はここにできる

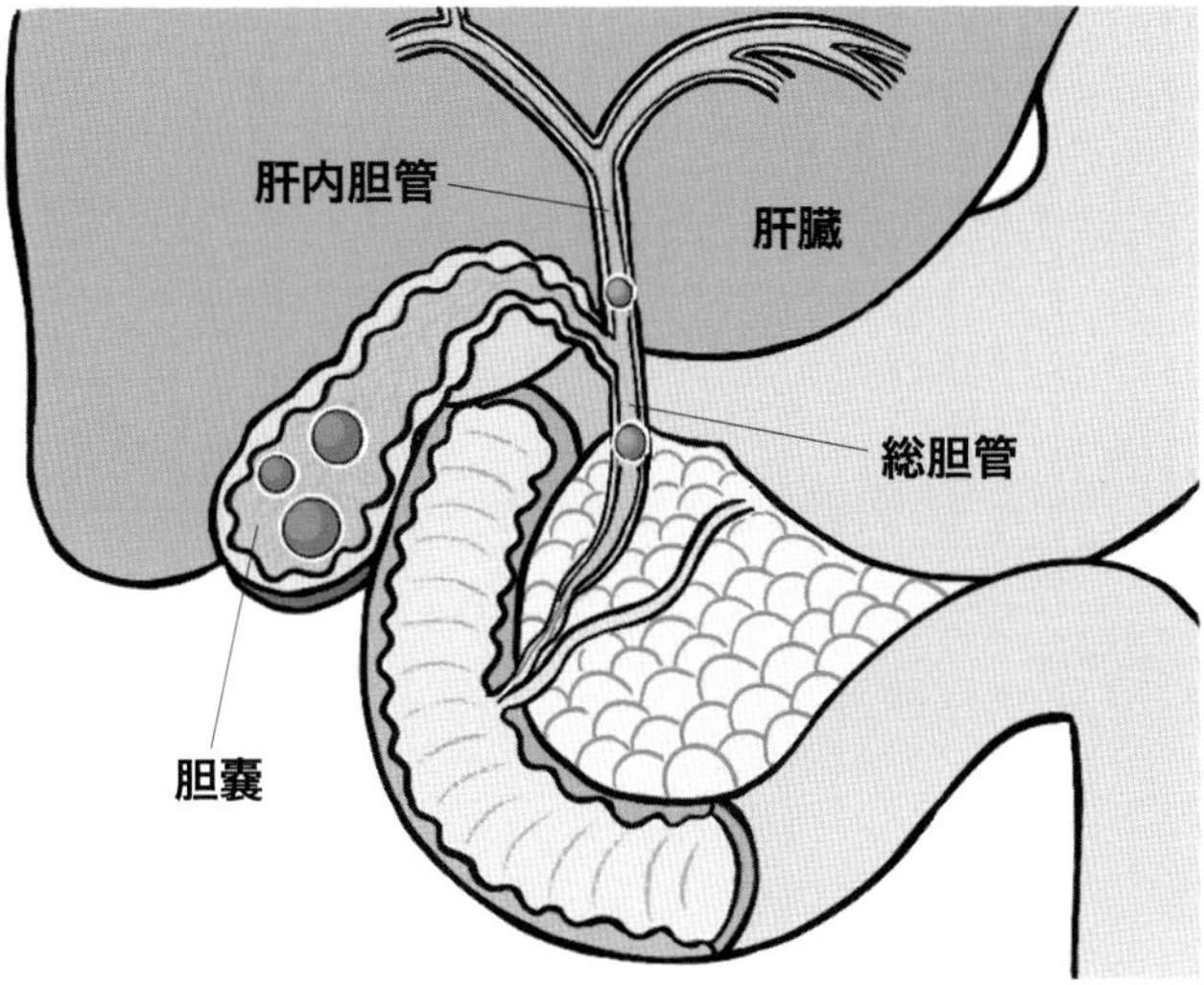

状胆石）が、半数以上の人は胆道痛と呼ばれる右の肋骨の下の部分やみぞおちの痛み、右肩に放散する痛みが起こります。痛みは油ものを食べた後に起こることが多く、皮膚が黄色くなる黄疸症状が見られることもあります。日本人はもともと皮膚が黄色っぽいのでわかりにくいかもしれませんが、白目の部分を観察すると黄疸が起こっているかどうかがわかります。

胆石が原因で胆嚢や胆管に炎症が起こり、高熱が出ることもあります。

胆嚢結石の場合には、胆石によって胆管への胆汁の流れがせき止められ、胆汁の成分が胆嚢の粘膜を傷つけ、細菌の感染が加わることによって急性胆嚢炎になることもあります。

胆管結石の場合には、胆管の中で胆石によってせき止められた胆汁に細菌が感染し、急性胆管炎を起こします。

（栗原　毅）

こんな人は胆石に注意

●胆石ができやすいのは4つの「F」

1. **「Forty（40代）」**
40代以降に多い

2. **「Female（女性）」**
女性のほうが男性よりも多い

3. **「Fatty（肥満）」**
肥満や脂質異常症の人に多い

4. **「Fecund（多産婦）」**
子どもを多く出産した女性に多い

●胆石の主な症状

胆石発作……油ものを食べた後などに、肋骨の下の部分やみぞおちの痛み、右肩に放散する痛みが起こる

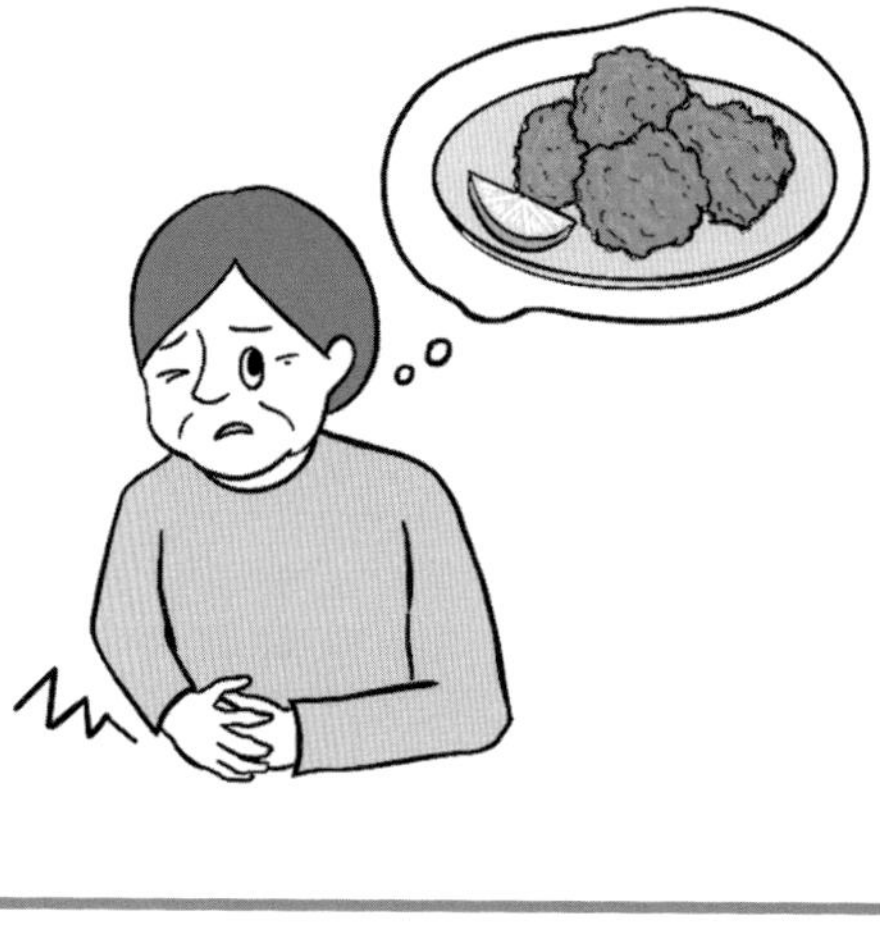

胆石を防ぐためにすべきこと

肥満、糖尿病、脂質異常症など生活習慣病にならないよう注意

胆石を防ぐためには生活習慣を改めることが大切です。

肥満、糖尿病、脂質異常症などの生活習慣病にならないように注意してください。

特に、女性の場合には40代になると女性ホルモンが減少し、コレステロールの代謝が悪くなり、胆石ができやすくなります。

肥満の人はコレステロールが多く、胆汁へのコレステロール分泌を増加させ、コレステロール石を作りやすくします。

朝食から3食きちんととるなど規則正しい食生活に努めるとともに、適度な運動を続け、ストレスを解消するようにしてください。

胆石症を防ぐうえで重要な食生活のコツを左の表にまとめ、次ページから具体的に解説します。

胆石を防ぐ食事のコツ

1. コレステロールの多い食物は避ける
2. 脂肪（特に動物性）が多く含まれるものを避ける
3. 糖分のとり過ぎ、食べ過ぎ、カロリーのとり過ぎに注意
4. EPAを多く含む青魚を食べる
5. 肉や魚、豆腐など高たんぱくの食品を積極的にとる
6. ビタミンCを果物・野菜からしっかり摂取する
7. ビタミンEを含む食品をとる
8. 食物繊維（特に水溶性食物繊維）をたっぷりとる
9. 水分を十分に摂取。適度のアルコールやコーヒーも
10. ナッツ類をとる

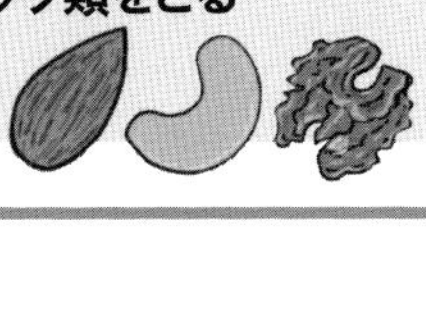

胆石を防ぐ食事のコツ①

コレステロールの多い食物は避ける

コレステロールを多く含む食品

種類	食品名	重量（目安量）	コレステロール量
魚介類	あんこう（肝）	50g	280mg
	うなぎ（かば焼き）	50g（中½串）	115mg
	たらこ	30g（約½腹）	105mg
	いくら	17g（大さじ1）	82mg
	ししゃも	20g（1尾）	46mg
	しらす干し	20g（⅓カップ）	50mg
卵類 肉・油類	卵	50g（1個）	185mg
	鶏レバー	50g	185mg
	豚レバー	50g	125mg
	牛レバー	50g	120mg
	ヘット（牛脂）	4g（小さじ1）	4mg
	ラード（豚脂）	4g（小さじ1）	4mg
	バター（発酵バター有塩バター）	8g（小さじ2）	18mg
洋菓子類	シュークリーム	100g	200mg
	スポンジケーキ	50g（1切れ）	85mg
	カスタードプリン	100g	120mg

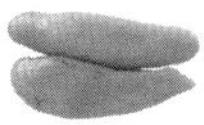

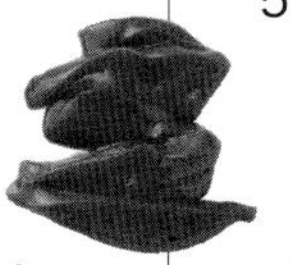

文部科学省「日本食品標準成分表2020年版（八訂）」より

コレステロールは生命維持に欠かせない重要な物質だが

コレステロールは、細胞膜を構成する主要成分で、脳や肝臓、神経組織などに多く含まれています。

また、性ホルモン、副腎皮質ホルモンなどのステロイドホルモン、胆汁酸、ビタミンＤの原料となり、生命維持に欠かせない重要な物質です。

しかし、血中のＬＤＬ（悪玉）コレステロールが高い脂質異常症になると、動脈硬化を引き起こし虚血性心疾患や脳梗塞を誘発することがわかっています。コレステロールが多いことはいいことではありません。

コレステロール量が多い外食メニューワースト20

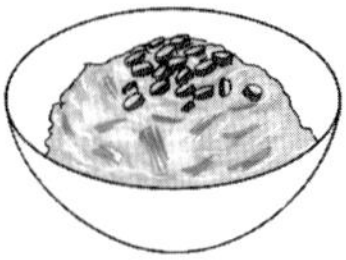
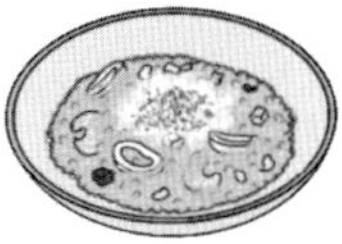
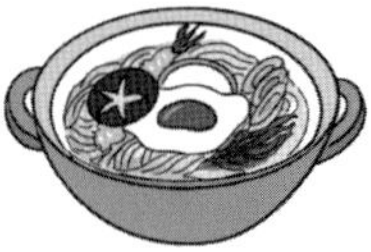
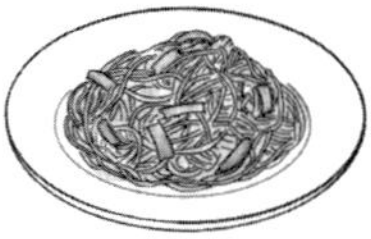

外食メニューのコレステロール量		
1	かに玉定食	495mg
2	天津めん	436mg
3	天津丼	431mg
4	オムライス	379mg
5	ハンバーグステーキランチ	320mg
6	シーフードリゾット	317mg
7	ミックスピラフ	308mg
8	ミックスドリア	305mg
9	スパゲッティカルボナーラ	297mg
10	八宝菜定食	287mg
11	カキフライランチ	285mg
12	鍋焼きうどん	283mg
13	カツ丼	262mg
14	えびピラフ	262mg
15	親子丼	259mg
16	チキンピラフ	255mg
17	五目チャーハン（スープつき）	254mg
18	えびドリア	253mg
19	カルビクッパ	246mg
20	にぎりずし（上）	244mg

『食品・料理のコレステロール量早わかりハンドブック』（主婦の友社）より

卵やレバー、魚卵、洋菓子などに気をつけよう

日本人の胆石の80%は胆汁のコレステロール濃度が高いためにできるコレステロール石です。

これは日本人の食生活が欧米型に変化したことが大きな原因と考えられています。そのため、コレステロールを多く含む食品をできるだけ控えることが大切です。

右ページの表に示したように、卵、脂の多い肉やレバー、たらこやいくらなどの魚卵など、コレステロールを多く含む食品を減らすとともに、コレステロールをたっぷり含む洋菓子を控えるようにしましょう。

また、外食する際にも注意が必要です。上の図に示したようなコレステロールの多い食品を多く使った外食メニューは、できるだけ避けるようにしましょう。

胆石を防ぐ
食事のコツ
②

脂肪（特に動物性）が多く含まれるものを避ける

動物性脂肪の多い食品

食品名
肉の脂身（ロース、サーロインなどの脂身、鶏皮）
ラード
牛脂
ベーコン
卵
うなぎ
生クリーム
チーズ
バター
アイスクリーム
など

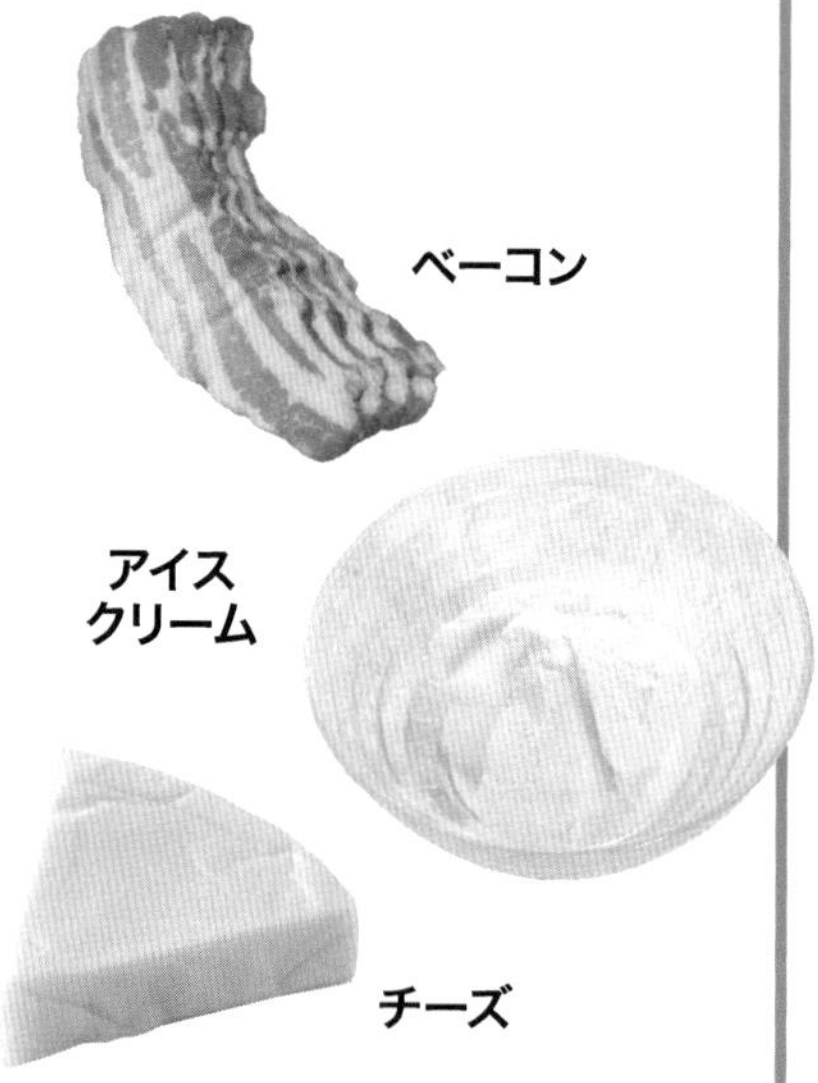

脂っぽい料理を避ける

肉やバター、生クリームなどは飽和脂肪酸が多く、胆石のリスクを高めます。

動物性脂肪の多い食品は上の図にあげたような食品です。

このような食品のとり過ぎに注意し、脂っこい料理はできるだけ避けるようにしましょう。

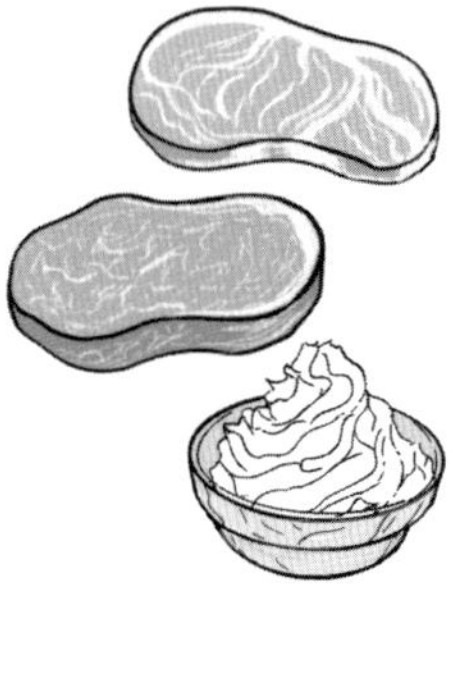

胆石を防ぐ食事のコツ③

糖分のとり過ぎ、食べ過ぎ、カロリーのとり過ぎに注意

エネルギー量が多い外食メニュー ワースト20

外食メニューのエネルギー量	
とんカツ(ロース)定食	1230kcal
サーロインステーキランチ	1220kcal
カキフライランチ	1210kcal
ビーフシチューランチ	1100kcal
ポークカレー	1020kcal
ミックスドリア	980kcal
ミックスフライ弁当	970kcal
ハンバーグステーキランチ	970kcal
ラザニア	960kcal
ビーフカレー	960kcal
ちらしずし(特上)	950kcal
スパゲッティミートソース	940kcal
カツ丼	930kcal
さばのみそ煮定食	900kcal
豚肉のしょうが焼き定食	900kcal
五目そば	890kcal
レバにら炒め定食	890kcal
オムライス	860kcal
えびフライランチ	860kcal

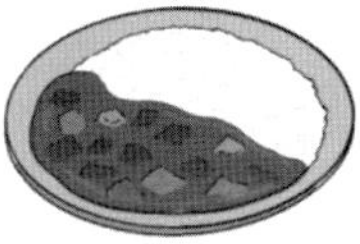

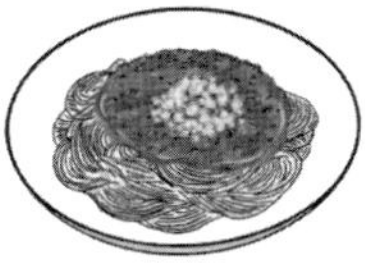

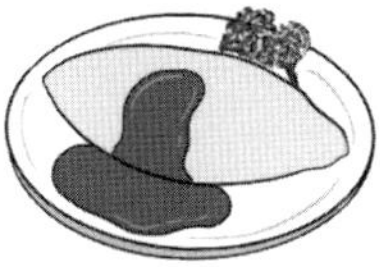

『食品・料理のコレステロール量早わかりハンドブック』(主婦の友社)より

外食する際には高エネルギーメニューを避ける

胆石の中で最も多いコレステロール胆石は、高カロリーの食事をとり続けている人や肥満の人にできやすいといわれています。糖尿病とも深く関わります。

胆石症が気になる人は、生活習慣を見直し、食べ過ぎ、カロリーのとり過ぎに注意し、適正体重になるよう心がけてください。

上の図は外食メニューの中でエネルギー量の多い料理を順に並べたものです。

外食する際に注意しましょう。

胆石を防ぐ食事のコツ④

EPAを多く含む青魚を食べる

いわしやマグロ、さばをもっと食べよう

いわしやマグロ、さばなど青魚を食べることが少ない人に胆石ができやすいことがわかっています。

青魚に多く含まれるＥＰＡ（エイコサペンタエン酸）は、ｎ-３系の多価不飽和脂肪酸で、中性脂肪やＬＤＬ（悪玉）コレステロールを下げ、血液をさらさらにし、動脈硬化を抑えます。

またそれと同時に、ＥＰＡには胆石ができるのを抑える作用があり、注目されています。

ＥＰＡを効率よくとるためには、左ページにあげたような、ＥＰＡを豊富に含むいわしやマグロなどを、生のまま刺し身で食べるとよいでしょう。

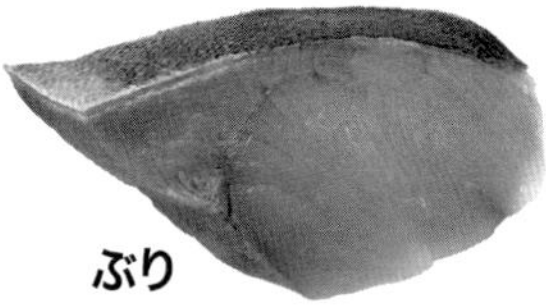
ぶり

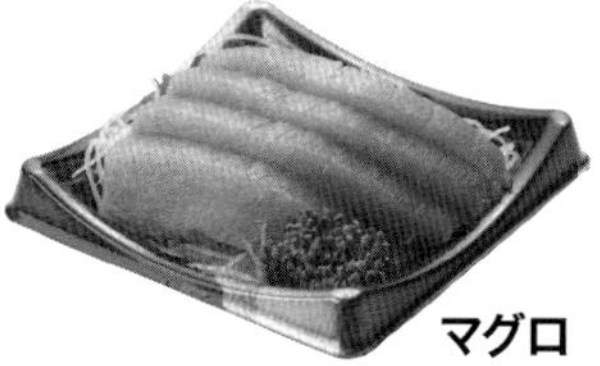
マグロ

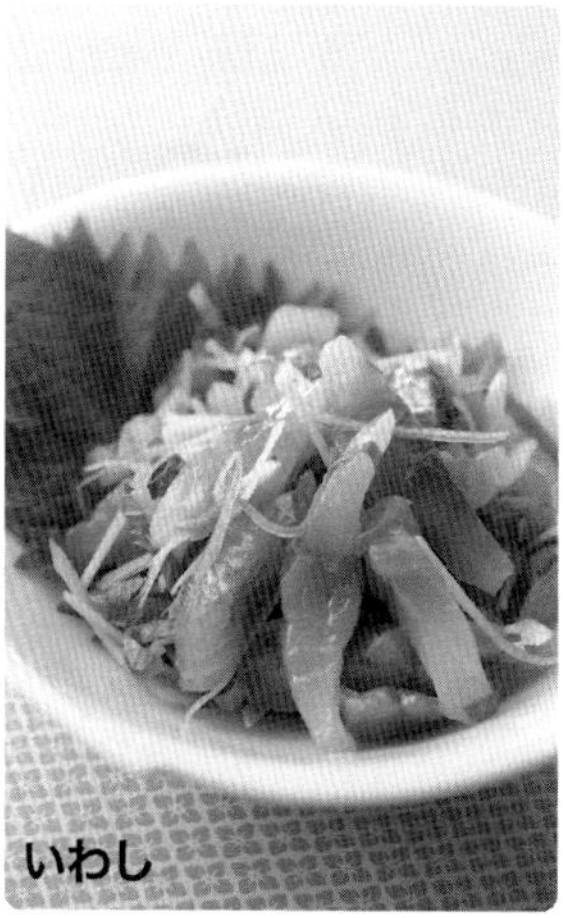
いわし

コラム①

効率的にEPAをとるには

EPAは魚の油に含まれているので、刺し身で食べるのがベストです。

煮たり焼いたりすると、EPAは20％くらい流れ出てしまいます。煮る場合は薄味にして、煮汁も一緒に飲むといいでしょう。

揚げ物にすると、EPAは50～60％も溶け出してしまいます。

また、魚が揚げ油を吸収しますから、避けるようにしてください。

体内での酸化を防ぐために、β-カロテンの多い緑黄色野菜やビタミンEの多いごまなどの種実類と一緒にとるといいでしょう。

中嶋洋子・蒲原聖可監修『これは効く！食べて治す　最新栄養成分事典』（主婦の友社）より

EPAを多く含む食品

	可食部100gあたり	目安量あたり
本マグロ・生（トロ）	1.4g	刺し身4切れ（60g）0.8g
ぶり（養殖）	0.9g	1切れ（80g）0.7g
きちじ（きんき）	1.3g	1切れ（80g）1.0g
いわし（まいわし）	0.8g	1切れ（80g）0.6g
さば	0.7g	1切れ（80g）0.6g
うなぎのかば焼き	0.7g	1串（80g）0.6g

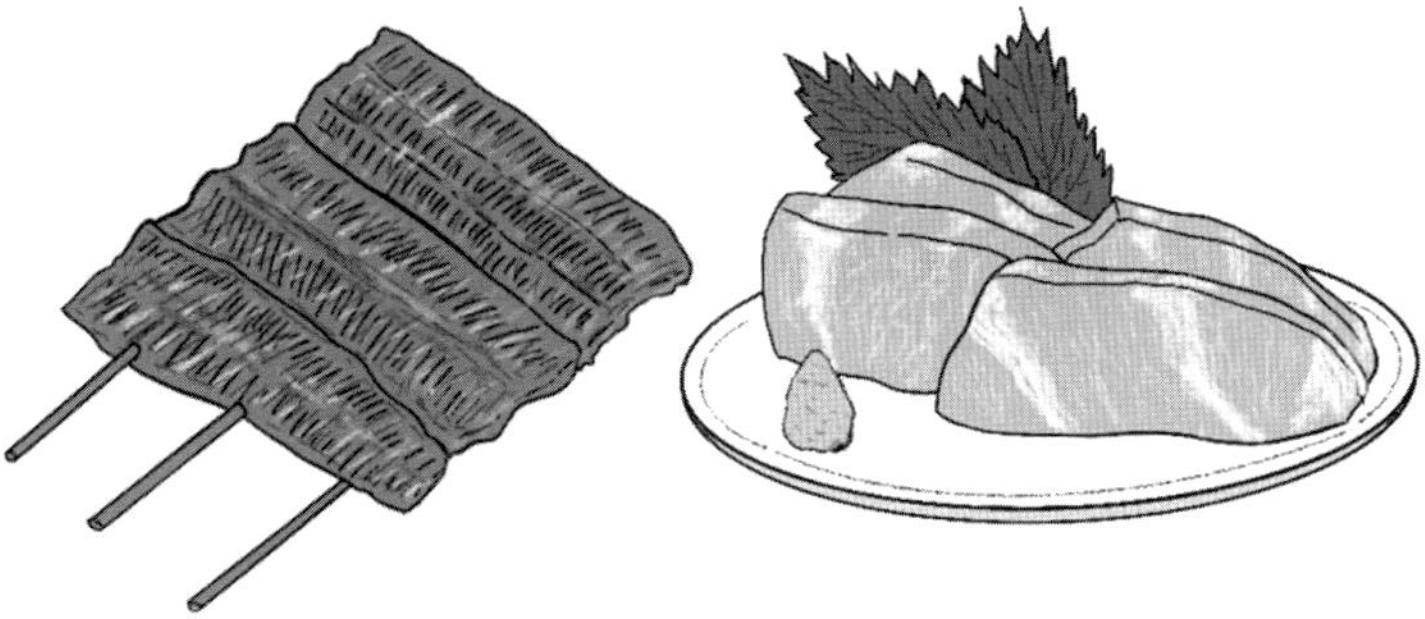

文部科学省「日本食品標準成分表2020年版（八訂）」より

コラム②

EPA・DHAが豊富で鮮度のいい魚の見分け方

EPAやDHAの効果を生かすには、旬の魚で鮮度のよいものを選んでください。1尾まるごとの魚は、目が澄んでいるか、腹に弾力と光沢があるか、尻から内臓が出たり切れたりしていないか、エラが鮮紅色をしているか、うろこがあるものはうろこがしっかりついているか、尾部までよく太っているか、などをよくチェックしましょう。切り身の場合は、皮がしっかりしているか、身の色や血合いの色が鮮やかか、皮と身の境目がはっきりしているか、トレーに水がたまっていないか、などをチェックしましょう。

鮮度が落ちると魚の油が酸化され、かえって体に悪影響を及ぼします。

肉や魚、豆腐など高たんぱくの食品を積極的にとる

低たんぱくの状態が続くと胆石の成長を助長する

低たんぱくの状態が長く続くと、胆汁成分の一つであるビリルビンがカルシウムと結合しやすい物質へと化学変化を起こし、ビリルビンカルシウムという結晶をつくり、胆石の成長を助長するといわれています。

そのため、肉類・魚類・大豆製品などに含まれている良質のたんぱく質を、上手にとるようにしていただきたいものです。

牛肉や豚肉は赤身の肉を、鶏肉はささみなど、脂身の少ない部位をとるようにしましょう。

はまぐりやたこなどに含まれるタウリンはコレステロールが原因の結石を防ぐ

アミノ酸の一種であるタウリンには、肝臓での胆汁酸の分泌を促進する作用があります。

胆汁酸には、ＬＤＬ（悪玉）コレステロールの排出を促す働きがありますから、体内のコレステロールを減少させ、コレステロールが原因となって起こる胆石症を防いでくれます。

タウリンは下表にあげたように、さざえやはまぐりなどの貝類や、たこなどに多く含まれています。

タウリンを多く含む食品

	可食部100gあたり	目安量あたり
さざえ	1536mg	1個（30g）461mg
とこぶし	1250mg	殻つき1個（20g）250mg
ほたて貝	1006mg	殻つき1個（100g）1006mg
はまぐり	889mg	殻つき1個（12g）107mg
たこ（まだこ）	871mg	足1本（150g）1307mg

『発掘！ あるある大事典3』（扶桑社）より

高たんぱく・低脂質食品のたんぱく質量(可食部100g中)

肉

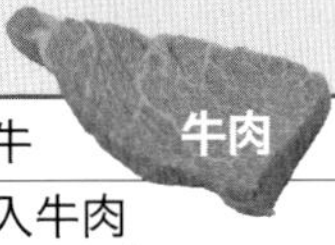

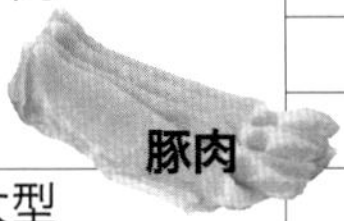

和牛	外もも	赤肉　生	20.7g
輸入牛肉	肩	赤肉　生	20.4g
	リブロース	赤肉　生	21.7g
	ヒレ	赤肉　生	20.5g
豚　大型	肩	赤肉　生	20.9g
	もも	皮下脂肪なし　生	21.5g
豚　中型	ヒレ	赤肉　生	22.7g
鶏	胸	皮なし　生	24.4g
	ささみ	生	24.6g
マガモ		皮なし　生	23.6g

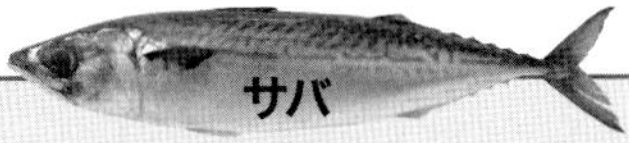

魚介

カツオ	秋獲り	生	25.0g
カンパチ		生	21.0g
シマアジ	養殖	生	21.9g
マダイ	養殖	皮なし　刺し身	21.2g
ヒラマサ		生	22.6g
マダコ		茹で	21.7g
メバチマグロ		赤身　生	25.4g
大正海老		生	21.7g
タラバガニ		水煮缶詰	20.6g
マサバ		生	20.6g

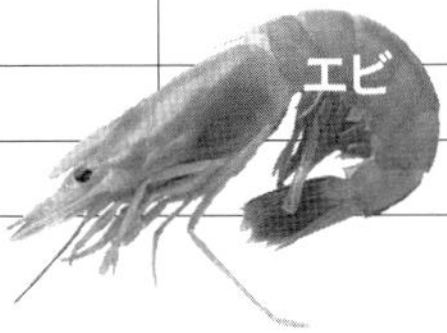

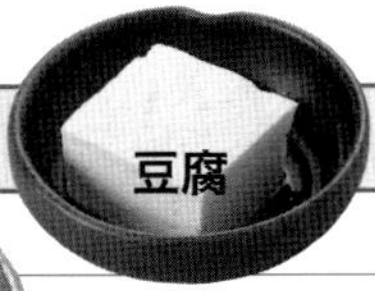

大豆製品

木綿豆腐			7.0g
納豆			16.5g

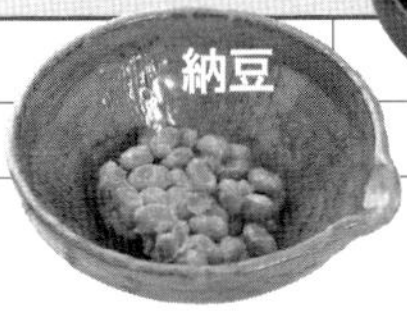

文部科学省「日本食品標準成分表2020年版(八訂)」より

胆石を防ぐ食事のコツ⑥

ビタミンCを果物・野菜からしっかり摂取する

ビタミンCには胆汁酸の排泄を促す働きが

胆汁酸は、胆汁の中でコレステロール結石ができないように働いています。

この胆汁酸をつくるうえで欠かせないのがビタミンCです。

また、ビタミンCには胆汁酸の排泄を促す働きがあるため、胆石予防に役立ちます。

さらに、ビタミンCには免疫力を高めてかぜに打ち勝ったり、がんを防ぐ働きや、ストレスに負けない抵抗力をつくるなど、多くの働きが知られています。

ビタミンCを効率よく摂るコツ

ビタミンCは一度に大量に摂取しても、尿として排出されますから、毎日きちんと摂取することが大切です。

ビタミンCは、オレンジ、キウイ、いちご、みかんなどの果物や、カリフラワー、ブロッコリー、ほうれんそう、かぼちゃ、さつまいも、ピーマンなどの野菜に含まれていますから、野菜や果物を積極的に摂取していただきたいものです。

ビタミンCは水溶性ビタミンであるため、茹でると煮汁に溶け出して損失します。また、熱に弱いため、加熱によっても失いやすくなります。「茹でる」料理の場合、ビタミンCは半分以下になってしまうこともあります。

そのため、ビタミンCを効率よく摂取するためには、水や熱に接する時間を短くしたり、煮汁ごと飲めるスープにしたりするのがおすすめです。ただし、ビタミンCがデンプンに包まれているジャガイモやサツマイモは比較的熱に強いといわれています。

一番いいのは生で食べること。とは言え、カットした野菜を冷水にさらすとビタミンCが溶け出してしまいますから、シャキッとさせるために水にさらしたいときは切る前にしましょう。そのほか、空気に触れると酸化してビタミンCの効力が弱まってしまうので、食べる直前に調理してください。

ビタミンCを多く含む野菜

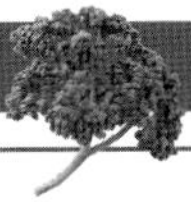
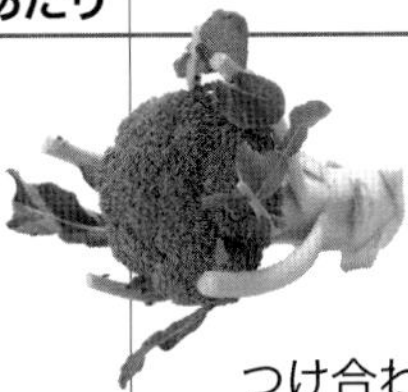
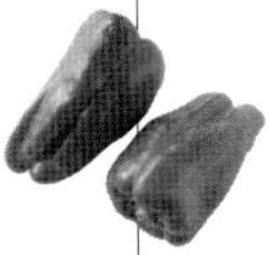
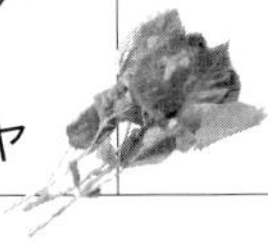

	可食部100gあたり	目安量あたり
パプリカ(赤)	170mg	1個(135g)230mg
パプリカ(黄)	150mg	1個(135g)203mg
菜の花(和種)	130mg	1本(10g)13mg
パセリ	120mg	1本(9g)11mg
ブロッコリー	140mg	つけ合わせ1人分(40g)56mg
かぶ(葉)	82mg	1株分(35g)29mg
カリフラワー	81mg	サラダ1人分(40g)32mg
ピーマン	76mg	中1個(34g)26mg
モロヘイヤ	65mg	1袋(83g)54mg

文部科学省「日本食品標準成分表2020年版(八訂)」より

ビタミンCを多く含む果物

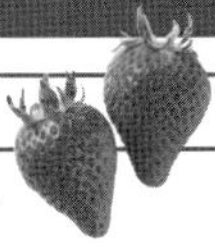
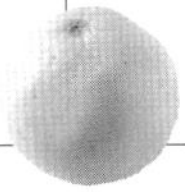
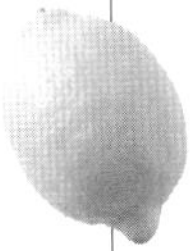

	可食部100g中		可食部100g中
いちご	62mg	グァバ	220mg
ネーブル(生)	60mg	パパイア	50mg
甘柿	70mg	ゆず(皮)	160mg
キウイフルーツ	71mg	レモン	100mg

文部科学省「日本食品標準成分表2020年版(八訂)」より

ビタミンCの働き

働き	不足すると起きやすい症状
コラーゲンをつくる	シワができやすい
	傷が治りにくい
	毛細血管がやぶれやすい
免疫力を高める	感染症(かぜなど)にかかりやすい
	がんになりやすい
ステロイドホルモンをつくる	ストレスに弱くなる
鉄の吸収を助ける	貧血になりやすい
酵素の働きを助ける	肝臓の解毒作用が低下する
メラニン色素をストップする	色黒・シミ・ソバカスができやすい

ビタミンEを含む食品をとる

胆汁酸の中のコレステロールを減らし、胆石を防ぐ

ビタミンEは、油脂に溶ける脂溶性ビタミンのひとつで、トコフェロールという化合物の集まりですが、最も作用の強いのがα《アルファ》-トコフェロールであるため、α-トコフェロール量（mg）＝ビタミンEとされています。

ビタミンEには体内の脂質の酸化を防ぐ働きがあり、体内の細胞膜の酸化による老化や、血液中のLDL（悪玉）コレステロールの酸化による動脈硬化など、生活習慣病や老化と関連する疾患を予防することが期待されています。また、ビタミンEには、胆汁酸の中のコレステロールを減らして胆石ができるのを防ぐ働きがあります。さらに、ビタミンCと同様に胆汁酸の排泄を促す働きがあり、胆石の予防に有効です。

ビタミンEを上手にとるコツ

ビタミンEは、ビタミンC、ビタミンAとともに「ビタミンACE（エース）」とも呼ばれ、抗酸化作用を持つ代表的な栄養成分です。

ビタミンEとビタミンAは細胞膜に、ビタミンCは体液中に存在し、それぞれの持ち場で活性酸素による弊害から体を守っています。

このため、緑黄色野菜を植物油で炒めるなどして、それぞれを豊富に含む食品を一緒にとると効果的です。

ビタミンEを多く含む食品

	可食部100gあたり	目安量あたり
アーモンド	30.0mg	10粒（15g）4.5mg
にじます	1.2mg	1尾（83g）1.0mg
ヘーゼルナッツ	18.0mg	10粒（15g）2.7mg
うなぎのかば焼き	4.9mg	1串（80g）3.92mg
西洋かぼちゃ	4.9mg	煮物１人分（135g）6.62mg

※α-トコフェロールの量を掲載しています

文部科学省「日本食品標準成分表2020年版（八訂）」より

胆石を防ぐ
食事のコツ
⑧

食物繊維（特に水溶性食物繊維）をたっぷりとる

水溶性食物繊維と不溶性食物繊維

		含まれる食品
水溶性 食物繊維	ペクチン	果実類、イモ類、キャベツ、 大根などの野菜類
	アルギン酸	コンブ、ワカメなどの海藻類
	ガム質	麦類、大豆
不溶性 食物繊維	セルロース、穀類	小麦ふすま、ごぼう、穀類
	ヘミセルロース	小麦ふすま、穀類、大豆
	リグニン	小麦ふすま、穀類、大豆

水溶性食物繊維を多く含む食品

	可食部100g中	目安量あたり
白キクラゲ（乾）	19.3g	10個（10g）1.93g
ラッキョウ（りん茎、生）	18.6g	1個（7g）1.302g
干しワラビ（乾）	10.0g	1本（7g）0.7g
エシャロット（りん茎、生）	9.1g	1本（9g）0.819g
かんぴょう（乾）	6.8g	50㎝（3g）0.204g

文部科学省「日本食品標準成分表2020年版（八訂）」より

胆汁酸を吸着して排出する

食物繊維は三大栄養素の炭水化物に含まれますが、糖質とは違い、消化されません。

食物繊維は、水に溶ける水溶性と水に溶けない不溶性に分けられます。不溶性食物繊維は野菜や穀類、豆類に多く含まれ、水溶性食物繊維は熟した果物や海藻などに多く含まれています。

このうち、水溶性食物繊維の重要な働きは胆汁酸を吸着して排出することです。胆汁酸は肝臓でコレステロールを原料としてつくられるので、コレステロールの低減につながり、胆石を予防することに役立ちます。

胆石を防ぐ
食事のコツ
⑨

水分を十分に摂取。適度のアルコールやコーヒーも

水分不足は胆石の原因に

水分が不足すると血中のコレステロール濃度が高まります。また、血中の脂質も多くなり、胆石を形成しやすくなります。そのため、水分を十分に摂取する必要があります。

また、水分の摂取量が少ないと便が硬くなり、便秘になりやすくなります。便秘は腸の内圧を高め胆石発作の誘因となります。水分は1日約2ℓを目安にとりましょう。

適度なアルコール、コーヒーに胆石予防効果が

適度なアルコールを摂取している人のほうが、アルコールを飲まない人よりも胆石になりにくいという研究報告があります。適度なアルコール摂取を続けることによって胆汁が胆石に結晶化することが抑えられているようです。ただし、飲み過ぎはいけません。

一方、デンマークの研究では、コーヒーをまったく飲まない人と比べて、1日に6杯を超えるコーヒーを飲む人は胆石症リスクが23％低かったとの報告があります。コーヒーは胆汁とともに排泄されるため、胆汁中に含まれるコレステロールが減る可能性が考えられます。

胆石を防ぐ
食事のコツ
⑩

ナッツ類をとる

ナッツ類をいつも食べている人は胆石手術を受ける率が少なかった

アメリカで行われた女性を対象にした大規模な疫学研究によると、ナッツ類をよく食べる人ほど、胆石ができにくいのではないか、ということがわかってきました。

ナッツをほぼ毎日（週5日以上）食べている人は、ナッツをほとんど食べない（月1回未満）人に比べ、胆嚢切除術を受ける率が22％低かったそうです。

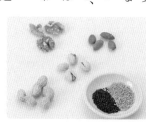

ナッツ類にはビタミンEなどの抗酸化物質や食物繊維が豊富に含まれているため、血中のLDL（悪玉）コレステロールを減らし、コレステロール石を防ぐ効果が考えられます。

Part 3

【腎結石の発作】を防ぐ8つのコツ

前慶應義塾大学特任教授　栗原クリニック東京・日本橋院長
栗原 毅
東京有明医療大学保健医療学部鍼灸学科教授
川嶋 朗
医学博士・神戸大学名誉教授・葛城病院名誉院長
藤田拓男
（掲載順）

腎結石・尿路結石はなぜ起こる

腎臓→尿管→膀胱→尿道にできる尿路結石

　腎臓でつくられた尿は、尿管、膀胱、尿道を通って排泄されますが、この尿の通り道を尿路といいます。この尿路に結石ができる病気が尿路結石です。

　尿路結石は結石がある部位によって上部尿路結石（腎結石、尿管結石）と下部尿路結石（膀胱結石、尿道結石）に分けられ、圧倒的に多いのが上部尿路結石です。

　結石成分として、カルシウム結石（シュウ酸カルシウム、リン酸カルシウム）、尿酸結石、感染結石、シスチン結石などがあり、上部尿路結石の場合には男女ともにカルシウム結石が大多数を占めます。

　尿路結石は以前に比べて増えており、男女別では男性のほうが女性よりも2倍以上多く発病します。再発率が高いのも尿路結石の特徴です。

　小さな結石が腎臓にできても、ほとんどの場合は無症状ですが、腎臓から流れ出て途中で詰まってしまうと、わき腹や下腹部などの激しい痛みや嘔吐、血尿などの症状があらわれます。

　この突然起こる激しい痛み（疝痛発作）と血尿が、尿路結石の典型的な症状です。

　夜間や早朝に起こることが多く、3～4時間程度症状が持続します。

　腎結石は無症状で経過することが多いことから、健診などで見つかることもあります。

　腰部の鈍痛だけが自覚されたり、結石周囲が細菌感染し膿尿や細菌尿だけが見られることもあります。

　また、結石が排出される際に排尿痛や違和感を伴いますが、自覚することなく排出されることもあります。

　尿路結石を発病する患者さんの特徴として、肥満、運動不足、動物性たんぱく質・脂肪の摂取過多、カルシウム不足、野菜・海藻類摂取不足、甘味料・清涼飲料水の摂取過多、夕食から就寝までの時間が短い、などがあげられます。

　そのため、肥満を解消し、適度な運動を心がけ、食生活も改善することが必要です。

　とりわけ食事療法が重要で、再発防止のために心がけていただきたいものです。

（栗原　毅）

腎臓、尿管、膀胱、尿道の位置

尿路結石ができる尿路を示した図です。

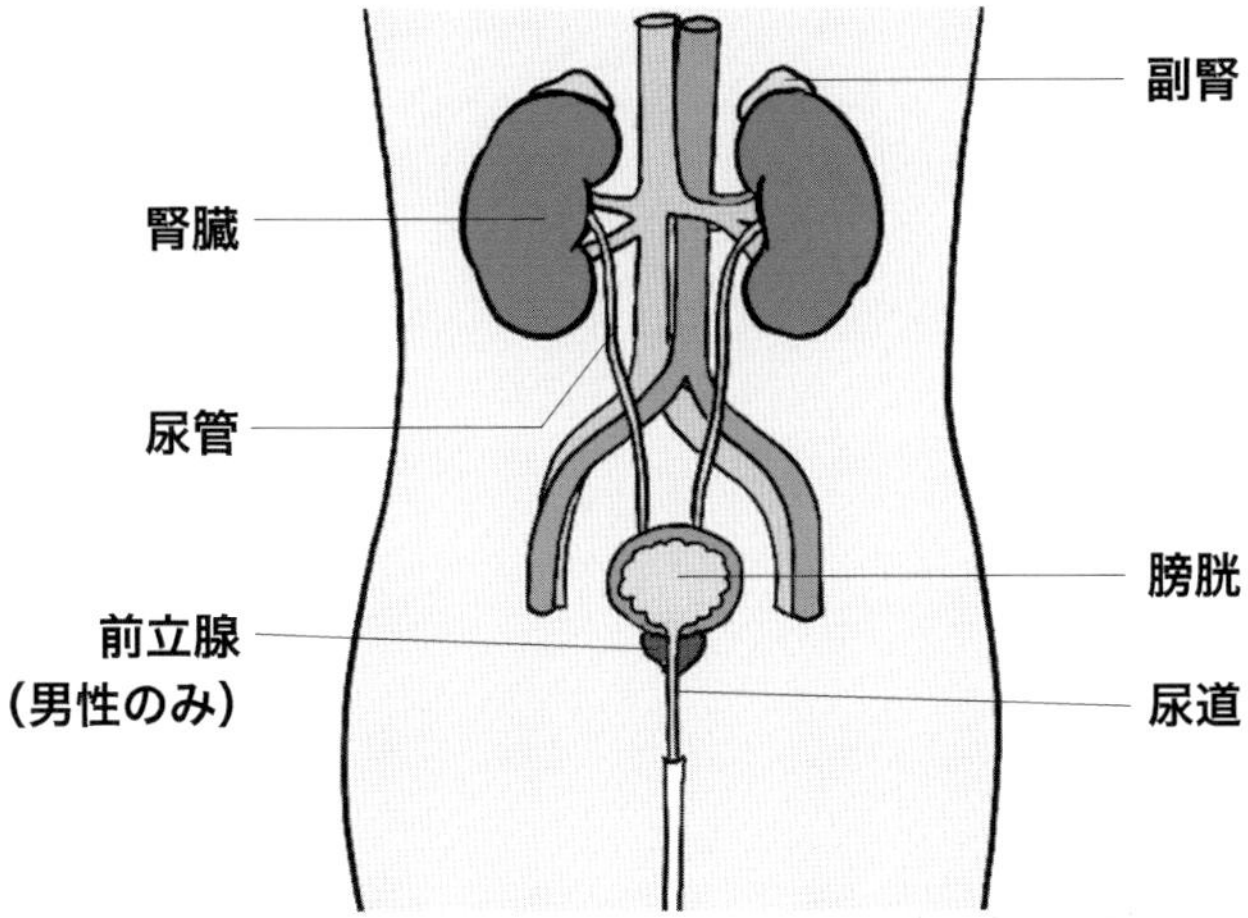

尿路結石はどこにできる

尿路結石は、部位によって腎結石、尿管結石、膀胱結石、尿管結石に分けられます。

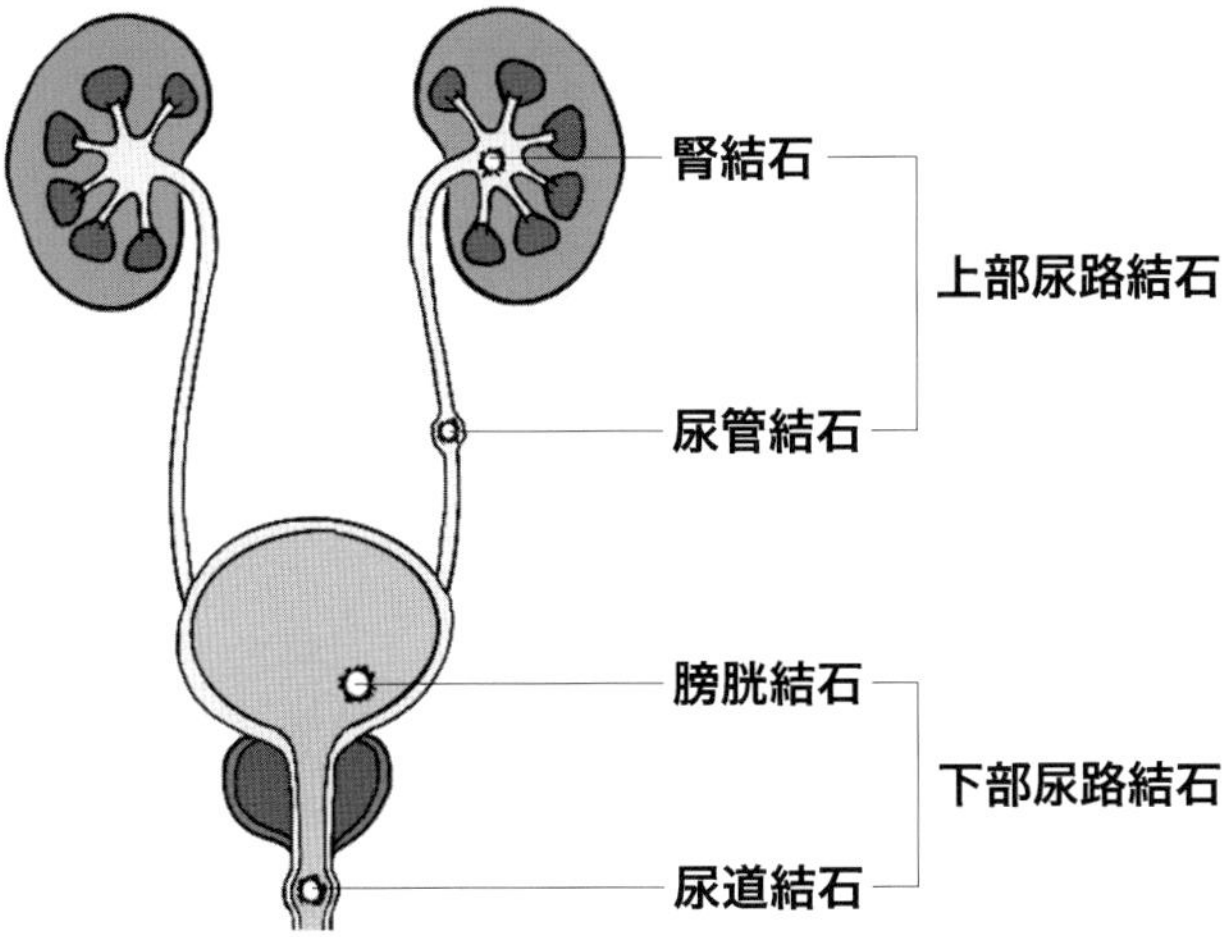

尿路結石はどんな人に多いのか

尿酸結石で多いのは上部尿路結石（腎結石、尿管結石）です。また、男性のほうが女性よりも2倍以上多く発病し、年々増加しています。

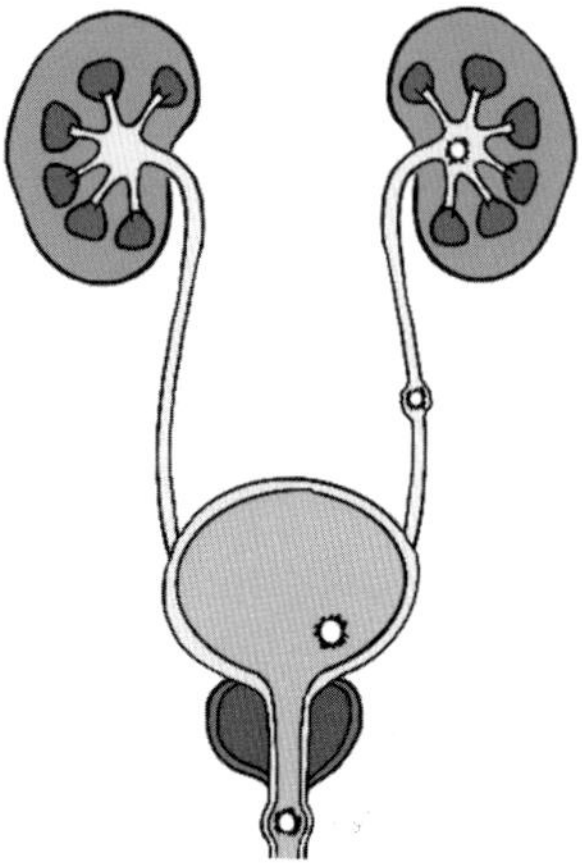

●どこにできるか

上部尿路結石	95%
下部尿路結石	5%

●尿路結石にかかる人は増えている

年間罹患率〈人口10万人当たり〉（年間患者発生総数/日本人口）	
男性	**64**（1965年）～ **118**（1995年）
女性	**24**（1965年）～ **46**（1995年）

生涯羅患率（年間羅患率×平均寿命）	
男性	**4.3%**（1965年）～**9.0%**（1995年）
女性	**1.8%**（1965年）～**3.8%**（1995年）

※東京女子医科大学病院泌尿器科腎臓病総合医療センターHP
http://www.twmu.ac.jp/KC/Urology/disease/urinarystone/

高脂肪食を好む若い世代にも急増中。コレステロール値が高い人は腎結石の発作が起こる可能性大！

私も過去に2回、腎結石の発作を体験

腎結石は、尿をつくる腎臓内で石状の物質ができる病気で、結石が尿管に流れ込むと尿管結石と呼ばれ、このとき激しい痛みが生じます。

80％の人の結石はシュウ酸とカルシウムという成分が結びついたシュウ酸カルシウムです。結石化する仕組みは、コーヒーや紅茶に砂糖を入れ過ぎると残るのと同じ。濃すぎて尿に溶けきれない成分が、腎臓内の「乳頭部」という尿がしみ出す場所で結晶化し、核をつくります。そこに成分が付着し続けて大きくなり、結石になるのです。

じつは、私も腎臓の中は結石だらけです。最初の発作は15年前。今から思えば、その2年前から、ときどき下腹部の違和感や残尿感のようなものを感じていました。ある日、診療の合間にトイレに行ったところ、排尿が途中で止まって腹部が痛み出したのです。

診察が残っていたのでいったん戻り、終わってから腹部に力を入れたところ、鮮血とともに結石が落ちました。

それ以降は、シュウ酸がカルシウムに結びつき結石化するのを防ぐマグネシウムや、尿内のシュウ酸の分解を助けるビタミンB_6をサプリメントでとってはいました。それでも3年前、夜中の3時に腹部が激しく痛み出しました。

そのときは腎結石と同時に虫垂炎を疑い、抗生剤と尿管を広げる薬、漢方や鎮痛薬を服用しました。時間とともに痛みが治まってきたので、翌朝は出張にも出かけました。

数日後、CT検査を受けると、左の尿管に結石があり、さらに左の腎臓は水腎症《すいじんしょう》（せき止められた尿の圧力で腎《じん》盂《う》、腎杯《じんぱい》が拡張し、腎実質の萎縮《いしゅく》が生

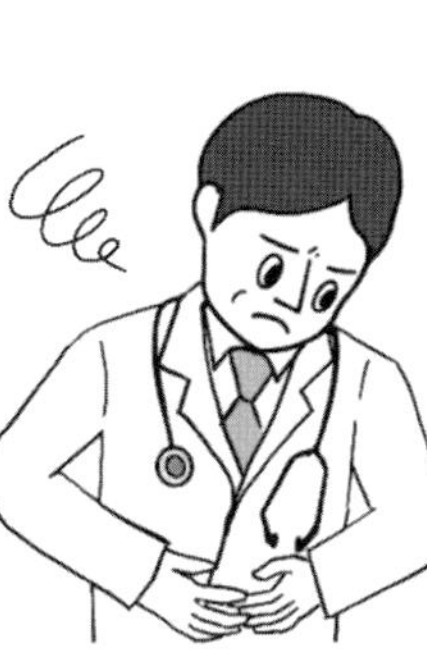

図解

腎結石ができるまで！

❶ 結石の材料が腎臓へ

本来は腸で結合して便と一緒に排泄される食品中の成分シュウ酸とカルシウム。しかし、肉類など脂肪の多い食事ばかりとっていると結合が阻害され、血液に吸収されて腎臓へ

←

❷ 成分が結合する

腎臓内では、血液から尿へと老廃物や余分な成分などがこし出される。その中に

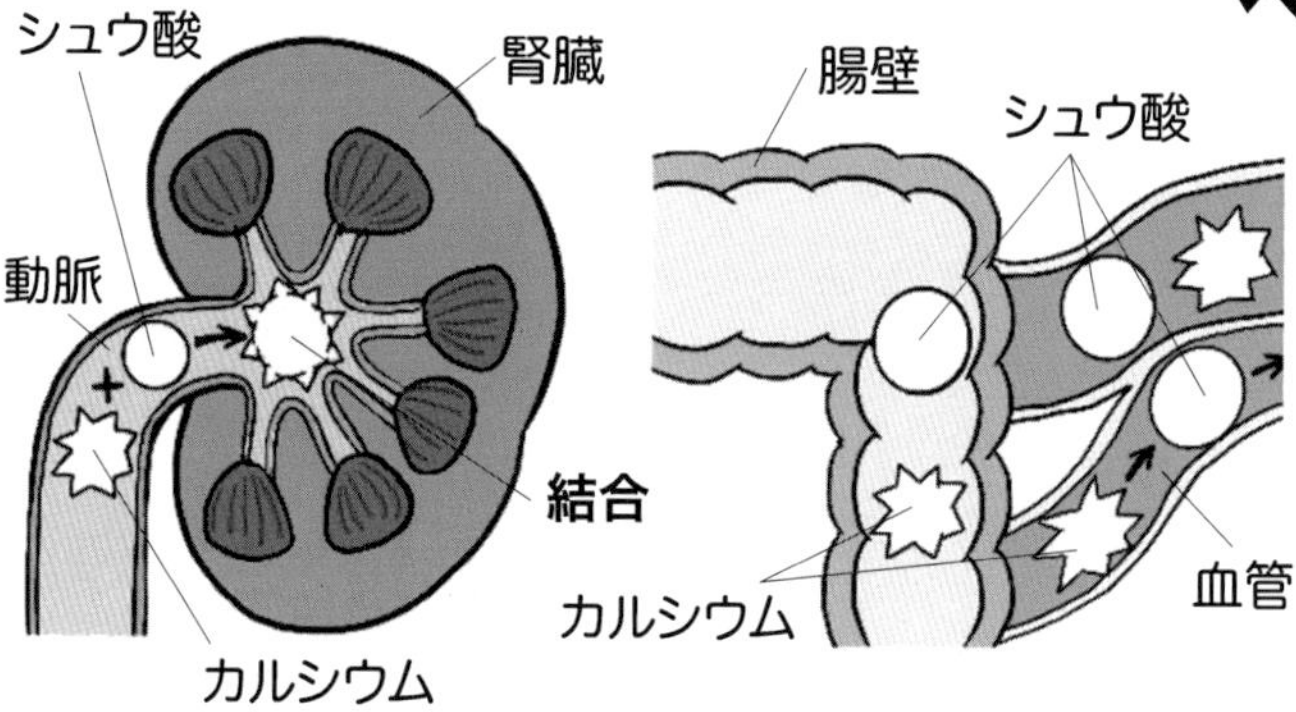

じている）の状態で、腎機能がひどく低下していることが判明。水分をたくさんとって結石を出しました。腎機能は回復しましたが、以降は漢方薬を飲み、腎結石の原因となる脂質異常症の改善に取り組んでいます。

腸内で結石のもとの成分の排出を！

ここで脂質異常症の名前があがったことに注目してください。そもそも腎結石は食事の問題が大きく影響し、伝統的和食から欧米風に変化したことが、日本人、しかも20代の若い世代にも腎結石が増えているといわれています。欧米風の食事とはつまり高脂肪食。肉類や乳製品、食用油の多い食事です。

確かに、私もコレステロール値が高め。診療や大学での授業の準備、会合などで夜まで働き、外食ばかりで家で食事をするのは週に1回ですから、自

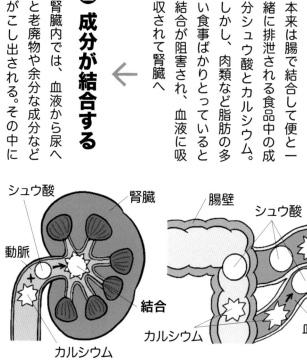

は、腸から排出されなかったシュウ酸とカルシウムもあり、これらが結合して結晶化する

❸ 結石が完成！

核となる成分ができると、結晶化してできたシュウ酸カルシウムなどが付着して大きくなり、結石になる。5㎜を超えたものが尿管に移動すると激しい痛みが生じる。

発作

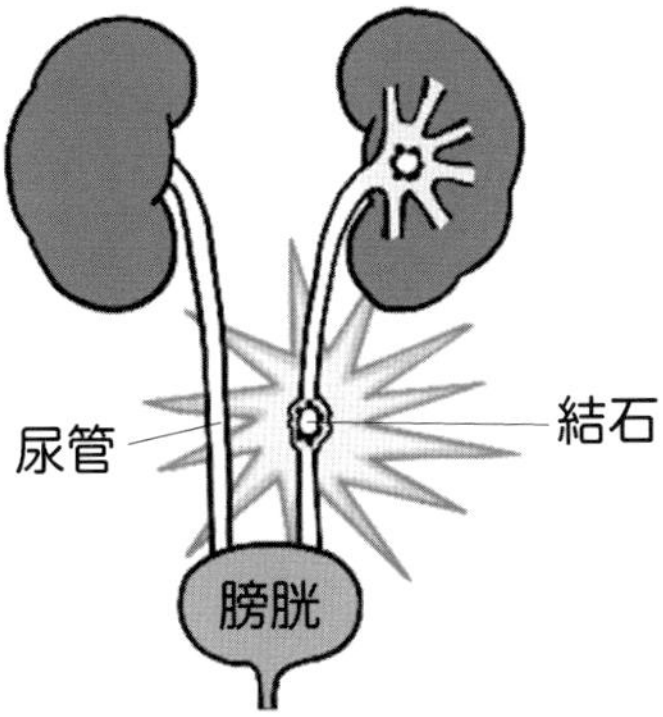

発作が起きたら

主な治療は痛みをやわらげること。解熱鎮痛剤の内服や注射、座薬などで痛みを抑え、結石が膀胱、体外へと出るのを待つ。または破砕するか手術で取り除く。

結石による発作の特徴

①激しい疝痛《せんつう》に、突然襲われる
②朝方や就寝中に起こることも多い
③痛みは後背部、側腹部、下腹部などに広がる
④吐き気を伴うこともある
⑤血尿を伴うことも多い

もしも放っておいたら

結石を放置すると尿の流れが妨げられて水腎症という病気を起こし、片側の腎臓の機能が失われたり、腎不全になって血液透析が必要になる恐れもある

分でも思い当たります。

脂肪が結石をできやすくするのは、シュウ酸が腸内でカルシウムと結びつき、便と一緒にスムーズに体外に排出されるのを妨げるからです。腸内にシュウ酸とカルシウムが残れば、腸壁から吸収されて血液に溶け、やがて腎臓に運ばれて尿内で結びついてしまう恐れがあります。

また、欧米風の食事には、そこに多く含まれる動物性たんぱく質が、結石を溶かす働きがある尿中のクエン酸を減少させる問題点もあります。

まとめますと、結石を防ぐポイントはシュウ酸とカルシウムが尿内に増えないようにすること。そのためには、腸内で先に結合させ、形にすることで便と一緒に排出させることが肝心です。食べ方などを少し工夫すれば十分可能ですから、具体的なコツを97ページから説明していきます。

（川嶋　朗）

体験談

突然、死ぬかと思うほどの激痛に襲われた4人の【腎結石の発作】体験談と現在の予防策を公開

地獄の体験❶ 医師が不在で、2時間、発作の痛みに耐え続けた

東京都　A子（33才）

19才のとき、大学の教室内で急に下腹部が締め付けられるように痛くなり、座っていることもできなくなりました。

そのころの私は、中国の北京にある大学に留学中の身。友人に付き添われ、現地の病院に行くと、先生はお昼休みで不在。待合室の長いすに横になり、2時間うなっていました。尿意をもよおし、何とかトイレに行くと真っ赤な血尿が！

やっと診察を受けても痛み止めを出されただけでした。知人が漢方の名医を紹介してくれ、処方された漢方を飲むと、数日で結石が出ました。

その漢方は、私の体の弱点を補うものでもあるので、今も飲んでいます。

そのおかげか、もう、発作は起きていません。

こんなことに注意しています！

結石の発作をきっかけに飲み始めた漢方は、今も続けています。中国の主治医の弟子が、たまたま日本にいて、その先生の処方です。

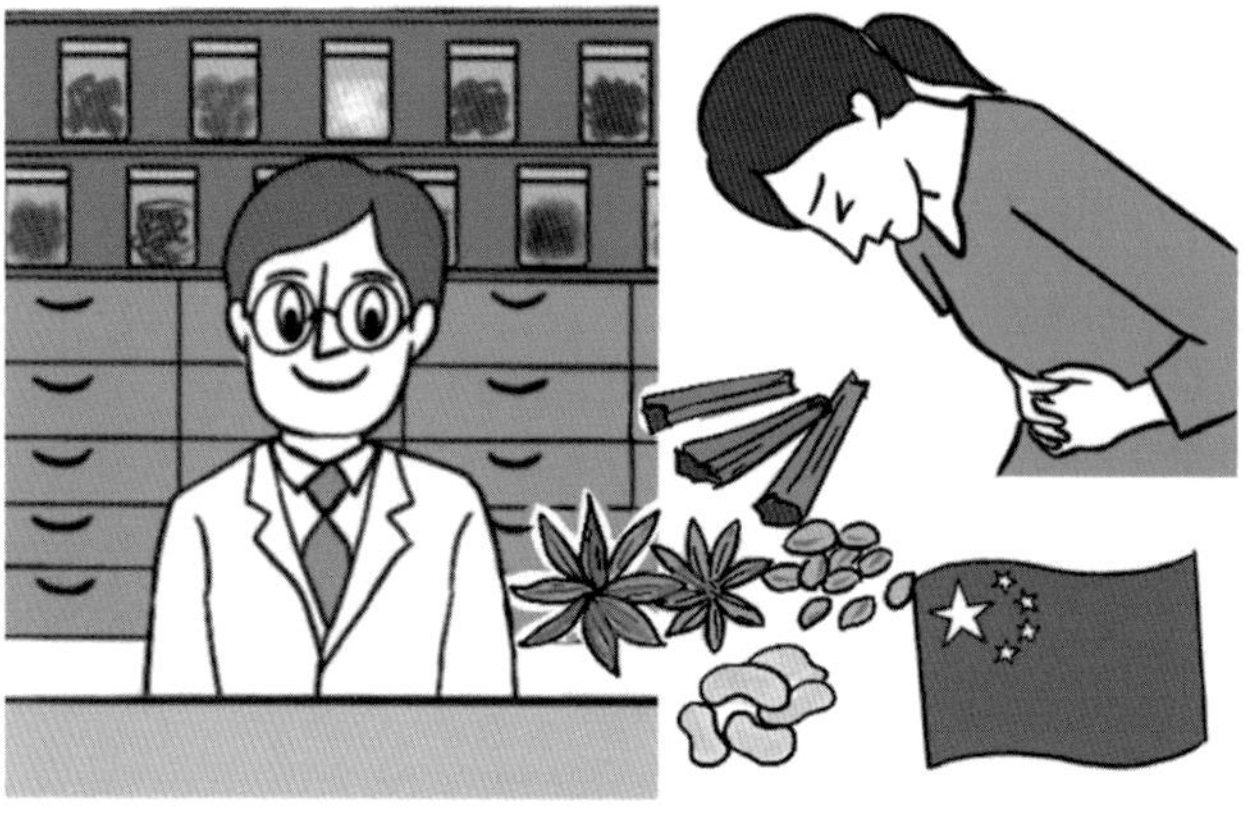

地獄の体験❷ 焼けるような激痛。その痛みはクラクラするほど

神奈川県　B男（38才）

その日は、朝から左のわき腹に何ともいえない違和感がありました。

その当時、33才だった私は、焼き菓子を製造する仕事をしていたのですが、夏の盛り、菓子を焼く窯のそばで汗だくになって働いていました。

昼食をすませ、午後の仕事を始めた矢先、左わき腹が焼けるような激痛に襲われ、吐き気やめまいまでしてクラクラしました。

タクシーで病院に行くと、医師から問診後すぐに「結石ですね」と言われ、渡された痛み止めを飲みました。15分くらいで効いてきて、痛みはなくなりました。

その日は薬をもらって帰り、結石が出たのは1週間後でした。

こんなことに注意しています！

この後も2回、発作を経験していますが、私の場合は急ではなく、前兆として下腹部に違和感があるので、早めに病院に行きます。

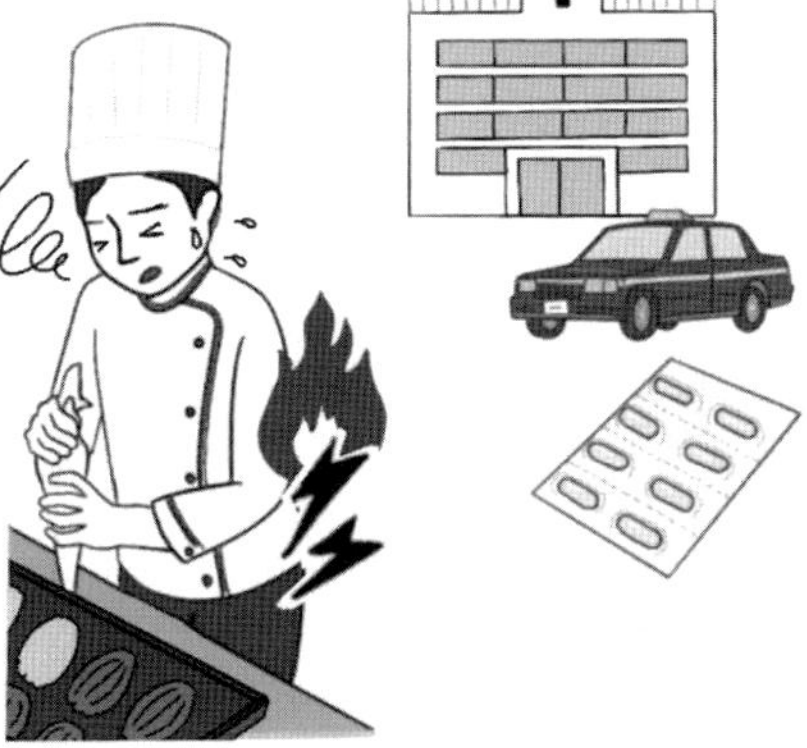

地獄の体験❸ 痛みのため自力で動けず担架で運ばれた

神奈川県　C男（71才）

今から27年前のこと。夜中の3時ごろに尿意で目が覚めトイレに行ったのですが、出が悪くてスッキリせず、寝室に戻ると、今度はお腹が痛くなってきました。

再度トイレに行きましたが、便も出ないので、寝なおそうと寝室に戻ったところ、内臓を手でギュッとつかまれるような痛みに襲われました。

冷汗がふき出し、うめき声が自然にもれ、寝ていた妻が目を覚ましました。もだえ苦しむ私に、「大丈夫？　どうしたの？」と必死に声をかけるので、もしかしたら、このまま自分は死ぬのではないかと思ったほどです。

救急車が呼ばれ、動けない私は担架で運ばれて病院に。医師は私を見ただ

けで、「ああ、これは結石ですね」と言い、点滴をしてくれました。痛みはうそのように引きましたが、一応、細かく検査をしようということになり、そのまま入院しました。

2日目の朝、病院のトイレの中にカランと音を立てて結石が出てきました。砕けたものも2～3個一緒でしたが、3～4㎜ほどの白っぽい石でした。


こんなことに注意しています！

約3年おきに、さらに2回発作を起こして、その後は反省し、最近ではジュースやお茶ではなく、水で水分補給をするようにしています。

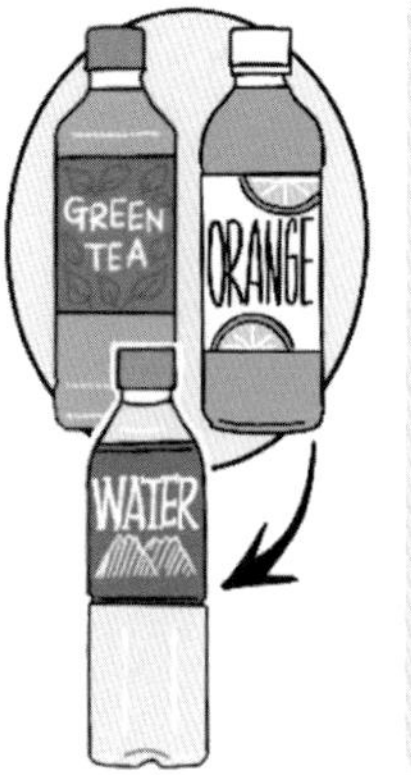

地獄の体験❹
お腹と腰が同時に痛み冷や汗と脂汗がふき出した

東京都　D男（41才）

運動不足でしたし、外食が多く脂っぽいものばかり食べていたせいでしょう。33才のときに腎結石の発作に襲われました。

朝、腹痛がしたのでトイレに行ったのですが、便は出ても痛みは治まらず、変だと思っていたら、ズンと重苦しい痛みになり、腰まで痛み出しました。いくら体勢を変えても、楽な姿勢が見つからず、冷や汗と脂汗が大量にふき出しました。

タクシーで病院の救急外来に行くと、急患がいて1時間待たされました。その間の苦しみといったら地獄のようでした。

診察を受け、痛み止めの点滴をしてもらうと、30分くらいでようやく楽になりました。医師から「気休めだけど」と利尿剤と痛み止めの薬が出され、自宅に帰りました。時にシクシク痛む下腹をさすりながら普通に生活しつつ、水をたくさん飲んで、1カ月後に自力で結石を出しました。

その3年後にも発作は起きましたが、原因が予想できると、不思議に前ほどの痛みは感じなかったので、自転車で病院に行けました。


こんなことに注意しています！

痛み止めの座薬は、いざというときのため常備しています。通勤時は3駅分歩いて運動不足を解消。食物繊維の多い食品を意識的に食べます。

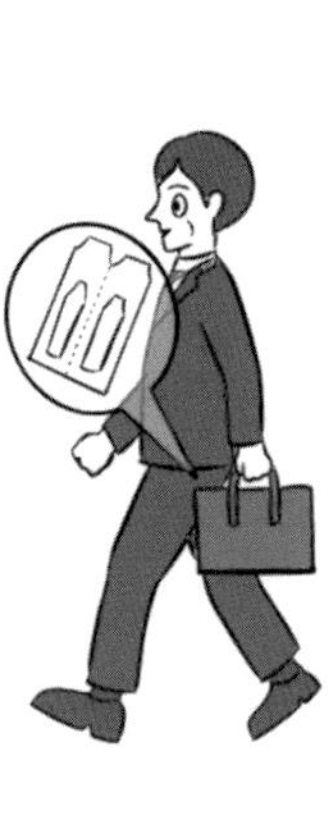

コツ①

水分は1日1500㎖とって。温めて白湯で飲むのが理想的で、お茶やコーヒーは控えるのが正解

結石が小さいうちに尿と一緒に流してしまうこと

　腎臓は血液が運んできた老廃物を水分と一緒にこし出して尿をつくり、排泄するための器官。そして、腎結石は尿に含まれるシュウ酸やカルシウムといった成分が結合し、少しずつ大きくなってできあがります。当然、尿の成分濃度が高いほど結石ができやすくなります。

　腎結石の発作を防ぐためには、腎結石ができるのを予防することと、結石が小さいうちに尿と一緒に流してしまうことが肝心です。ですから、尿内の成分濃度を薄めるのと同時に、結石を流す尿の量を増やすため、水分をしっかりとることが、基本中の基本といえます。結石ができやすい人には「1日に水を2ℓ飲む」とアドバイスすることが、腎結石予防のガイドラインにもあります。

　けれども2ℓはなかなか飲みきれないという人も多いので、1500㎖を目指してみてください。1日の尿の量が1500㎖を超えると、老廃物の成分はほとんど含まれない尿が出るようになります。1500㎖の尿を出すためには、1500㎖飲む必要があります。汗や便の分の水分は食品に含まれる水分で十分です。ただし、お茶やコーヒー、ジュースなどは控えてください。特にお茶やコーヒーには、結石の成分であるシュウ酸が含まれているからです。

　また、水を温めて白湯にして飲むことも腎結石の発作を防ぐ大切なコツです。体を温め血の巡りがよくなるので、腸の働きも高まり代謝力が活性化。食品からとったシュウ酸とカルシウムを腸内で結合させてスムーズに排出させることができます。そして、シュウ酸とカルシウムが血中に入って、腎臓に届くのを防ぐことができます。もちろん、腎臓も温まり活性化しますから、老廃物を洗い流す力もアップして、腎結石が大きくなる前に排出させる助けになるはずです。

（川嶋　朗）

水か白湯を
1日1500㎖飲む。
これで腎臓が浄化！

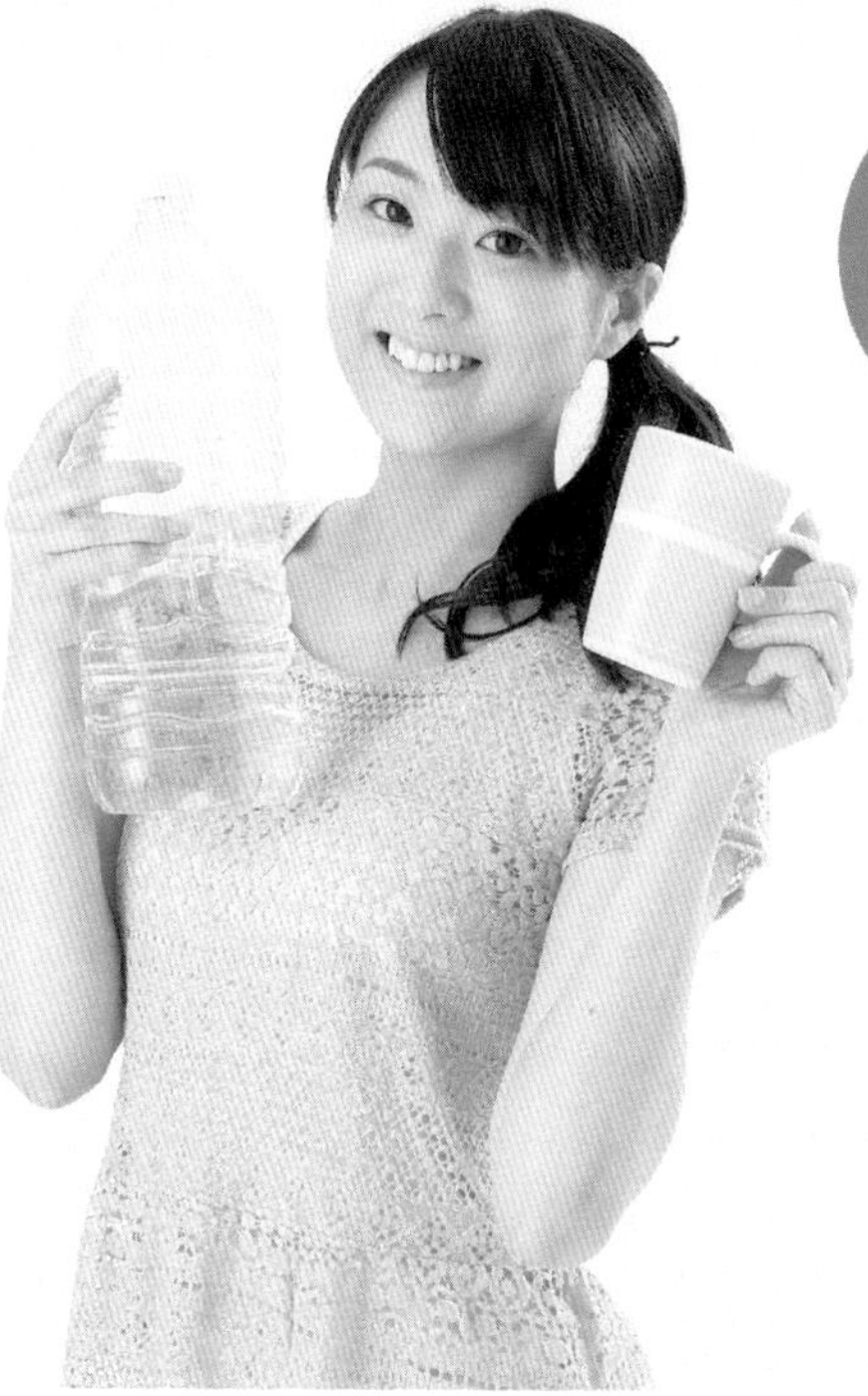

水分はお茶やコーヒーではなく水でとる。常温か、できれば温めて白湯で飲むのが理想

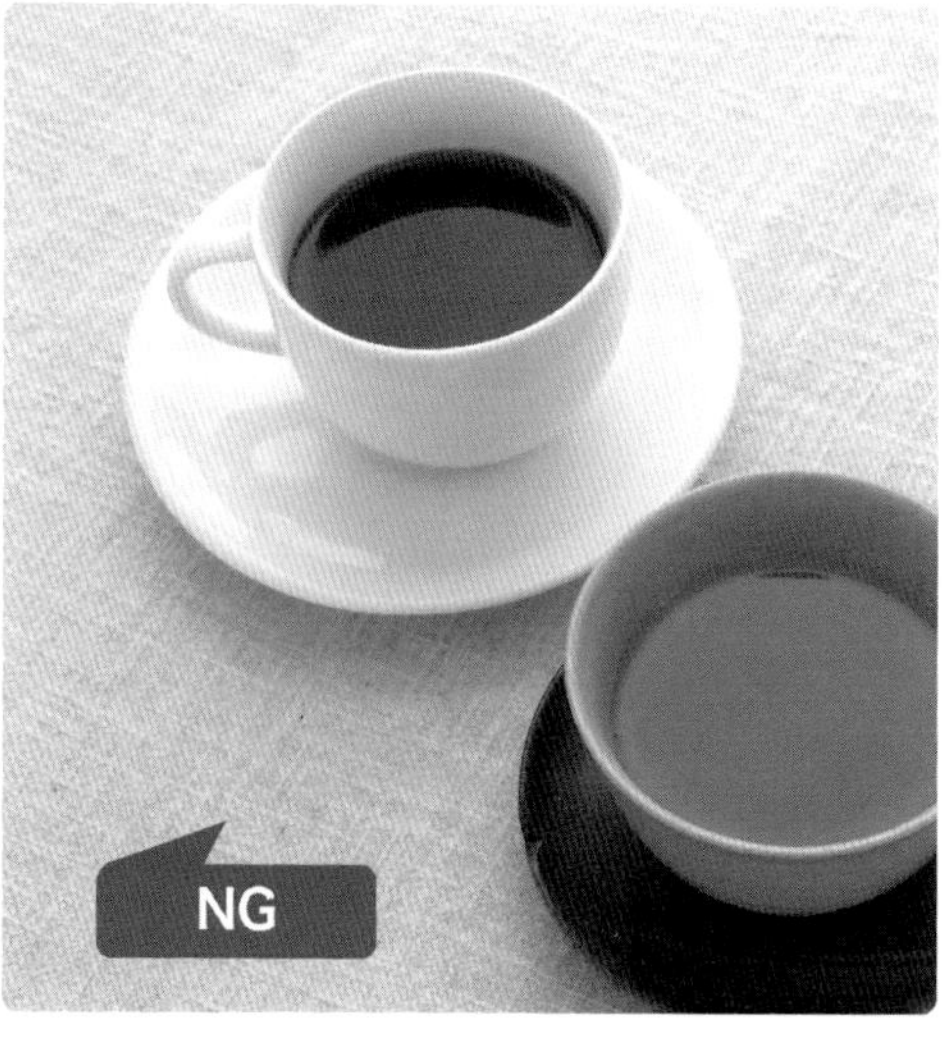

コツ②

青背の魚に含まれるＥＰＡは、結石のもとになる成分が腎臓に増えるのを防ぐ働きがある

結石の材料であるシュウ酸やカルシウムが尿に排出されるのを減らす

私は腎結石の発作の体験者であり、今も腎臓内に結石があります。何度も発作を繰り返すのは嫌なので、できる範囲で予防策をとっています。その1つがＥＰＡ（エイコサペンタエン酸）の服用です。

いくつかの健康食品メーカーがサプリメントとして製造していますが、私は純度の高い薬剤を利用しています。ただし、もともと私は血中コレステロール値が高いので、動脈硬化の予防策として服用しています。私にかぎらず結石患者は、血中の脂質値が高い傾向があること、また、ＥＰＡに腎結石の生成を防ぐ働きがあることは、近年、医師の間でも注目されています。

ＥＰＡは不飽和脂肪酸の1つで、肝臓での中性脂肪の合成を抑え、血液をサラサラにすることで動脈硬化を防ぎます。さらにＥＰＡは、結石の材料であるシュウ酸やカルシウムが尿に排出されるのを減少させ、結石の発症を抑制することがわかってきました。

このＥＰＡを食品の中で多く含んでいるのは青背の魚で、マグロ、さば、ぶり、さんま、いわしなどです。ＥＰＡを含めた不飽和脂肪酸は酸化しやすいので、食品でとる場合は新鮮な状態で、できれば生、火を通すならさっと煮るなどの食べ方がおすすめです。食べる量は1日、約60ｇ（いわしなら1尾の可食部分）を目安にするといいでしょう。

肉類を食べすぎると、脂肪酸が結石の原因になるだけでなく、動物性たんぱく質も尿酸や尿中のカルシウムも増やし、結石ができやすくなります。ですから、肉類が多い欧米型の食生活を、魚料理や野菜が多い日本食にすると、結石の5年再発率が、約40～10％に低下するというデータもあるほどです。魚中心の食事にすれば、脂質異常症の改善にもつながります。

（川嶋　朗）

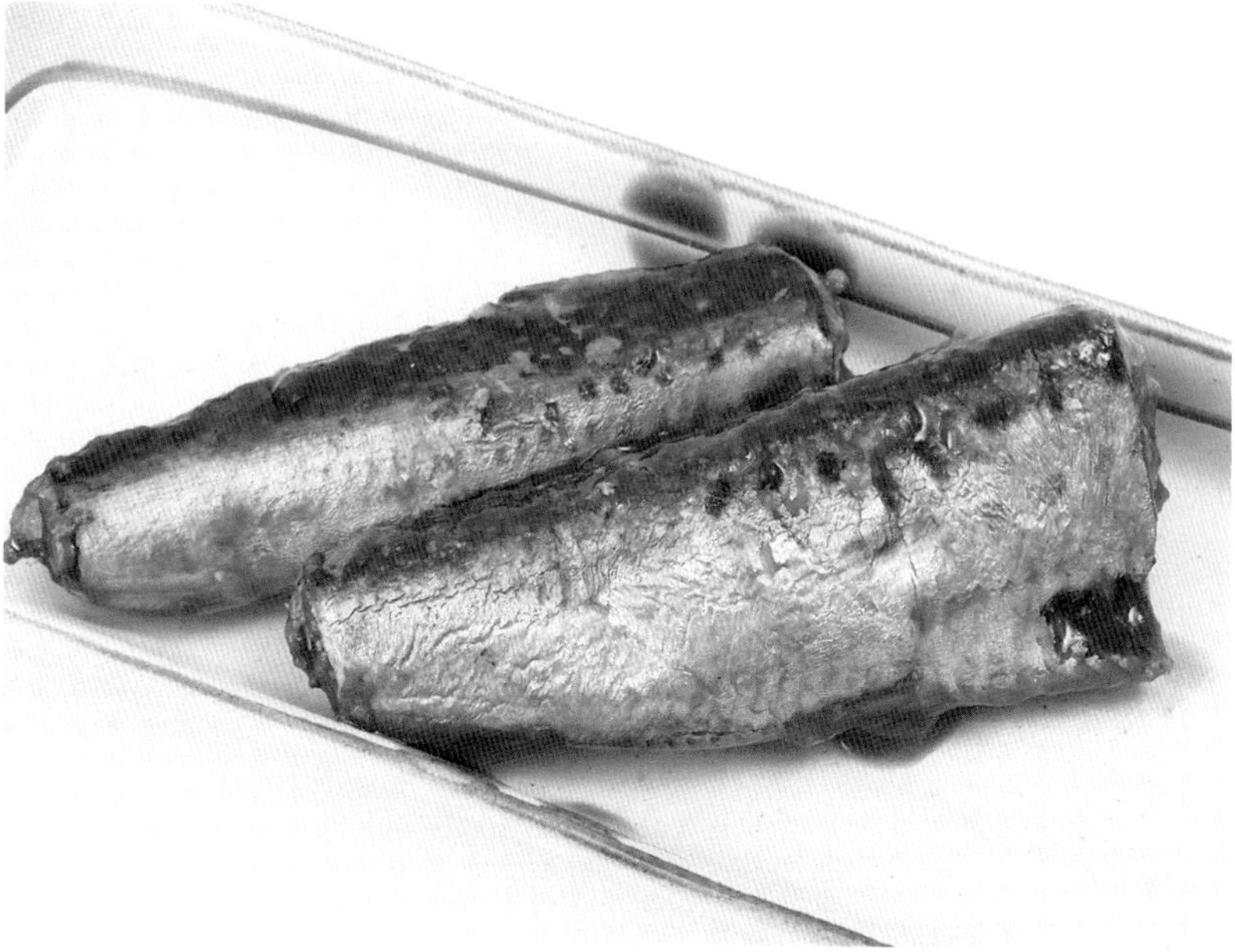

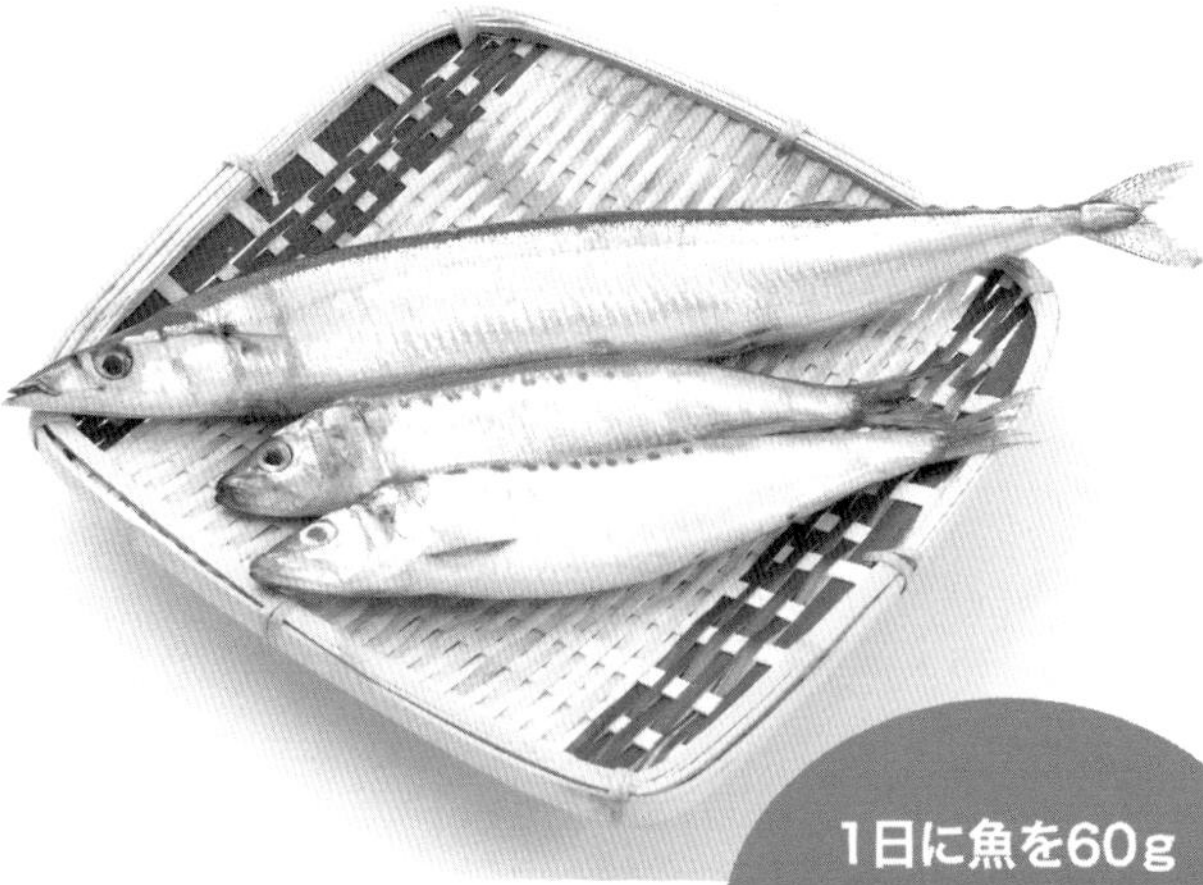

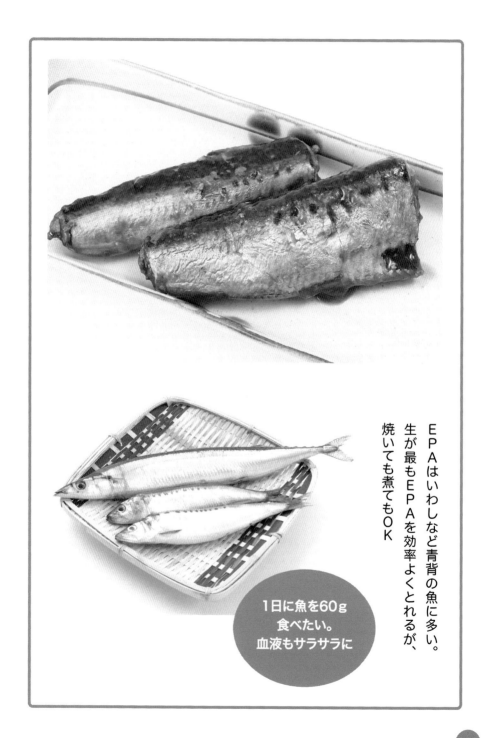

EPAはいわしなど青背の魚に多い。
生が最もEPAを効率よくとれるが、
焼いても煮てもOK

1日に魚を60g
食べたい。
血液もサラサラに

コツ③

腎結石の予防のために控えたいほうれんそうやコーヒー、ビール、から揚げも「ちょい足し」で問題解決

ほうれんそう、コーヒー、ビールにはシュウ酸が多いが

結石ができるのを防ぐために肉類や脂肪の多い食品は控えるべし、とお話ししました。このほかの控えるべき食品を知りたい読者も多いことでしょう。

これまで何度か触れていますが、最も多い結石のタイプは、シュウ酸カルシウムでできているものです。ですから、ひと昔前はこれらを含む食品を食べてはいけないといわれていました。

しかし、じつはカルシウムは不足しているからこそ結石になるということがわかってきました（詳しくは１０８～１１０ページ参照）。一方、シュウ酸については、変わらず控えるべき成分とされています。

さて、このシュウ酸を多く含む食品といえば、ほうれんそう。さらにブロッコリーやたけのこなどにも多く含まれます。

では、食べるのは禁止かといいますと、ちょっとした工夫をすれば問題なく食べられます。それは、カルシウムが豊富なしらすやじゃこ、桜えびなどを「ちょい足し」するだけ（次ページ参照）。

こうすることで、シュウ酸は腸内でシュウ酸カルシウムになり、便にまじって体外に排出されます。

飲み物でいえば、コーヒーや紅茶にもシュウ酸が多いので、カルシウムが多い牛乳を加えたり、同じく緑茶にはおやつとして、ビールにはつまみとして、少量でいいので煮干しなどの小魚を一緒に食べるといいでしょう。

また、脂肪分についても対策はあります。

体内での脂肪の分解をスムーズにするビタミンB_6が多いにんにくや、尿をアルカリ性に傾け結石を溶けやすくさせるクエン酸が多い酢を「ちょい足し」として食べる方法です。

おいしく楽しく食べられるコツなので、無理なく取り入れられることでしょう。

（川嶋　朗）

お助けちょい足し

結石の材料になる食品を食べるときに行うと予防になる！

ほうれんそうにはしらすを！

シュウ酸の多いほうれんそうを食べるときは茹でること。さらにしらすを大さじ2ほど加えると、結石の予防に

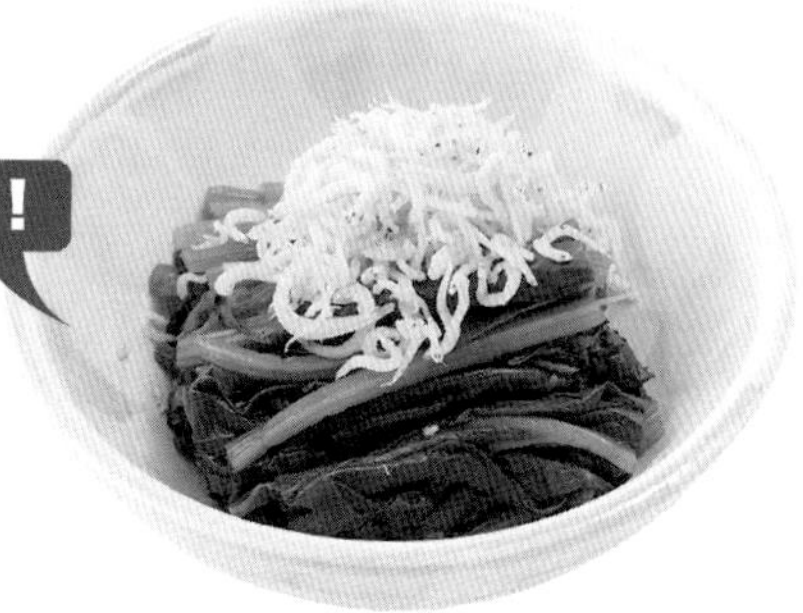

ビールには小魚を！

煮干しなどの小魚をつまみとして一緒に食べると、カルシウムの補給になり、結石の予防に

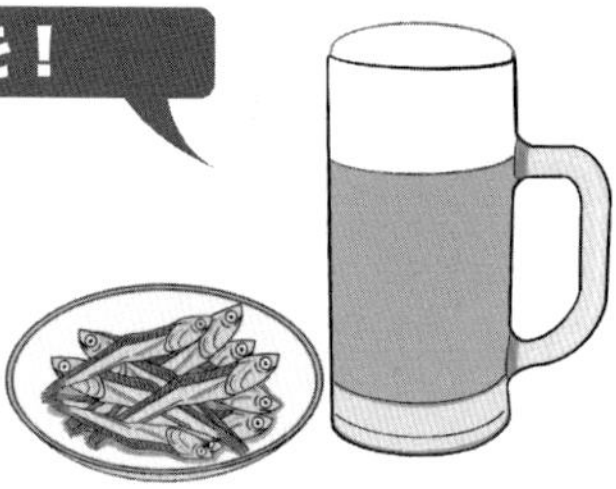

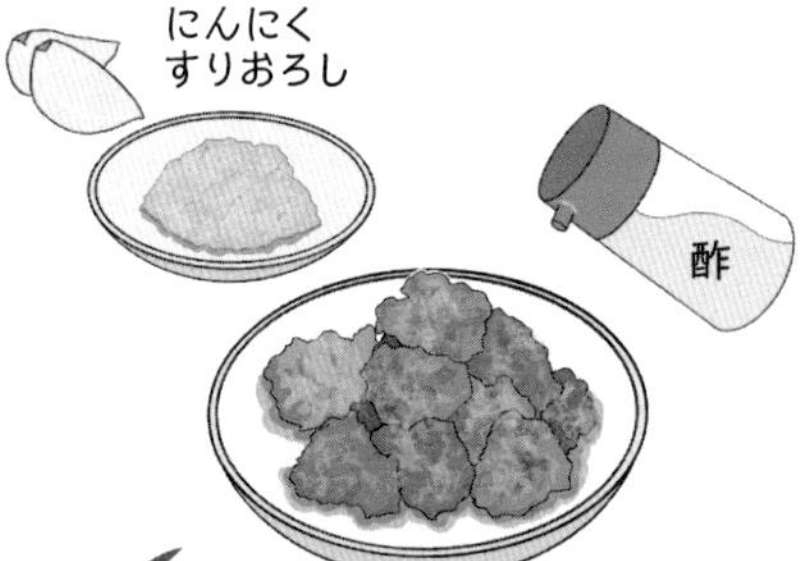

から揚げにはにんにく＋お酢を！

ビタミンB_6が豊富なにんにくと尿をアルカリ性に傾けるクエン酸豊富なお酢で、結石の予防に

カルシウムの多い牛乳を入れて結石の予防に

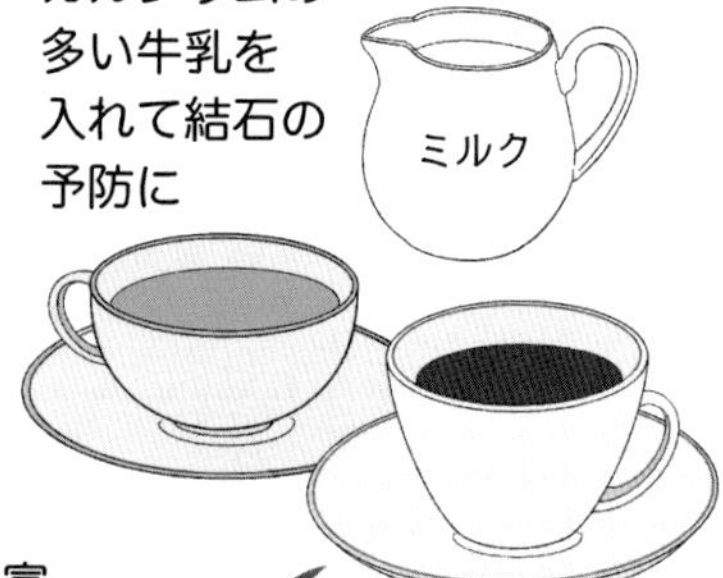

コーヒー＆紅茶には牛乳を

コツ④

結石が大きくなりやすい時間は就寝中。夕食の量を減らして、早めに食べることで防げる！

いつ、どれぐらいの量を食べるかが重要

結石の発作を防ぐ食習慣を実践するには、「何を食べるか」だけでなく「いつ、どれぐらいの量を食べるのか」ということも大切です。

まず、一日の食事のなかで、夕食にかたよって量を多く食べるというのはよくありません。食後の尿成分濃度は2〜3時間で最も濃くなるので、夕食を食べたら最低でも3時間、できれば4時間以上過ごしてから就寝してください。

眠っている間は、抗利尿ホルモンが分泌されるため、つくられる尿の量が減り、その分、尿の成分が濃縮されます。ですから、夕食の量が多いとますます結石ができやすくなるのです。

夜中にトイレに起きるのが嫌だからと、夕食後は水分を控える人もいるようです。それではさらに結石ができやすくなってしまいますから、寝る前にコップ1杯の白湯か常温の水を飲んでから床に入りましょう。

（川嶋　朗）

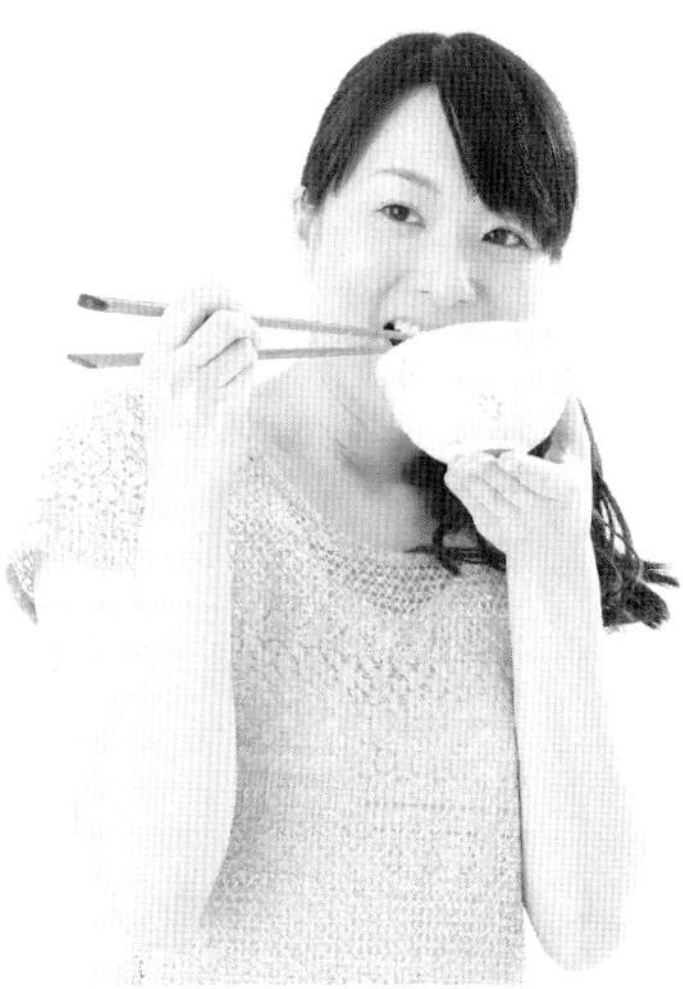

食事のボリュームは、夜ではなく昼にたっぷり食べて。夕食は就寝の4時間前にすませること

夕食は軽めに。
寝る4時間前に
すませれば、
夜の発作封じにも

コツ⑤

発作の痛みを止める「芍薬甘草湯」、結石を小さくする「猪苓湯」。これらの漢方を私も常備しています

即効性があり、時間をおかず楽になる

私が腎臓結石の発作を起こしたとき、抗生剤などのほかに漢方薬を服用したことを91ページでお話ししました。その漢方は「芍薬甘草湯《しゃくやくかんぞうとう》」です。

芍薬甘草湯は、消化管や胆道、尿路などの急性けいれんによる痛みに古くから用いられてきました。芍薬甘草湯は、服用すると10分以内に効いてきます。漢方にこのような即効性があることは意外かもしれませんが、胃で吸収され、肝臓で血液に取り込まれるという薬本来のものとはちがう経路で働くようです。

実際に私も発作の際に飲みましたが、時間をおかず本当に楽になるので、不思議な漢方だと思いました。

発作を止めるものではありませんが、腎臓内の結石を取り除く目的なら「猪苓湯《ちょれいとう》」も効果があります。猪苓湯はまず、体質にこだわらず排尿をスムーズにする働きがあります。頻尿や残尿感、排尿痛の改善によく用いられ、膀胱炎や尿道炎、前立腺肥大症、そして腎結石の治療にも使われる漢方です。

芍薬甘草湯や猪苓湯を試したい人は、近くの漢方薬局か、漢方外来のある病院に相談するといいでしょう。

西洋医学の薬も、尿をアルカリ性にして結石ができにくくするものなどは効果がありますし、副作用もほとんどありません。必要以上に怖がらないでほしいと思います。

家族に腎結石の人がいる場合や、脂質異常症の人は、発作を防ぐためにも一度結石の検査をして、見つかったらきちんと治療することが大切です。そのうえで、漢方を取り入れるといった、自分に合う方法を上手に利用したいものです。

（川嶋　朗）

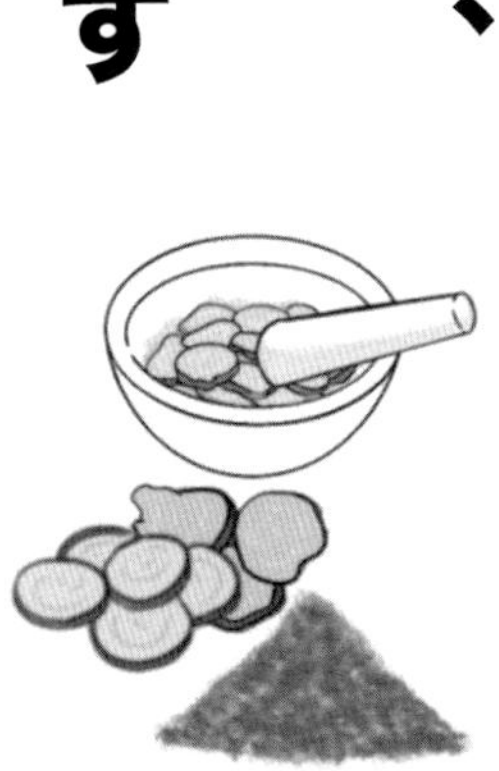

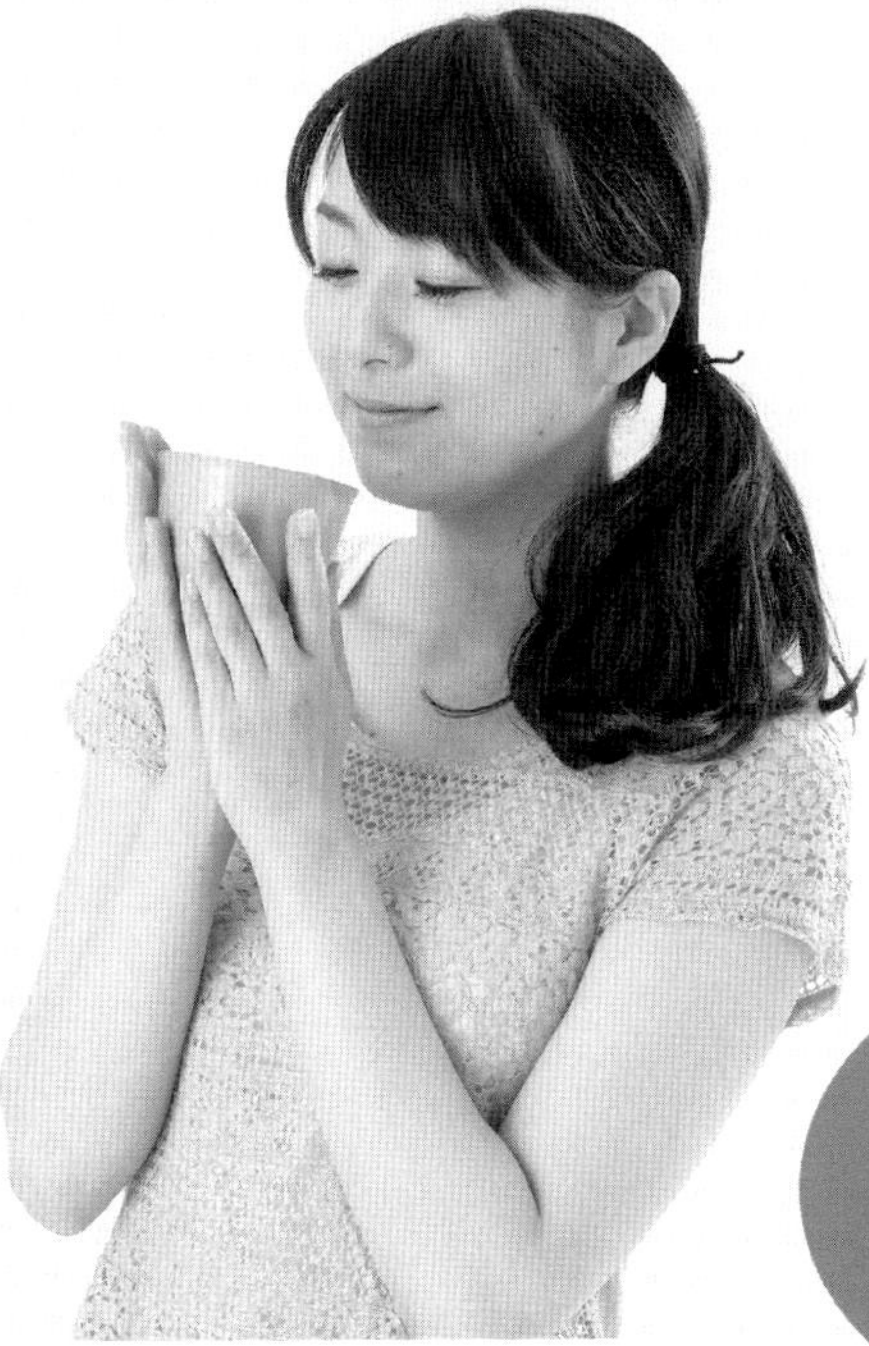

川嶋先生の利用している漢方薬「芍薬甘草湯」と「猪苓湯」。「猪苓湯は、毎日飲んでいます」とのこと

**猪苓湯は
食前か食間に
1日2～3回飲む**

腎結石に効く漢方一覧

●芍薬甘草湯《しゃくやくかんぞうとう》●　芍薬《しゃくやく》・甘草《かんぞう》

胃けいれんを含めた胃痛や腹痛、胆石や尿路結石による疝痛、さらに筋肉痛や神経痛、腰痛や肩こり、生理痛など、あらゆる痛みの緩和に広く用いられる

●猪苓湯《ちょれいとう》●　猪苓《ちょれい》・茯苓《ぶくりょう》・滑石《かっせき》・沢瀉《たくしゃ》・阿《あ》膠《きょう》

尿路の熱や腫れをとり、尿の出をよくする漢方の代表的な利尿薬。頻尿、残尿感、血尿などに処方される。煎じる必要のない乾燥エキス剤がある

コツ⑥

ペットボトル湯たんぽで腸を温める【腸で石落とし】で、結石の成分をスッキリ排出！

【腸で石落とし】のやり方

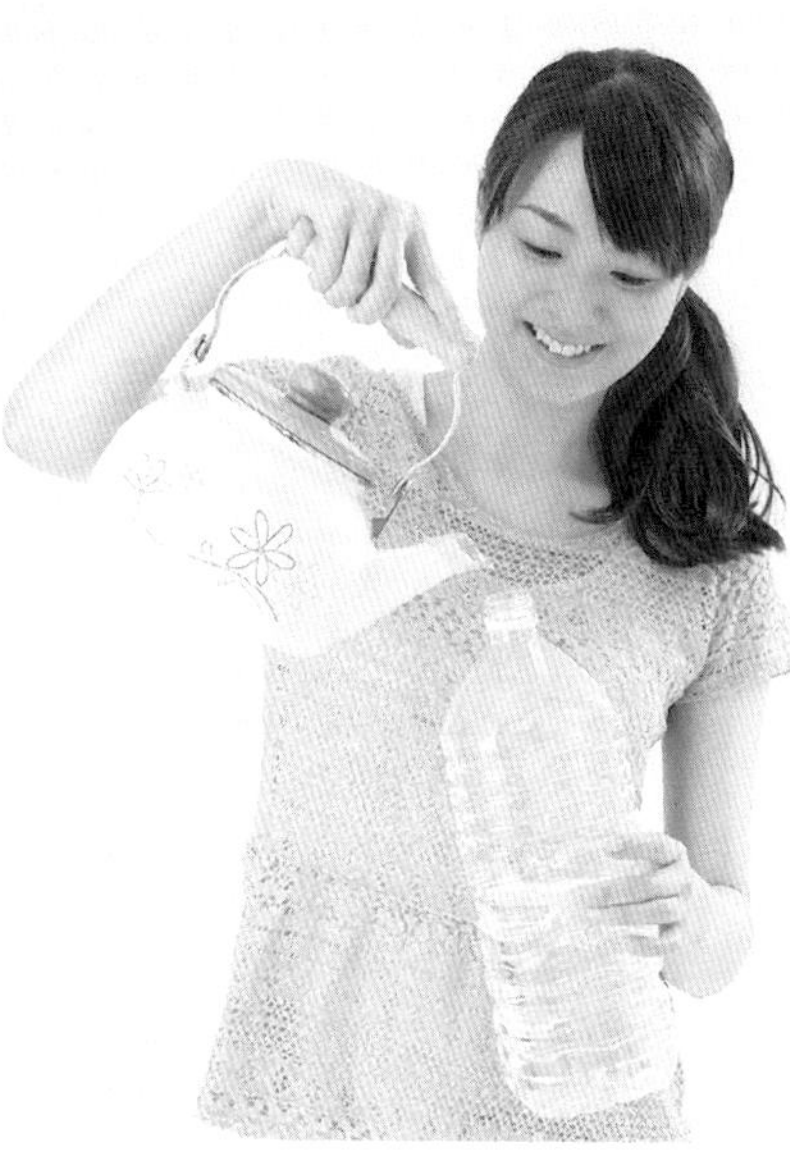

❶水道水800㎖〜1ℓを45℃ほど（手で触ってもやけどしないくらいの熱さ）に温め、大きめのペットボトルに注ぎ入れる

座ったままでも血流をアップ、腸代謝を高める

腎結石も生活習慣病の1つですから、食生活の見直しだけでなく、体内の老廃物をスムーズに排出できる体になるために、本来なら適度な運動を習慣にすることもおすすめしたいところです。

しかし、続かなかったり、屋外となると天候の影響を受けたり、またひざなどを痛めて思うように体を動かせないという人も多いと思います。そこでおすすめしたいのが、座ったままでも全身の血流をアップさせて、腸代謝を高める【腸で石落とし】です。

白湯を飲んで腸を温めることはすでにおすすめしていますが、【腸で石落とし】はさらに湯たんぽを当てて腸を温め、結石の成分を腸で排出する方法です。

座っている間
ずっと行う。
結石は
腸で排出！

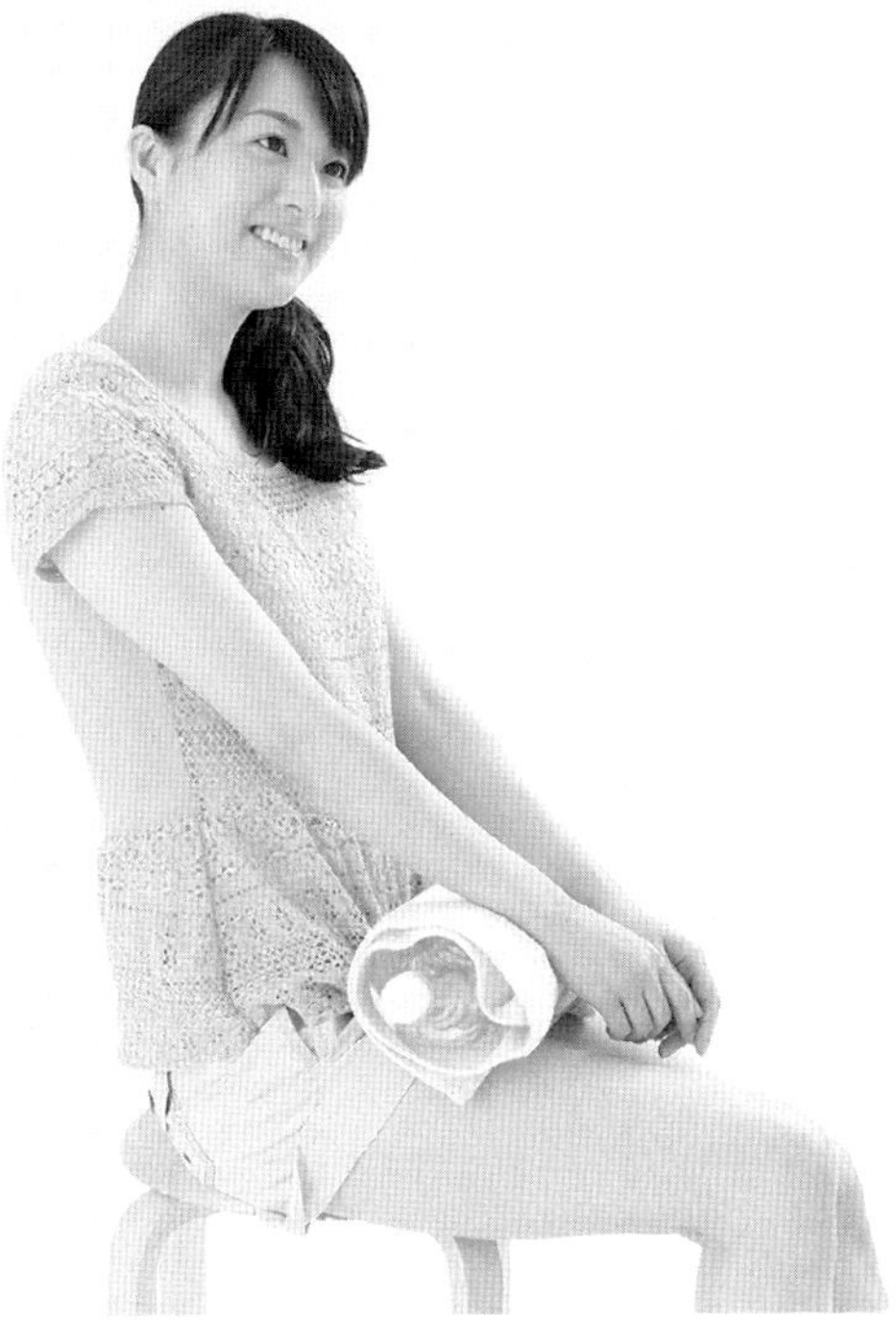

❷ペットボトルをタオルで巻いて、一日の中でいすに座っている時間はひざにおく。冷めてきたら、温めた湯に変える。低温やけどに注意

湯たんぽというと、わざわざ買わなくてはいけないのかと思うかもしれませんが、ペットボトルで十分代用できます。そこに温めた湯を入れ、冷めないように、そして低温やけどを防ぐためタオルで巻いたら、座っている間ひざの上に載せ、お腹に当ててるだけでOKです。

さらにときどき、腎臓がある腰のあたりに当てて温め、働きをよくしてあげると、余分な成分を排出させて結石ができるのを防ぐことが少なからず期待できます。

湯たんぽは寒い時期に体を温めるのに効果的です。夏でも、冷房が効いている環境で過ごしていたり、代謝が悪く体温が低めの人も多くいます。知らずに体が冷えているので、試してみると、気持ちよく感じるはず。そして、結石の発作防止以外にも体調改善の効果を実感できるはずです。

（川嶋　朗）

コツ⑦

腎結石はもちろん、ほぼすべての病気の原因はカルシウム不足。しっかりとれば結石は防げる！

結石ならカルシウムを十分にとるのが正解

結石とひと言でいっても、人によって成分が多少異なります。しかし80%、つまりはほとんどの場合はカルシウムを含んでいます。

読者の中には「では、カルシウムをとってはいけないのか」と早合点してしまう人もいるかもしれませんが、それではまったくの逆効果。カルシウムの摂取を控えることは、かえって腎結石ができやすくなってしまうのです。

なぜ、カルシウムの摂取量が減ると腎臓の結石＝カルシウムの塊ができてしまうのか。その謎を解くのが「カルシウム・パラドクス」（１１０ページ参照）というキーワードです。

骨の中のカルシウムを1億とするとその1万分の1は血液内に、さらにその1万分の1が細胞内に存在します。血液内のカルシウムの働きはとても重要で、いつも一定の量に保たれていないと、心臓や脳の働きが乱れてしまい、生命活動そのものが危機にさらされてしまいます。

そのため、食事からの摂取量が足りず血液中のカルシウムが不足すると、カルシウム代謝の司令塔ともいわれる副甲状腺ホルモンが分泌されます。

それが骨の中のカルシウムを大量に溶かし、細胞の中に押し込んでしまいます。そのまま腎臓に運ばれ続ければ、シュウ酸や尿酸に含まれるリン酸と結合して腎結石となるのです。

実際に、米国ハーバード大学のカーハン教授がカルシウム摂取と腎結石の発症の関係について十数年間追跡調査した結果、カルシウム摂取の少ない人に腎結石ができやすいことがわかりました。

じつは、私が留学していた１９５０年代の米国では、ポリオが流行し大問題となっていました。

ポリオは、脊髄《せきずい》の灰白質《かいはくしつ》という部分がウイルスにおかされてしまう病気で、若い人に多く、歩けなくなったり、呼吸筋が麻痺《まひ》して亡くなることもありました。

　ポリオになると骨のカルシウム量が減ってしまいます。そして、腎臓に大きな結石ができて腎不全になってしまうのです。これがポリオの死亡の主な原因でした。

「カルシウム・パラドクス」に関する研究が進むと、腎結石のみならず、ほぼすべての病気に骨から溶け出したカルシウムが関わっていることがわかってきました。

　血管に入り込んで動脈硬化を引き起こしたり、脳の中に増えると脳細胞の働きが阻害されたり、細胞が傷つけられて記憶障害や認知症、アルツハイマー病などを発症しやすくなります。

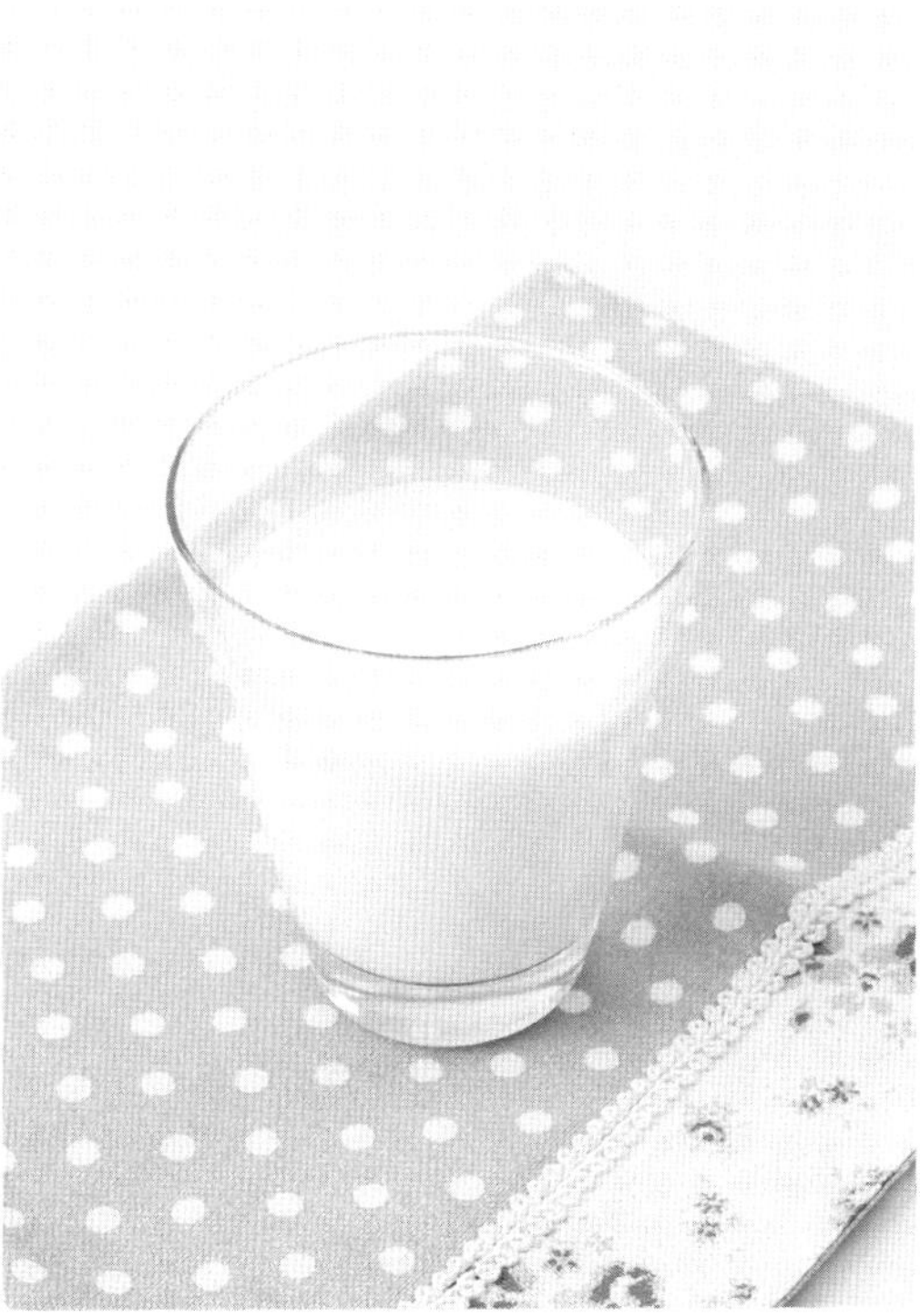
「現代日本人はカルシウムの摂取量が少ないため、腎結石も増えているのでは。牛乳など手軽にカルシウムがとれる食品はおすすめ」と藤田先生

　また、軟骨にカルシウムが入り込むと、軟骨は硬くなって次第にすり減り、骨と骨が直接ぶつかって痛みの出る変形性関節症を引き起こします。

カルシウム吸収の助け。ビタミンDも大切

　腎結石はもちろん、あらゆる病気を防ぐためにも血中のカルシウム不足を起こさないようにすることは必須です。そのために、カルシウムを含む食事をしっかり食べること。

　干し桜えびやひじき、チーズなどもカルシウムが多いですが、コレステロールなどが気になる人は低脂肪牛乳を飲んだり、サプリメントを利用するのもいいでしょう。

　さらに、カルシウムの体内への吸収を後押しするビタミンDも大切です。ビタミンDは、魚介類（特にしらす干しやさけ）、きのこ類に多く含まれています。

（藤田拓男）

ほぼすべての病気の原因「カルシウム・パラドクス」が起こる仕組み

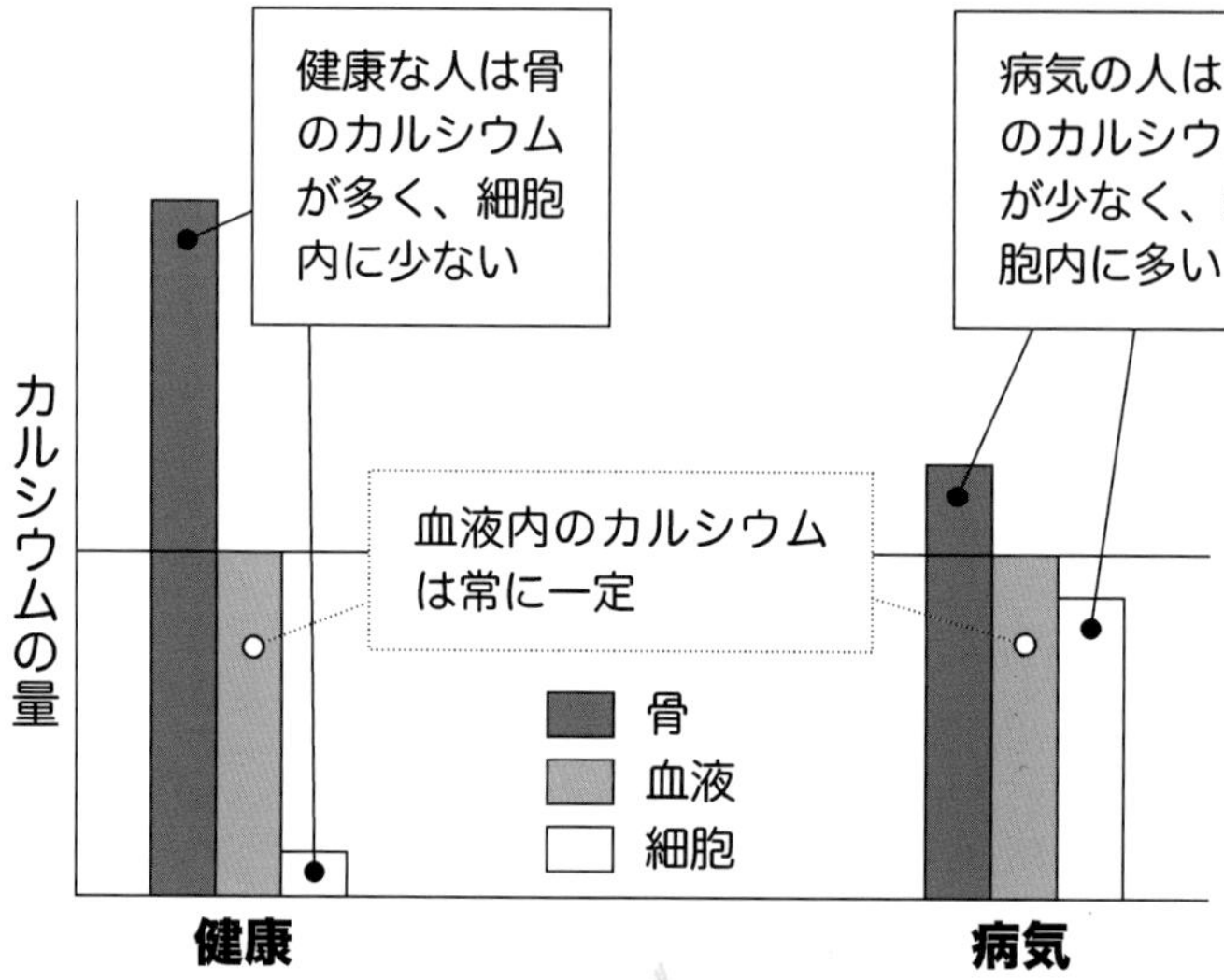
病気の人は骨のカルシウムが少なく、細胞内に多い

細胞内のカルシウムが悪さをする！

血液内には一定のカルシウム量が必要なため、足りなくなると骨のカルシウムを溶かして補充する。ただし、量の微調整ができず、多量に溶け出し、それが細胞内に入り込んでトラブルを招く

腎結石のもとに

血液から腎臓内に入った過剰なカルシウムが集まれば結晶化しやすくなる。これが結石を招く大きな原因

コツ⑧

腎臓結石が心配なら油ものに【おろしにんにく酢】を。にんにくのビタミンB6と酢のクエン酸が結石の生成を防ぐ！

腎臓結石の患者数が増え、若い人にも多く見られる

腎臓で固まった結石が尿管に流れ落ちてくると、激しい痛みに襲われます。

使い方ポイント

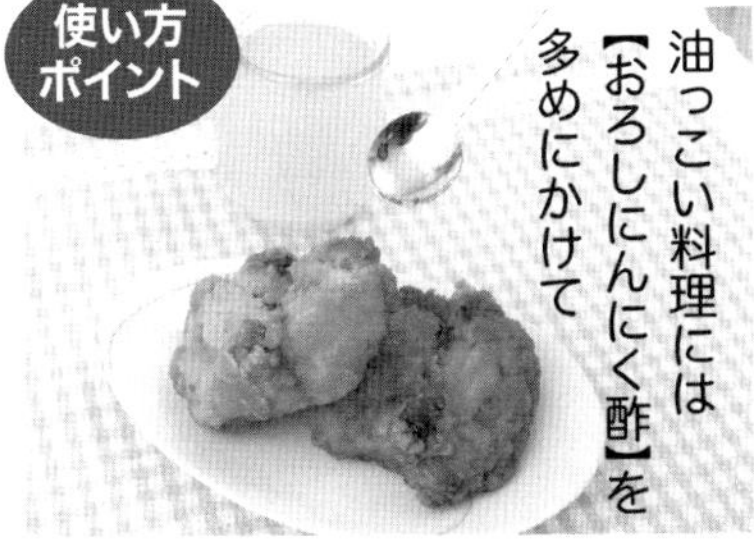

油っこい料理には【おろしにんにく酢】を多めにかけて

から揚げなどの揚げ物には【おろしにんにく酢】を必ずかける！　にんにくと酢の成分が脂肪の代謝を高め、結石ができるのを防ぐ

痛みの王様といわれるほどで、私も経験がありますが、筆舌につくしがたいものでした。

日本では腎臓結石の患者数が増えていて、しかも若い人にも多く見られます。これは、食生活が欧米風に変化したせいだといわれています。

欧米化とは具体的にいいますと、肉や乳製品、食用油の多い食事が好まれるようになり、脂肪の摂取量が増加していることで、これが結石の最大の原因といっていいでしょう。

結石は主にシュウ酸とカルシウムという成分でできています。この2つは、健康的な食習慣を守る人の体であれば、腸内で結合してそのまま便と一緒に排出されます。

ところが、脂肪が多い食事をしていると、その脂肪が、シュウ酸とカルシウムの腸内での結合を邪魔してしまいます。

するとシュウ酸とカルシウムは腸管から吸収されて血液に溶け、尿で排出するために腎臓に送られます。そこで結合が起きて蓄積されると腎臓結石になってしまうのです。

そこで大切なのが、脂肪の代謝を高めること。脂肪を控えるか、食べたいものを長く我慢し続けるのは容易なことではありませんから、脂肪の代謝を高

めるちょっとした努力をしてみましょう。それは、ビタミンB_6を脂肪と一緒にとることです。

にんにくにはこのビタミンB_6が豊富。酢のクエン酸も脂肪を燃やす手伝いをしますし、尿をアルカリ性に傾けて結石を溶けやすくする性質があります。

ですから、脂っこい料理を食べる際には、にんにくと酢を合わせた【おろしにんにく酢】をたっぷりかけて食べるといいでしょう。私自身も実践して、脂質異常症の対策と結石の発作予防として役立てています。

（川嶋　朗）

【おろしにんにく酢】の作り方

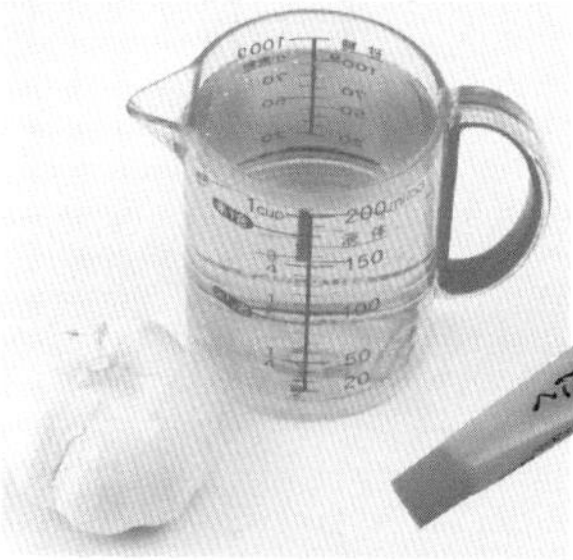

材料（2週間分）
にんにく…2かけ
酢…1カップ（200㎖）

※にんにくをすりおろすのが面倒な人は、チューブ入りのおろしにんにくを使用してもOK。その場合は小さじ1½を酢にまぜる

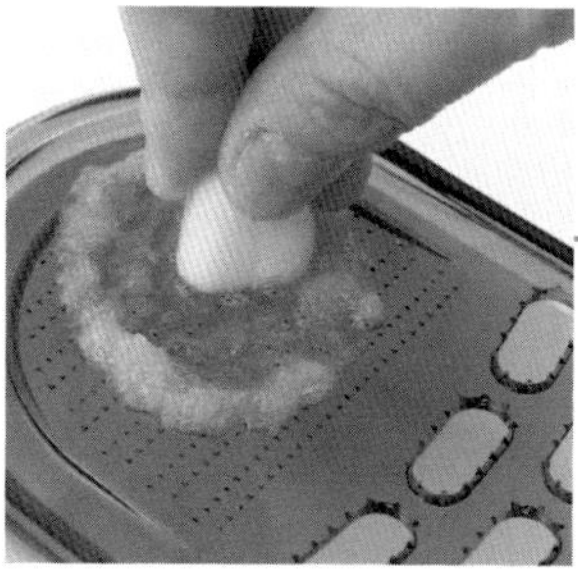

❶ にんにくをすりおろす

にんにくの皮をむき、おろし金ですりおろす

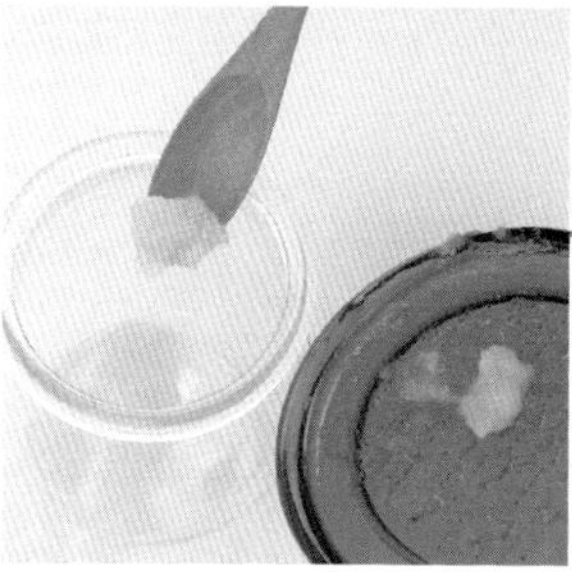

❷ 保存用の瓶に入れる

蓋がついた保存用の瓶をよく洗って、乾いた布でしっかりふく。❶のにんにくを入れる

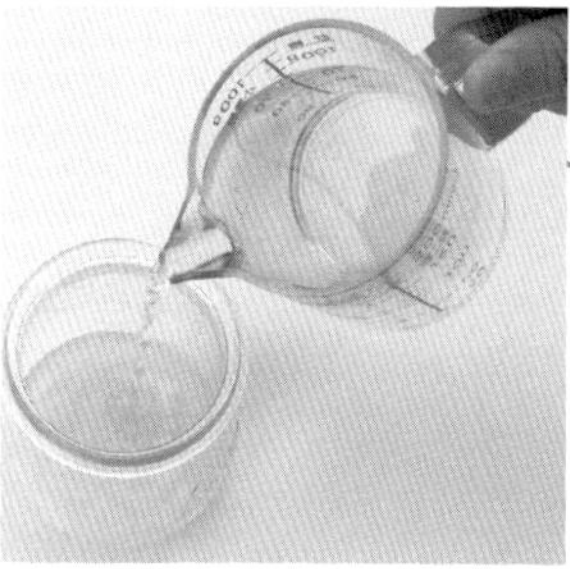

❸ 酢を注ぐ

❷の瓶に酢を注ぎ入れ、清潔な箸かスプーンでかきまぜる

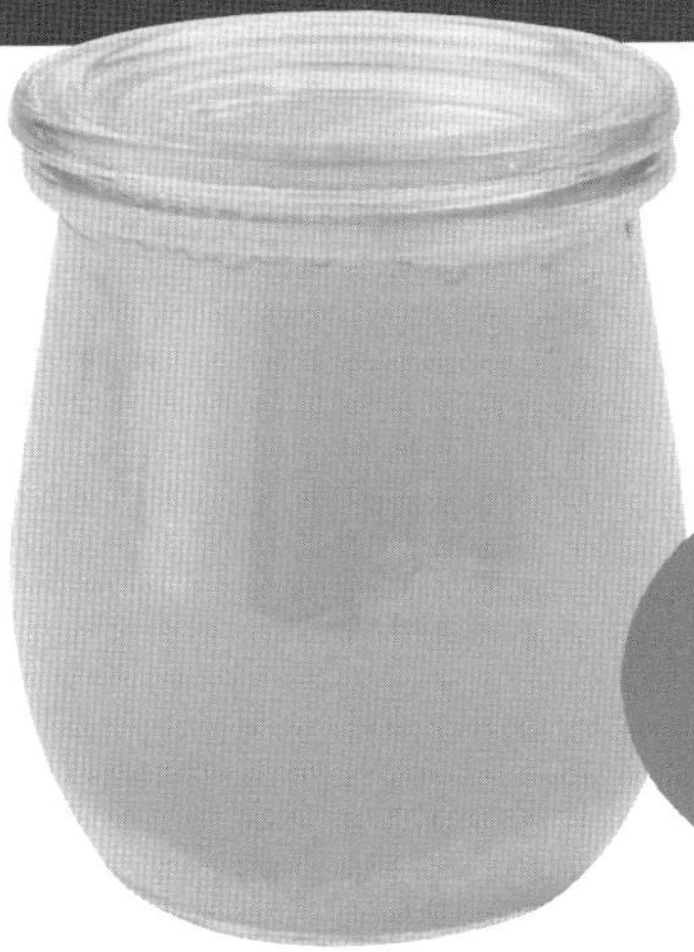

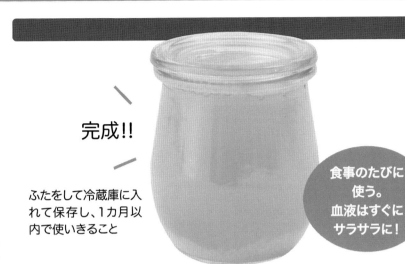

完成!!

ふたをして冷蔵庫に入れて保存し、1カ月以内で使いきること

食事のたびに使う。
血液はすぐにサラサラに！

基本の使い方

塩やしょうゆ、ソースの代わりに、料理にかけて使うだけでOK！

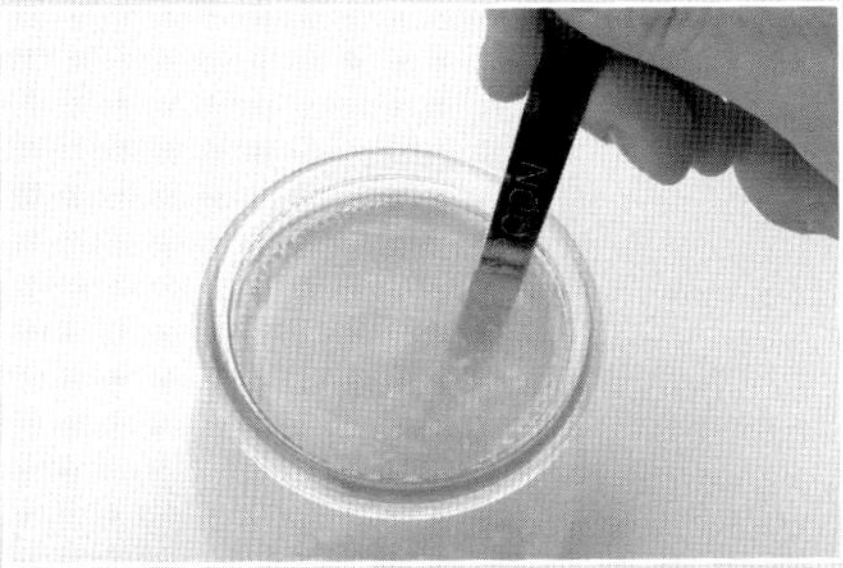

①まぜる

にんにくの成分が底にたまりやすいので、よくまぜてから使う

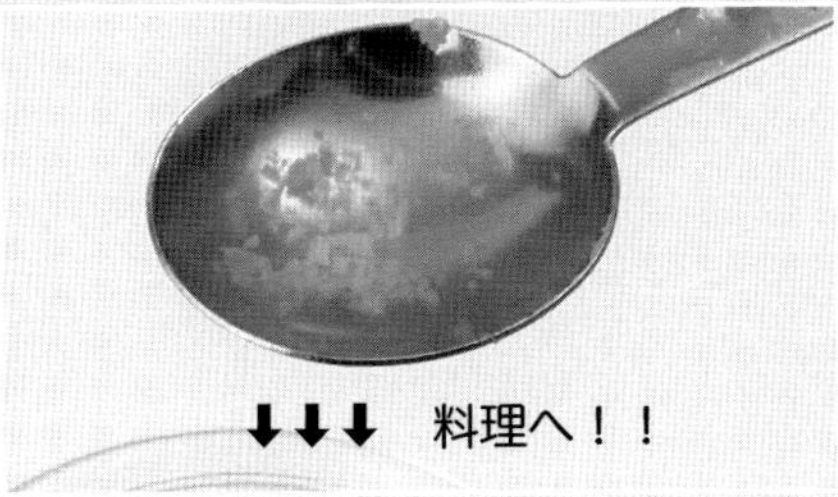

②かける!!

1食につき小さじ1～2を目安に、塩やしょうゆ、ソースの代わりに料理にかけて食べる

おろしにんにく酢
Q&A

Q
食べてはいけない人はいますか？

A 【おろしにんにく酢】は薬ではなく食品なので、誰でも手軽に試すことができます。ただし、酢もにんにくも弱った胃には刺激となってしまうことがあるので、そのまま飲んだりせず、料理と一緒に食べましょう。また、医師から食事指導を受けている人は、必ず相談してから始めてください。

Q
にんにくが青色になってしまったのですが？

A 原因は諸説ありますが、にんにくに含まれる成分が、酢の酸によって変化したと考えられます。これらの成分はもともと植物中に含まれている物質で、有害なものではないので、食べても問題ありません。すべてのにんにくが変色するわけではなく、また、変色しても置いておくと徐々に色が薄くなっていきます。

Q
酢の種類は何が一番いいですか？

A スーパーマーケットなどで手に入る一般的な穀物酢で十分に健康効果が得られます。好みで、米酢やりんご酢を選んでもかまいませんが、もろみ酢や調味酢のように甘みが強かったり、他の調味料が添加してある場合、酸度が低いことがあります。そうした酢で作ると日持ちしないので、半量で作って早めに使いきるなどの工夫が必要です。

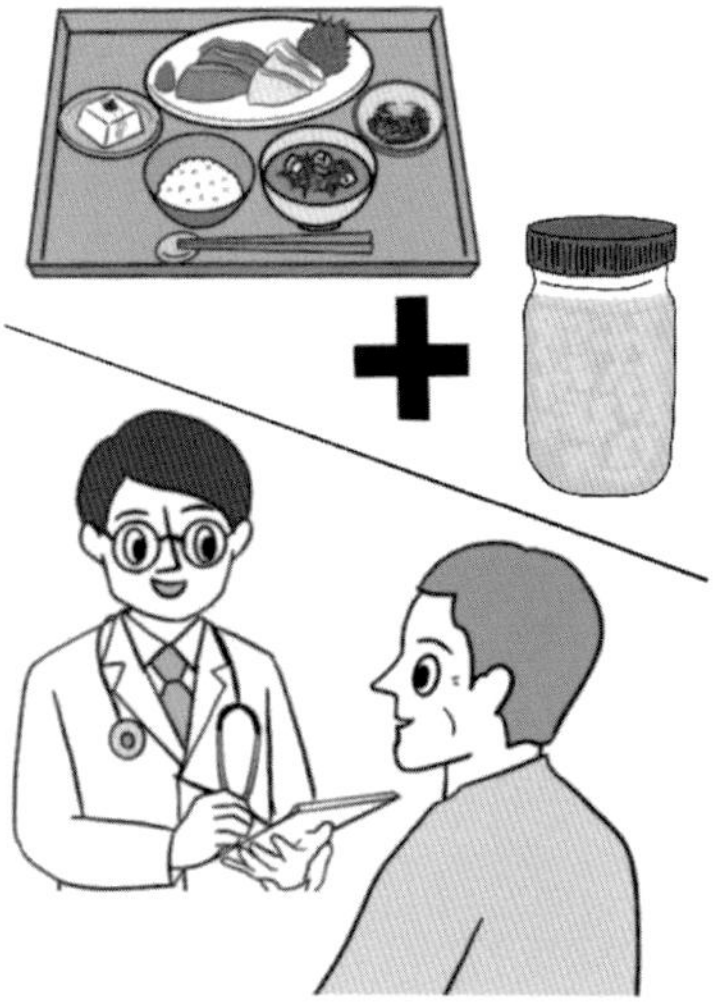

Part 4

【腎結石・尿路結石】が劇的によくなる特効食品①「スイカの煮汁」

大東文化大学スポーツ健康科学部健康科学科教授・医学博士
大城 聡

スイカの多彩な健康成分を濃縮して効率よくとれる「スイカの煮汁」。飲めば肥満が解消、腎機能が高まり尿路結石が改善する人も

肥満にも高血糖にも高血圧にも丸ごと効く

　夏の果物の王様であるスイカには、健康に役立つ多彩な成分が含まれています。「甘いから、食べると太るのでは?」と心配する人もいますが、じつは正反対。肥満の原因になる糖分(炭水化物)は、スイカに含まれるものは難消化性のため、ほとんど吸収されることはないのです。ですから、スイカを煮詰めて成分を濃縮した「スイカの煮汁」(122ページ参照)を飲み、肥満が解消した人もいます。

　肥満をきっかけに引き起こされるインスリン抵抗性(インスリンが効きにくくなる状態で糖尿病の原因になる)や、高血糖、高血圧、脂質異常症、動脈硬化による複合的な悪影響を、総じて「メタボリック症候群」と呼びますが、スイカの煮汁は、このメタボの予防や改善にも、大いに役立ちます。

　そしてまた、スイカにはいろいろな有効成分が含まれていますから、高血圧や腎不全がよくなる人も多いのです。そのスイカの成分の働きについて説明しましょう。

①難消化性の炭水化物

　スイカの炭水化物は消化しにくいためエネルギーに変わりにくく、他の食品の炭水化物の吸収を妨げてくれます。さらに、中性脂肪の吸収を抑えたり、ミネラルの吸収率を向上させたりするほか、腸内細菌の善玉菌を増やし、悪玉菌を抑えるなど、腸内環境を整える働きもあります。その結果、便秘を改善し、免疫力を増強して病気にかかりにくい体をつくることができます。

②シトルリン

　スイカに多く含まれるアミノ酸の一種。たんぱく質をつくっているアミノ酸の代謝プロセスで発生するアンモニ

① 多彩な健康成分を含むスイカ

シトルリン

スイカに特有のアミノ酸。体内の有毒なアンモニアの排出を助けたり、血管を拡張して血行をよくする作用がある

リコピンやタンニン

悪玉の活性酸素を除去する、強い抗酸化作用をもつポリフェノール。糖尿病やメタボの改善、がん予防などに役立つ

カリウム

ミネラル成分。利尿作用があり、余分な塩分などを体の外へどんどん排出。高血圧を改善するあと押しをする

難消化性の炭水化物

その名のとおり、消化しにくい炭水化物。血糖値や中性脂肪の上昇を抑えたり、内臓脂肪を減らす作用があると考えられる

② スイカの煮汁ならこれらの成分をまとめてとれる

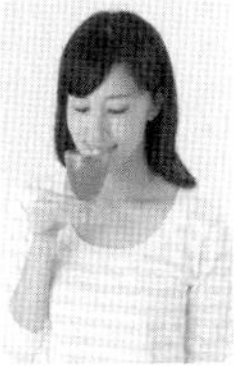

③ 悪影響を及ぼし合う肥満や生活習慣病を食い止めてメタボを改善に導く

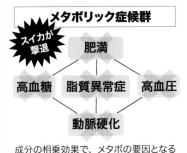

メタボリック症候群

スイカが撃退

肥満

高血糖　脂質異常症　高血圧

動脈硬化

成分の相乗効果で、メタボの要因となる高血圧や高血糖が次々に改善

スイカに含まれる主な栄養成分（赤肉種）

	可食部100g当たり
エネルギー(kcal)	41
水分(g)	89.6
たんぱく質(g)	0.6
脂質(g)	0.1
炭水化物(g)	9.5
食物繊維(g)	0.3
灰分(g)	0.2
無機質(ミネラル)	
ナトリウム(mg)	1
カリウム(mg)	120
カルシウム(mg)	4
マグネシウム(mg)	11
リン(mg)	8
鉄(mg)	0.2
亜鉛(mg)	0.1
銅(mg)	0.03
マンガン(mg)	0.03
ビタミン	
A(β-カロテン)(μg)当量	830
E(mg)	0.1
B_1(mg)	0.03
B_2(mg)	0.02
ナイアシン(mg)	0.2
B_6(mg)	0.07
葉酸(μg)	3
パントテン酸(mg)	0.22
ビオチン(μg)	0.9
C(mg)	10

文部科学省「日本食品標準成分表2020年版（八訂）」より

アを、肝臓で速やかに毒性の弱い尿素へと変換させます。また、体内でアルギニンに変化して、血管を拡張させる一酸化窒素をつくるため、高血圧の改善に役立ちます。腎臓の血液の量も増やしますから、尿素をはじめとする老廃物の濾過を推し進めて、有害物質を尿と一緒にどんどん排出させます。

　肝臓や腎臓の働きが悪くなると、肝臓が行う解毒作用や腎臓の濾過作用が低下しますから、体内に毒素が蓄積しやすくなり、倦怠感やむくみ、冷えの原因になります。また、代謝が落ちて太りやすくなったり、肌が荒れたり黒ずんでくることがありますが、シトルリンにはこれらを改善に導く作用があるのです。

　腎臓の機能が向上して、体の水はけがよくなることで、腎炎や尿路結石、膀胱炎、頻尿など、泌尿器系のトラブル改善にも大いに役立ちます。

③タンニン（高濃度カテキン）

　スイカのタンニンは抗酸化作用が高く、動脈硬化や糖尿病、がん、老化などの予防に役立つ成分。体脂肪を盛んに分解・燃焼するといううれしい効果もあります。また、タンニンには結石をできにくくする作用があるという研究報告もあります。

④カリウム

　カリウムは利尿作用のあるミネラルで、体の余分な水分や塩分を排出して、水太りや高血圧の改善に役立ちます。

　実際に、スイカの煮汁をとるとすぐに、カリウムとシトルリンの働きで、サラサラした尿がたくさん気持ちよく出るようになります。

⑤リコピン、β-カロテン、ビタミンC

　抗酸化作用の高い色素の成分であるリコピンやβ-カロテン、ビタミンCも豊富に含まれていますが、これらはすぐれた抗酸化作用によって、がんや動脈硬化、老化の防止に役立ちます。β-カロテンはまた、体内でビタミンAに変わり、皮膚や粘膜を丈夫にして感染を防いだり、目の健康を保つのにも有効です。このほか、糖質の分解に役立つマンノシダーゼという酵素、肝臓への脂肪の蓄積を防ぐイノシトールなどを含んでいます。スイカを食べると、このような多彩な成分が体内で総合的に働いて、内臓や代謝機能を高めてくれるでしょう。

　ただし、生のスイカは90％が水分で、量をたくさん食べることがむずかしいかと思います。しかし、煮詰めてスイカの煮汁にすれば、効率よく継続的に成分をとることができます。スイカの成分は熱に強いですから、加熱によって失われることはありませんし、ヨーグルトや炭酸水など、他の食品に混ぜても問題ありません。

　暑くて疲れのたまりやすい夏は、ぜひスイカの煮汁を活用して、おいしく健康に過ごしてください。

体験談

何十年も苦しみ続けた尿路結石ができなくなり、人工透析を免れたばかりか、高血圧も改善した

食後3回とって尿の量が増え、尿管結石が治った

広島県　A男さん（70才）

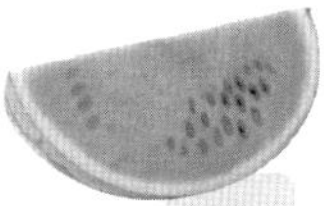

大汗をかく仕事で繰り返し結石ができる

私は20代の後半から、およそ30年にわたって、尿管結石に苦しめられてきました。鉄工所に勤務していましたから、毎日大量に汗をかく環境で肉体労働をしていたことが、体にたたったのだと思います。汗をたくさんかくものですから、できるだけ水分をとるようにしていたのですが、どうしても尿が濃くなってしまい、石ができやすくなっていたのでしょう。何度治療を受けても、繰り返し結石ができてしまうのです。

石が大きくなり、米粒大になって、体の中で動いたときは、耐えきれず倒れるほどの激痛でした。30代で手術を受け、薬も飲み続けましたが、まったく効果が見られません。結局、2、3カ月に1回程度のペースで、超音波を使って結石を砕く治療を受けていました。

そのせいで、腎臓機能も低下していて、検査数値が軒並み悪く、医師からは、「これ以上悪化すると人工透析になる」と言われていました。腎臓が悪いから血圧も高くなり、上が２５０～３００㎜Hgくらいあって、降圧剤を飲んでも下がってくれないのです。

「スイカの煮汁」を飲んで健康を取り戻した

ところが、十数年前、知人のすすめで「スイカの煮汁」を飲み始め、それからは結石ができなくなりました。尿がたくさん出るようになったことで改善したのでしょうが、数年前を最後に、結石の治療は受けないですむようになりました。高かった血圧も、今は１８０㎜Hgくらいまで下がりました。

おかげさまで、今では体がとても楽になり、ここ数年になってようやく健康を意識できるようになり、のんびりと過ごせるようになりました。

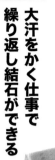

体験談

3年おきに激痛に苦しんでいた結石が、「スイカの煮汁」で尿量が増えて、手術なしでスルッと落ちた！

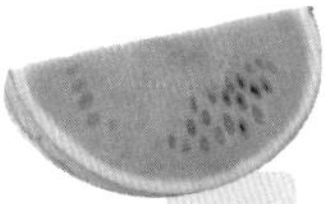

1日3杯飲んで、10日間で結石がスルッと落ちた！

大阪府　B男さん（56才）

26才で始まった結石発作の激痛の繰り返し

私が初めて結石の激痛を味わったのは、26才のとき。それからというもの、およそ3年おきに、激痛に襲われていました。

あるときは家族と買い物中に突然、左わき腹に激痛が走りました。息もできないほどの痛みに、そのまま動けなくなってしまい、気がついたときには、救急車のなかでした。

結石ができるのは、決まって左側の腎臓でした。麻酔注射を打たれ、衝撃波で結石を割る治療を受けるのですが、これがまた、悪夢のような痛さなのです。結石ができるたびに1週間は仕事を休まなければならず、いつも会社に迷惑をかけていました。

梅干しや納豆が結石予防にいいと聞いて、しばらく食べてみましたが、あまり効果はありませんでした。

あれほど悩まされた結石が苦痛もなく自然に流れ落ちた

そんな私が「スイカの煮汁」を知ったのは半年前のこと。親が知り合いから聞いて教えてくれたのです。さっそく、毎食後に1日3杯飲んでみることに。すると数日後、明らかに尿量が増えていることに気づきました。多いときは30分に1回トイレに行くこともありました。しかし、10日くらい経ったころ、明け方にまた左わき腹の激痛に襲われ、病院へ行ったらやっぱり結石ができていました。

ところが、トイレに行くと、結石が尿と一緒に出てきたのです。手術をせずに結石が出たのは初めてのことで、感動しました。スイカの煮汁のおかげで、結石ができても仕事を休まずにすんだのです。

飲み始めて間もないですが、結石ができないように、これからもスイカの煮汁を飲み続けたいと思います。

体験談

米粒よりも大きい結石を2度も経験。透析間近から「スイカの煮汁」で数値が改善。石もできなくなった

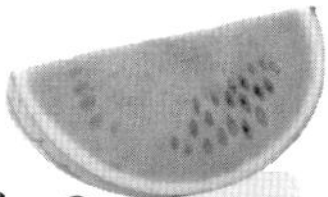

2度の尿管結石と透析目前の数値から回復

広島県　C男さん（68才）

悪かった腎臓病が結石でさらに悪化

もともと腎臓が悪かった私は、29才のときに最初の尿管結石を経験しました。兄の家に行った際、急激な痛みに襲われ、そのまま倒れて病院に運ばれたのです。石を砕いて取り除きましたが、石は米粒よりも大きかったのです。腎臓の機能を表す数値も30％まで落ち、10％を切ったら人工透析と医師から言われてしまいました。

とにかく、水分や老廃物を尿として出さなければふたたび結石になるかもしれないという恐怖から、何かいいものはないかと探して出合ったのが「スイカの煮汁」でした。効果はてきめんで、夜1時間おきに3回もトイレに行くこともありました。しかし、煮詰めただけのスイカの煮汁は私には飲みにくく、最初はいやいや飲んでいましたが、何年か経ってやめてしまいました。そして40代にさしかかったころ、ふたたびあの激痛に襲われたのです。

再発した結石も、今度は「スイカの煮汁」で予防

倒れた私は病院に担ぎ込まれて、またしても手術を受けました。その際、医者からは利尿作用のあるビールを飲むといいと言われましたが、私はお酒はやりません。そこで思い出したのがスイカの煮汁です。いやだからとやめたら石ができたわけですから、このまま避けているわけにもいかず、ふたたび続けることにしました。60才を過ぎてからは食事にも気をつけるようにしました。いつもは2杯食べていたご飯を小さめのお茶碗1杯に控え、カリウムを多く含む野菜をとるようにしました。

今では、30だった腎機能も45まで回復して、結石もできていません。尿管結石の激痛の恐怖から救ってくれたスイカの煮汁には、本当に感謝しています。

「スイカの煮汁」の作り方

有効成分をギュッと濃縮する極意は煮詰めること！

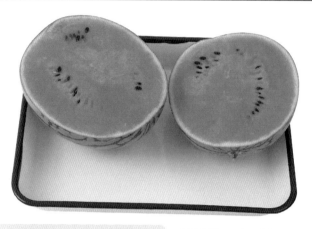

2kgのスイカから、約1週間（700㎖前後）のスイカの煮汁ができます

材料（約1週間分）
※中玉なら1個、大玉なら約4分の1個

❶ 種をとる

スイカを切り分けて、菜箸やスプーンで種を取り除く

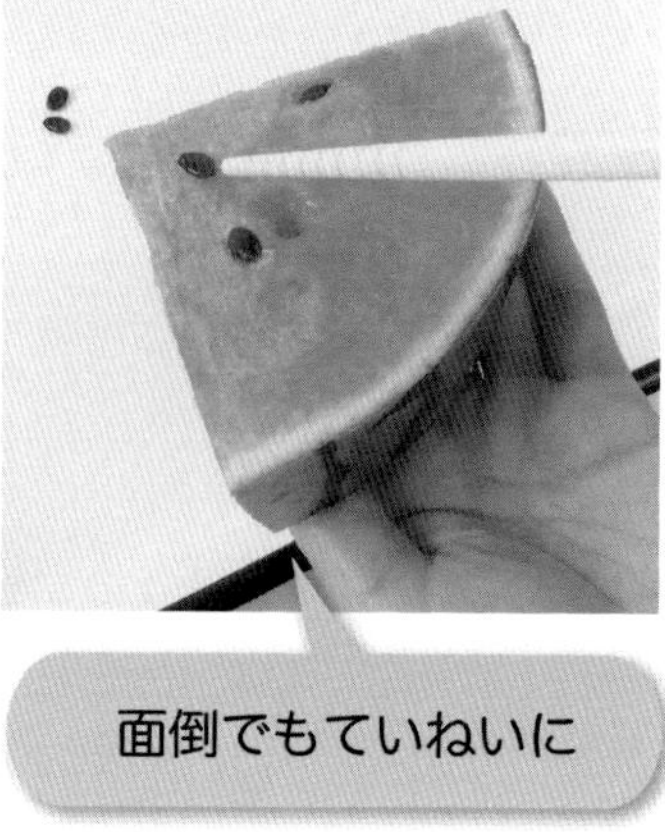

面倒でもていねいに

❷ すりおろす

おろし器でスイカをすりおろす（面倒な人はミキサーを使ってもよい）

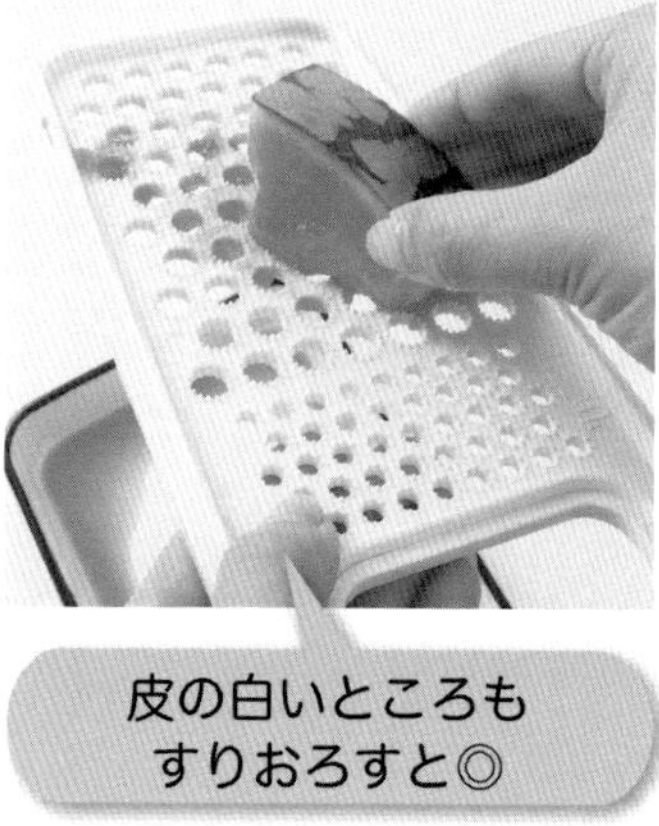

皮の白いところもすりおろすと◎

効果的なとり方

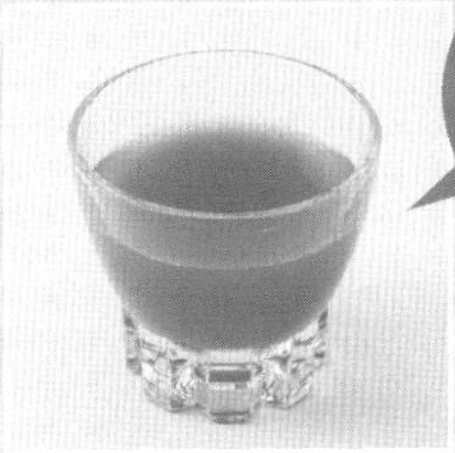

1日2回
各50㎖ずつ
飲もう

- 飲む時間帯はいつでもかまわないが、朝晩２回とるとよい
- 減量したい人には食後がおすすめ
- 水や白湯で割ってとるのも○。体の水はけがさらによくなる

保存は冷蔵庫へ

- 粗熱がとれてから、密閉容器に入れて冷蔵庫へ
- 密閉容器は熱湯消毒した耐熱性の保存瓶がベスト
- １週間程度で飲みきること

皮がもったいない！という人は加えてもOK

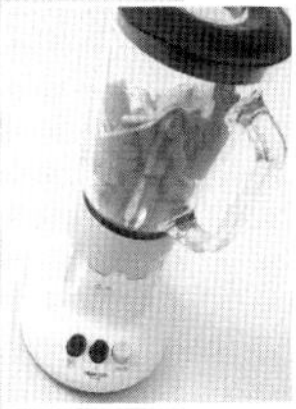

皮にも成分が残っているため、実と一緒にすりおろすか、ミキサーにかけて煮詰めてもかまわない。ただし、味の面では青臭くなり、おいしくなくなる

❸ 煮る

すりおろしたスイカを鍋かフライパンに入れて、弱火で30分～１時間ほど煮詰める。吹きこぼれや焦げつきに注意をして、木べらでかきまぜながら煮ること（テフロン加工のフライパンを使うと焦げつきにくい）

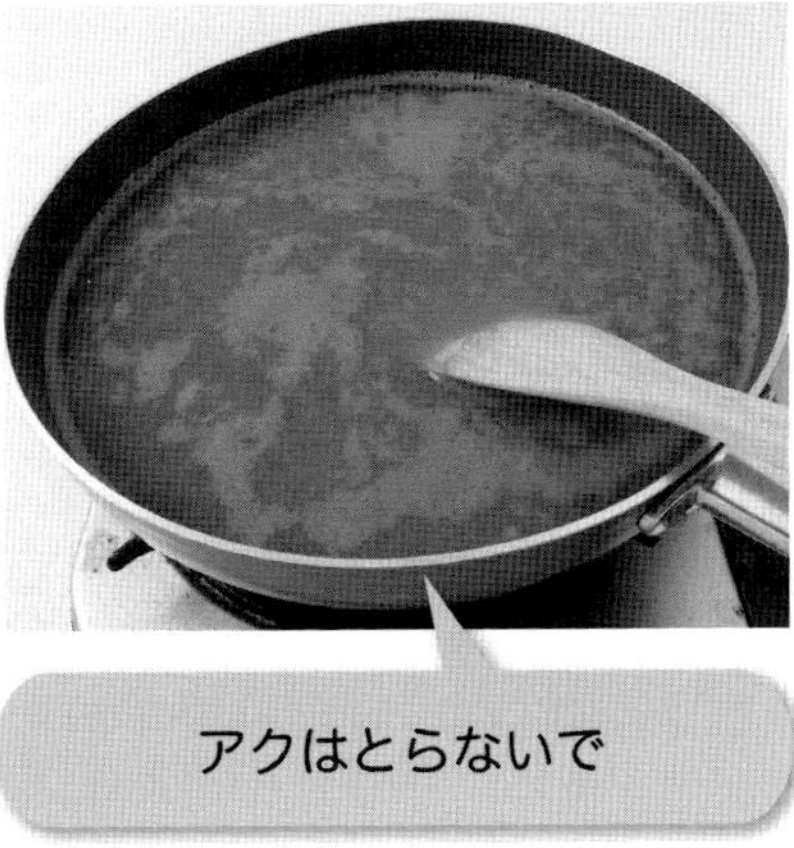

アクはとらないで

❹ できあがり

半量以下になり、とろみが出たら完成。火からおろす

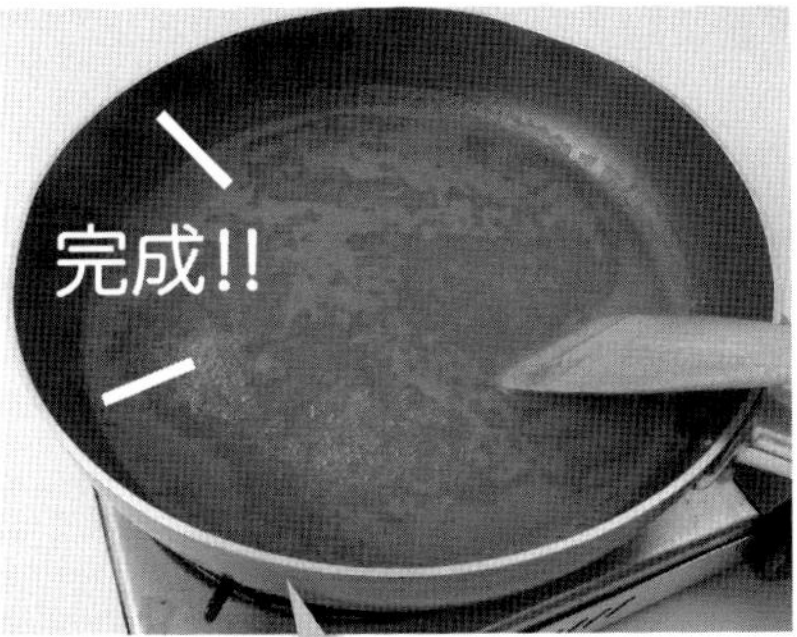

とろーり、おいしい！

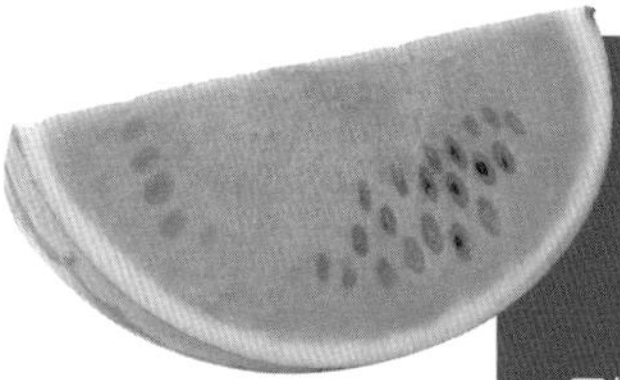

スイカの煮汁 Q&A

回答
大城 聡 『健康』編集部

Q
スイカの煮汁を飲んではいけない人はいますか?

A　基本的には、子どもからお年寄りまで、どなたでも飲むことができます。ただし、重度の糖尿病や腎臓病があって、食事や水分の摂取量を制限されているような方は、主治医に相談してから飲むようにしましょう。（大城）

Q
スイカの味が苦手です。おいしく飲む方法があれば教えてください

A　水や白湯で割ったり、ヨーグルトに入れると飲みやすくなります。どんな飲み方でも効果は変わらないので、工夫してみてください。（大城）

Q
小玉スイカや黄色いスイカで作ってもかまいませんか?

A　大丈夫です。黄色いスイカの場合、赤いスイカと含有成分が多少異なる可能性もありますが、大差はないと思います。（大城）

Q
飲みはじめてからどのくらいで効果が出ますか?

A　個人差がありますが、早い人では「すぐに尿の出がよくなる」「数日で便秘が解消する」といった例も多くみられます。

ただし、大量にとれば短期間で効果があらわれるというものではありません。少量でも1カ月間くらい続けると、よい変化を感じるというケースが多いようです。いずれにせよ毎日続けることが肝心です。（大城）

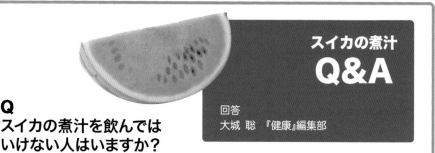

Q
スイカの煮汁をとったら血圧が下がってきました。
血圧の薬をやめてもかまいませんか？

A　スイカの煮汁をとって元気になってきたからといって、常用薬を自己判断でやめてはいけません。どんな常用薬も同じです。かならず、かかりつけ医に相談をしながら管理するようにしてください。（大城）

Q
スイカの煮汁を手作りするのが面倒です。
また、夏以外の季節ですと高価で手に入りにくくなります。
なにかいい方法は？

A　スイカから作られた食品を利用するのも一つの方法です。スイカが出回らない時期にも活用できます。

　もちろん、出盛りの季節は毎日一切れずつスイカを食べるのもおすすめ。わずかずつですが、体にいい成分をとれますね。（『健康』編集部）

// スイカの成分を手軽にとれるこんな食品もある //

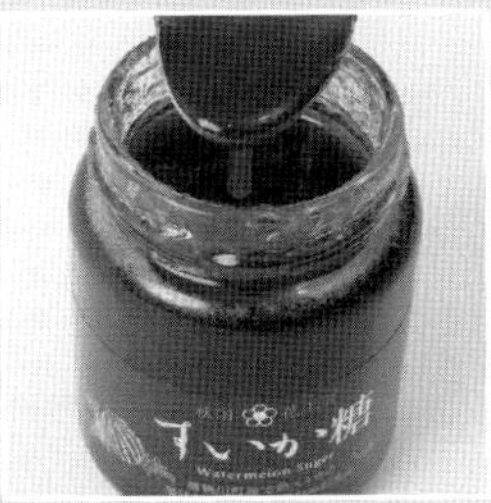

スイカを煮詰めた食品。さらっとしたジャムのようなみずみずしい食感。

「秋田花工房すいか糖」（150g・2160円）
合同会社地域とともに　0120・973・218

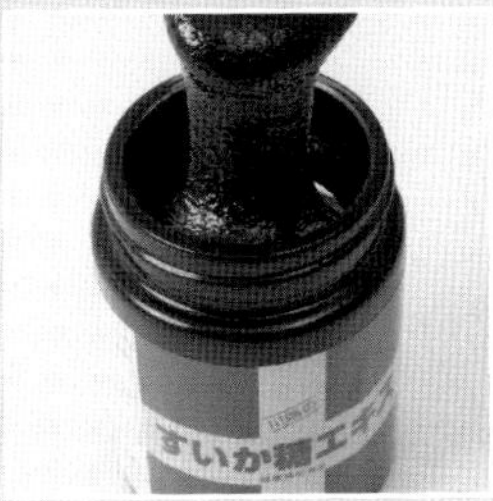

煮詰めたスイカにトウガンやトウモロコシの毛も加えた、濃厚なペーストタイプ。

「川端のすいか糖エキス」（120g・3780円）
株式会社川ばた乃エキス　0120・474・425

※今後、商品名や価格が変更になる可能性があります。
※各商品の内容などの詳細は、『健康』編集部調べによります。参考価格は税込みです。

結石に効く民間薬

ウツボグサ(夏枯草)

日当たりのよい山野や道端に、日本中どこでも見られます。茎は四角で高さ15～30㎝、初夏に紫色の唇形の花をつけます。夏のうちに花穂が褐色に枯れますが、その褐色になりはじめたころに、花穂だけを採取し、日干しにして乾燥します。

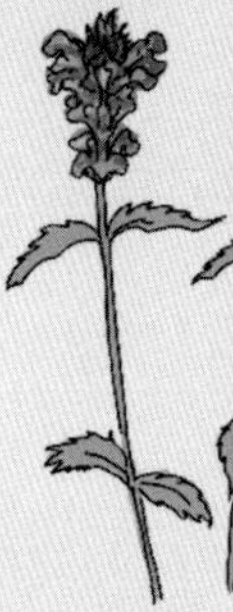

ウラジロガシ

カシの一種で温暖な地域の山地に自生する常緑の喬《きょう》木《ぼく》(2m以上になる木)です。九州、四国、中国、近畿地方に多く、北は宮城や新潟までが自生の限界とされます。幹は黒っぽい灰色、白い皮目が見られ、葉は細長く長さ10～15㎝で、中ほどから先のほうが、のこぎり状に鋭くとがっています。表面はつやがありますが、裏面が白いことが特徴です。

いつでも採取できますが、10～11月が最適とされます。ひなた干しにして乾燥させ、刻んで保存します。

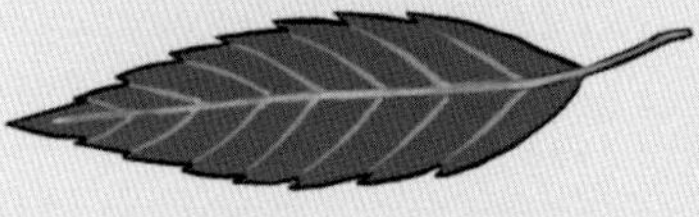

クマヤナギ

紫色のつる性の低木、日本全国の山野に、藪のように自生しています。7～8月に白い花をつけ、秋にはあずきに似た実がなります。薬用として使用するのはつると葉で、日干しにします。

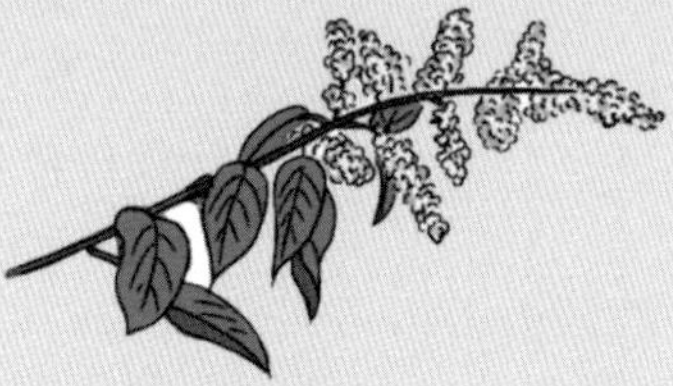

カキドオシ(カントリソウ)

野原や道端、庭先など、どこにでも生えている多年草。四角い茎で、4～5月ごろに花が咲いたあとは、茎が倒れて地上をつるのように這い、垣根のすき間にも入り込みます。葉は円形でへりに鋭い切り込みがあります。葉と茎を採って日干しにします。

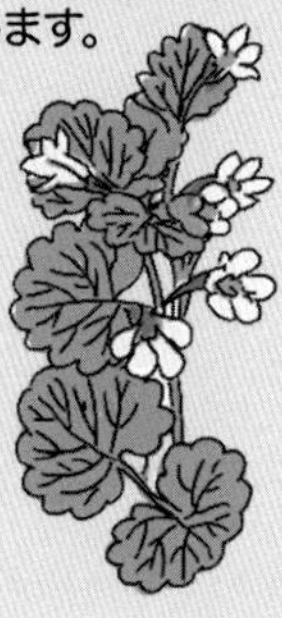

〈用い方〉

いずれも、乾燥したもの約10g(1日量)を400㎖の水で⅓量に煎じ、3回にわけて服用します。ウラジロガシを予防的に用いるときは、乾燥葉20～30gを約2ℓの水で20～30分弱火で煎じ、お茶代わりに飲みます。

※『もう結石なんか怖くない』(梶本義衛著・主婦の友社)より

Part 5

【腎結石・尿路結石】が劇的によくなる
特効食品②
「赤黒豆茶」

グリーンリーフ治療院院長・中医師
高野耕造
薬学博士・漢方専科「壮健」タムラ薬局代表薬剤師
田村哲彦
東京有明医療大学保健医療学部鍼灸学科教授
川嶋 朗
（掲載順）

体験談

尿管結石の激痛がその日のうちに解消！石がすぐに膀胱に落ちて、残尿感や頻尿に悩まず自然に排出できました

600㎖
飲んですぐに
尿管結石が改善！

突然襲われた尿管結石の激痛

私が尿管結石を患ったのは3年ほど前のことです。胆石・膵炎《すいえん》・尿管結石の3つの病は「三大激痛」といわれるほど強い痛みを伴う……という話は知ってはいたのですが、まさかここまでとは思いませんでした。

その日の朝、私が勤めているマッサージ・鍼灸を行う治療院で開院準備をしているときです。わき腹に突然、差し込むような激しい痛みを感じました。七転八倒、地獄の苦しみとはよくいったもので、内臓をギュッと強くわしづかみにされたような痛みに襲われたのです。すぐに治まるかとしばらくじっと耐えてみたものの、脂汗はダラダラと流れ続け、痛みが消える様子もなく、しまいには吐き気さえこみ上げてきました。これはとてもじゃないけれど今日一日患者を診ることはできないと判断した私は、その日入っていた予約をすべて取り消させてもらい、救急車で病院に向かったのです。

救急病院でX線撮影をしてもらうと、腎臓から膀胱へと尿を通すための尿管に大きな石が詰まっていることがわかりました。石が通り道をふさいでいることで、腎臓が尿でいっぱいになってしまう水腎症も発症していました。腎臓はパンパンに膨れ上がり、見ているだけで痛々しいほどです。石を溶かす薬を処方されましたが、体が受け付けずに吐き戻してしまいました。

水をたくさん飲んで、自身が跳ねると石が膀胱に落ちやすくなると聞き、痛みが続くなか、無理やり水をたくさん飲みました。尿が少しずつ出るよう

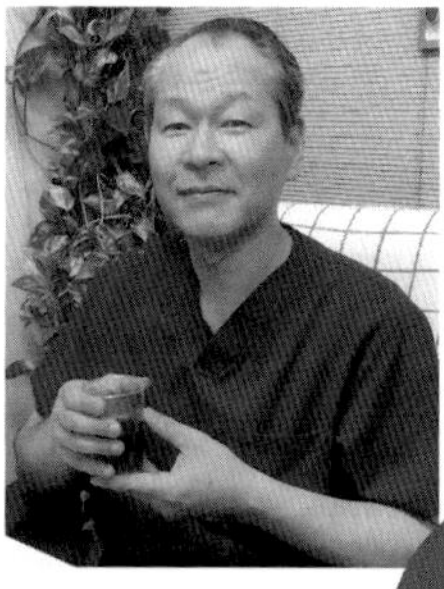

「香りも味も抜群！『赤黒豆茶』は、あずきと黒豆の成分がよく出ていますね」

にはなったものの、石は尿管に詰まったままびくともしません。

お茶を飲んだ日に痛みが解消

知人から黒豆の入ったお茶をすすめてもらったのは、そんなときでした。その人とは仕事仲間で、もともと患者に出すお茶を考えていたそうなのですが、私が尿管結石で苦しんでいることを知り、急きょ作ってくれたのです。煎った黒豆の香ばしさに心も落ち着き、リラックスすることができました。その日に飲んだ量はコップ3杯、600㎖ほどだったでしょうか。痛みに耐えて鍼治療を行い、そのお茶を飲んだ途端、あの激しい痛みが嘘のようにスッと消えてしまったのです。

石が膀胱に落ちた感覚はあったのですが、その後、いつ尿道から出てきたのかはわからずじまい。膀胱に石が落ちると頻尿や残尿感といった症状が出ると聞いていたのですが、それもありません。黒豆の入ったお茶のおかげで尿をまとめ出しできたから、気づかないうちにころっと石を出すことができたのだと思います。まさか初日で結石が出るとは思わなかったので、とにかく驚いたのを覚えています。

そして、その2カ月後、さらに驚くことがありました。結石の痛みがなくなった後も黒豆の入ったお茶を飲むようにしていたのですが、ある日トイレで用を足していると、なんと尿に混ざって黒い砂が出てきたのです。どうやら私は結石ができやすい体質のようで、再び砂が集まり結石ができかけていたようです。黒豆の入ったお茶が持つ尿のまとめ出し効果で、砂の状態のまま出すことができました。

さらにうれしい効果もありました。黒豆の入ったお茶を飲むようになってから、お酒を飲んだ翌朝でも顔のむくみが気にならなくなったのです。仕事柄、そういったことには気を使いたいので、とても助かっています。

今回、初めて「赤黒豆茶」を飲みましたが、黒豆だけのお茶よりもかなりパワーアップしているのではないでしょうか。あずきも黒豆と同じように腎にいいといわれていますし、利水効果があります。煎ってあずきの色が黒っぽくなることで、その効果はギュッと濃縮されますから、赤黒豆茶は材料だけでなく、作り方（132ページ）もとてもすぐれているといえるのです。

さらに赤黒豆茶の、煎った豆の香りやまろみのある味には、人をゆったりとリラックスさせる効果があります。寝る数時間前に飲めば就寝前にまとめて尿を出すこともできますし、精神を安定させる効果から眠りも安定するので、夜間頻尿の人にもいいのではないでしょうか。私の実体験として、尿管結石の予防・解消には特におすすめです。

（高野耕造）

体の水はけをよくし、毒を出す健康茶

「赤黒豆茶」の すぐれた栄養効果

田村哲彦

1 ポリフェノール

（アントシアニン・イソフラボンなど）

青紫色の色素成分アントシアニンは、細胞の酸化を防ぐ働きから、動脈硬化の改善に◎。イソフラボンは、更年期障害の症状や前立腺肥大の改善に働きかける

2 カリウム

過剰な塩分の排出を促して、血圧を下げる。水はけをよくし、むくみ、冷えの解消効果も

3 カルシウム・マグネシウム

骨や歯などの形成に働く栄養素。筋肉や神経の働きのサポートにも必須

4 たんぱく質（アミノ酸）

あずき、黒豆には良質なたんぱく質（アミノ酸）が豊富。筋肉量の維持や、免疫力アップに不可欠

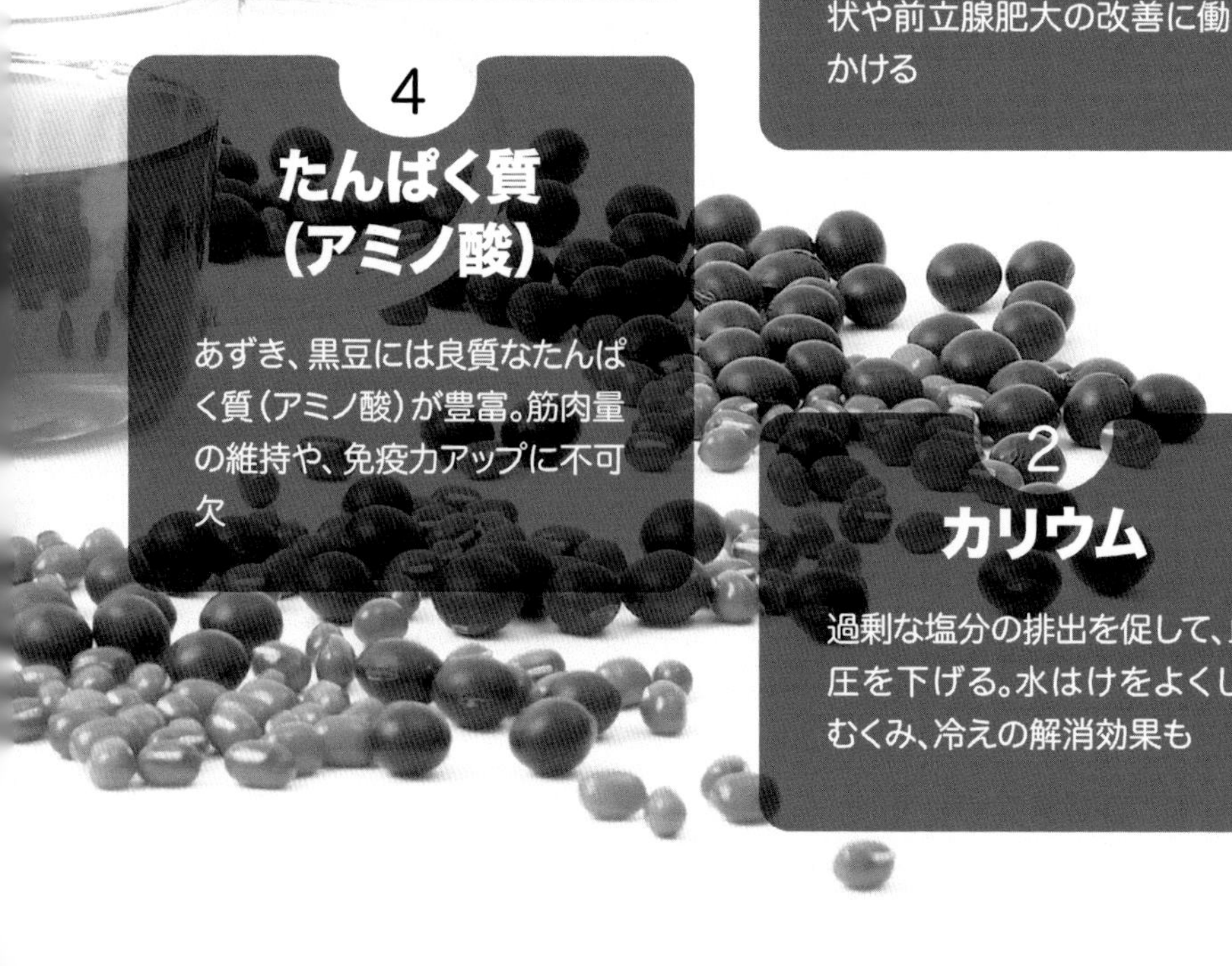

5

食物繊維

糖の吸収をゆるやかにして血糖値の上昇を抑制。豆を残さず食べることでしっかりとれる

6

ビタミンB群

体のエネルギーをつくるのに必要な栄養素。疲労を回復させ、脂肪燃焼も助ける

7

ビタミンK

活性酸素から体を守る働きを持つ。血管の拡張作用で血流を促進させ、冷え解消にも

8

オリゴ糖

腸内の善玉菌のエサになり、腸内環境を調整。便秘の解消や免疫力を向上させる

9

ピラジン

焙《ほう》じると出る香り成分。副交感神経を優位にし、寝つきや夜間頻尿の予防効果も

10

レシチン（脂質）

細胞の代謝に欠かせない脂質。脳や内臓、神経を健康に保ち、余分な血中コレステロールの抑制作用も

11

鉄分

血液や筋肉に不可欠な成分。貧血を防ぎ、倦怠感や疲労を取り除く

12

サポニン

血中の脂質が酸化するのを防ぐ。血液をさらさらに保ち、血栓ができるのを抑制

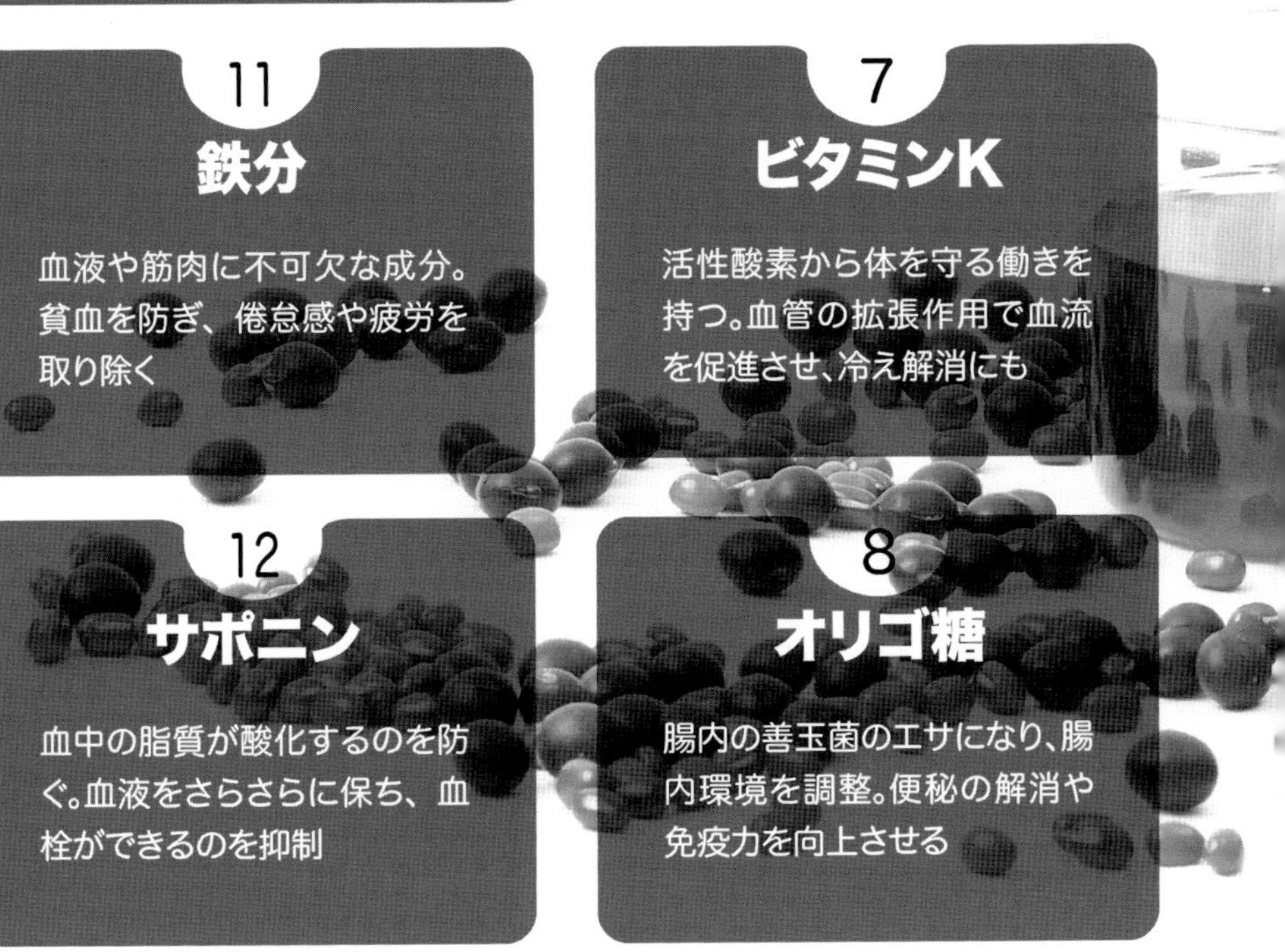

頻尿、残尿感を解消させ、膀胱を元気にする

「赤黒豆茶」の作り方

田村哲彦

用意するもの（1日分）
あずき…大さじ1と½（15g）
黒豆…大さじ1と½（15g）
湯…500㎖

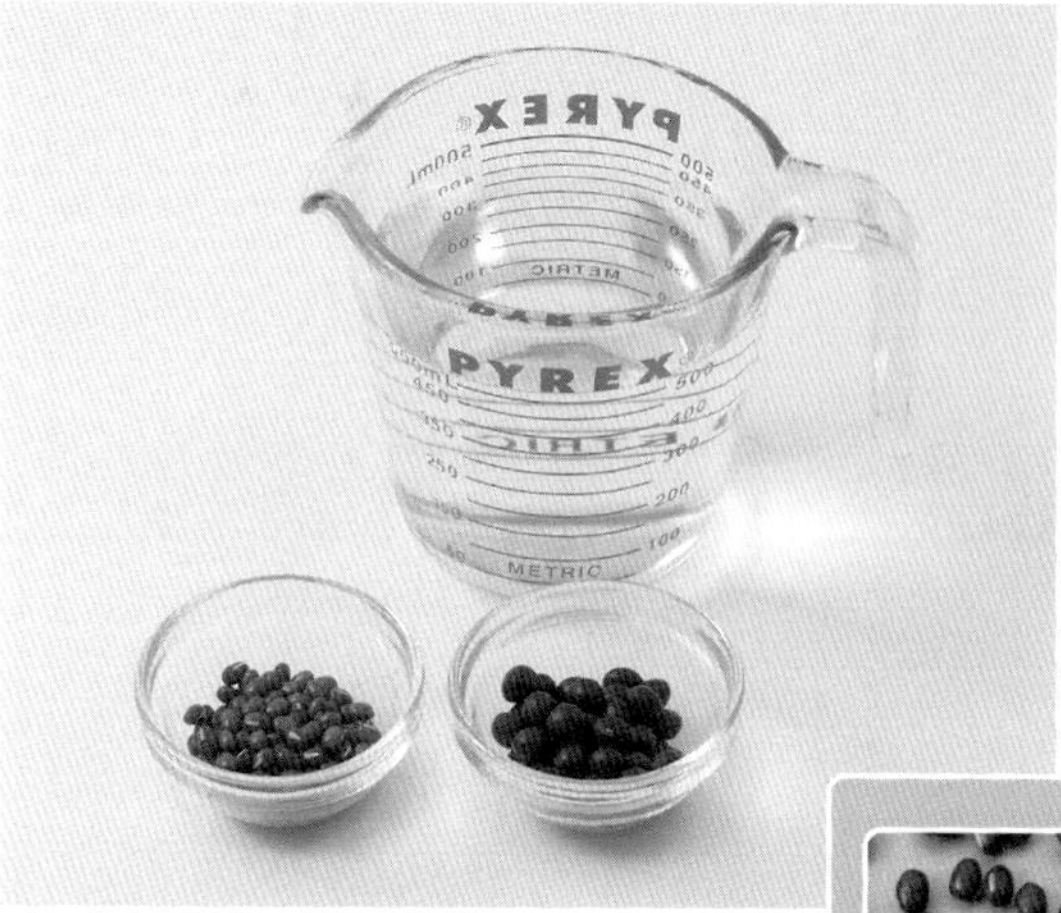

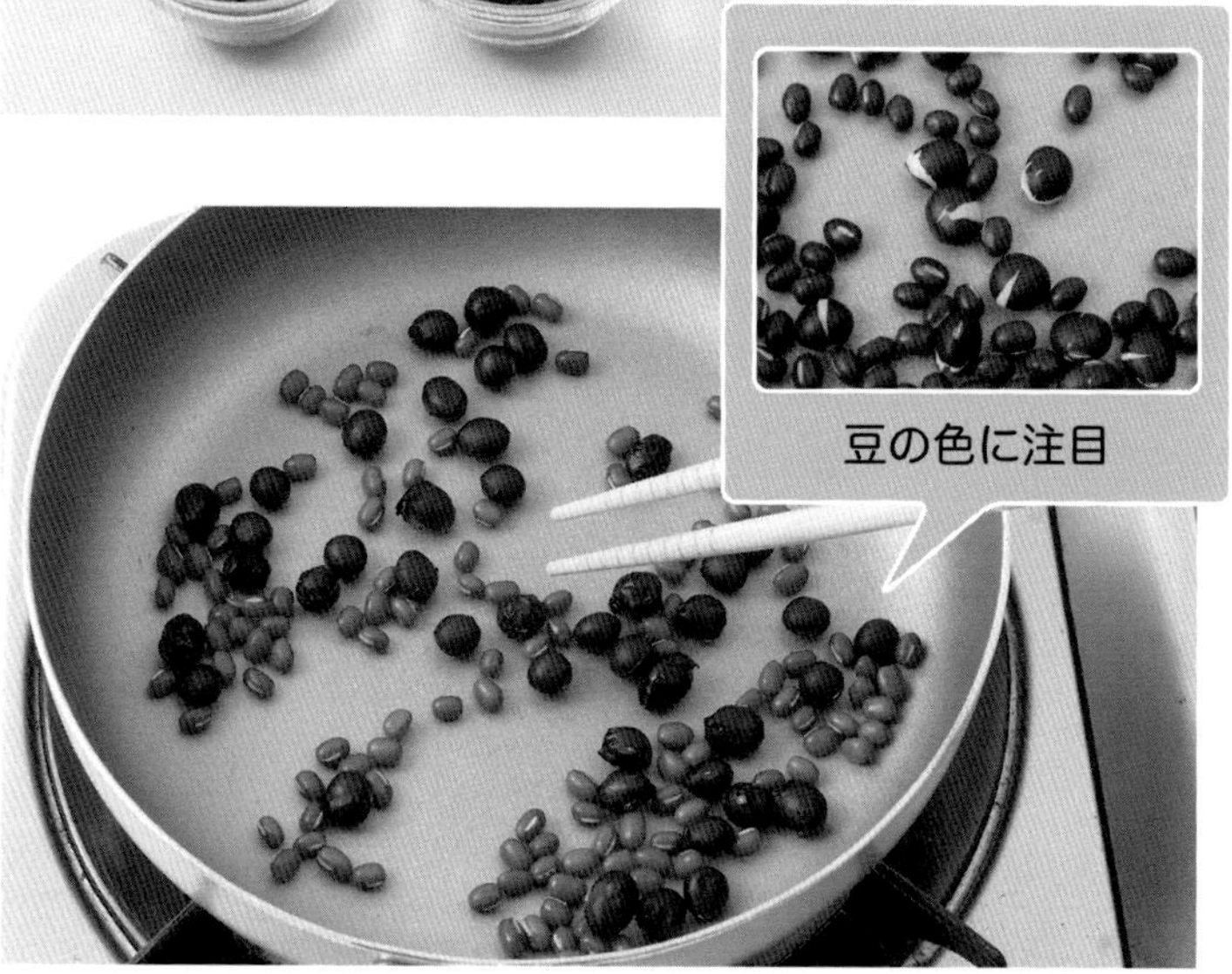

❶ 豆を煎る

あずきと黒豆は軽く洗って水気をふきとり、フライパンに入れて中火で7～10分ほど焦がさないように煎る。煎りの目安は、黒豆の皮が破れて中がきつね色になり、香ばしいにおいがしてきたらOK

❷ 熱湯を注いで蒸らす

煎った豆をポットに入れ熱い湯を注いで、15分蒸らす

じっくり15分蒸らす

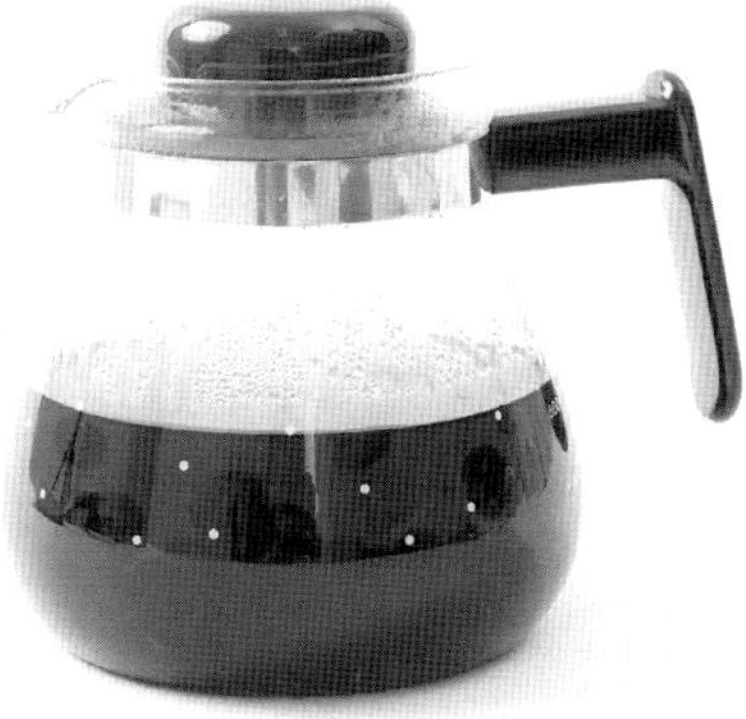

❸ 豆をこす

豆をこせば、赤黒豆茶のできあがり。温かいまま飲んでも、冷やして飲んでもよい。1～2日で飲みきる

1日500㎖を目安にとる

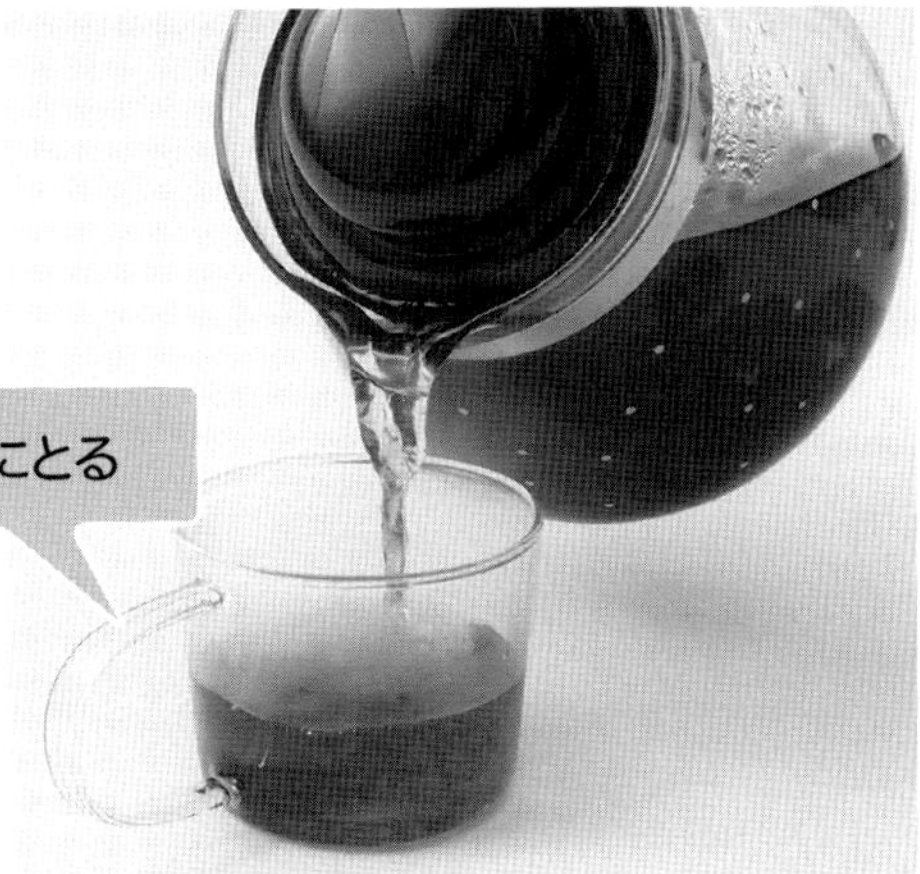

空気を抜いて密閉！

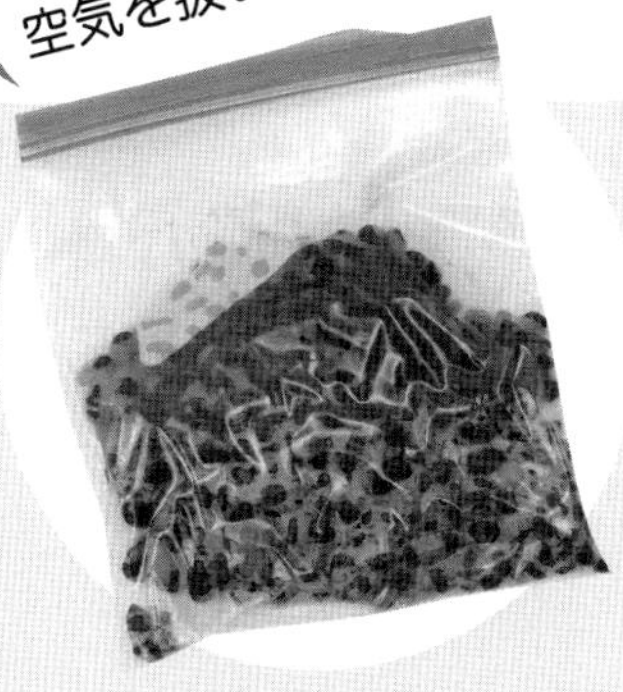

残った豆は…？

豆は十分やわらかくして料理に活用を！ 詳しい活用法は139ページを。やわらかくした豆は、密閉袋に入れて冷凍すれば1カ月間保存できる

栄養バランスのよい豆の成分を手軽にとれる「赤黒豆茶」。体の水はけをよくして頻尿、残尿感、むくみとりに効く

あずきと黒豆は水分代謝をよくする

体にいい健康法でも、続けなければ効果は期待できません。

その点、あずきと黒豆を煎ってお茶にした「赤黒豆茶」は味もよく、手軽に続けられる健康法です。

赤黒豆茶は、加齢とともに私たちを悩ませる排泄に関するトラブル、頻尿や残尿感、尿もれなどの悩みを取り除くのに適しています。

「水分をとるとトイレに行く回数が増えるから逆効果では？」と思われる人もいるかもしれません。けれども、赤黒豆茶は、東洋医学の観点から見ると、おしっこの悩みを解消するのにすぐれています。

漢方では、あずきも黒豆も昔からよく使われてきた生薬で、2つの豆が共通して持っているのが、「脾胃《ひい》(胃腸)」(または脾《ひ》ともいう)を補う作用。

特に、あずきは脾胃、黒豆は腎《じん》を補う作用が強くあります。

この脾胃や腎というのは、東洋医学の基本的な考えによるもので、生きるために必要な体の働きを「腎・脾(脾胃)・肝・肺・心」と5つの臓にあてはめて捉えます。

これらに衰えが生じると不快な症状や病気があらわれると考え、東洋医学では、衰えた臓を見極め、その衰えを漢方などの生薬を使って補い、症状を解消させるのです。

脾胃と腎は、体内の水分代謝や泌尿器の働きと深く関係しています。「尿意があるのに十分に排尿できない」「尿がそれほどたまっていないのに、膀胱、あるいは脳に尿意を伝える神経が敏感になってトイレに頻繁に行きたいと感じる」。これらはまさに水分代謝の悪さと泌尿器の衰えによるものです。

あずき茶、黒豆茶のいずれかを飲むことでもよいのですが、脾胃を整えることを得意とするあずきと、腎を補うことを得意とする黒豆の、２つの作用を組み合わせた赤黒豆茶をとることは、より強力に尿トラブルの解消に役立つでしょう。

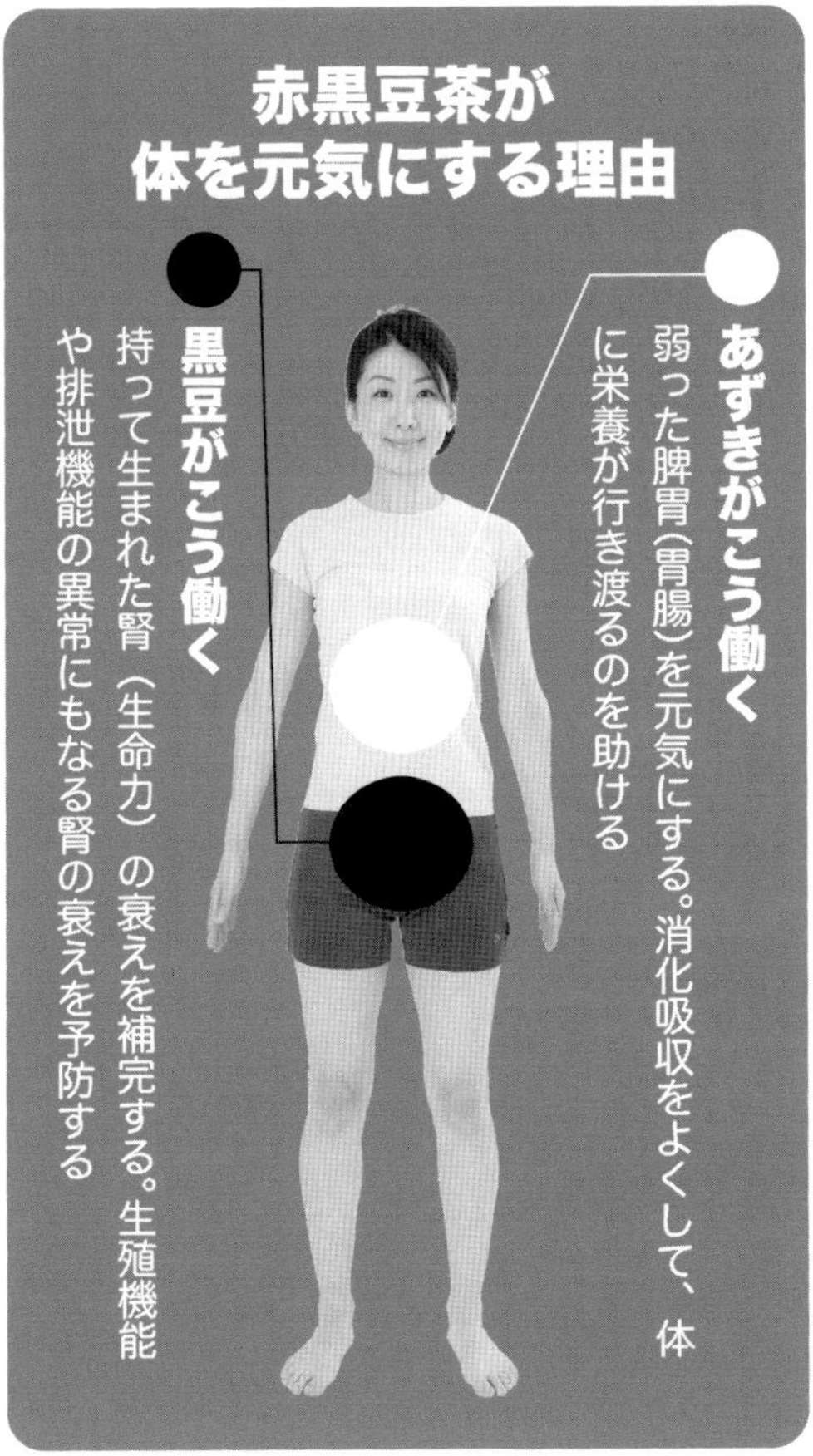
赤黒豆茶が
体を元気にする理由
あずきがこう働く
弱った脾胃（胃腸）を元気にする。消化吸収をよくして、体に栄養が行き渡るのを助ける
黒豆がこう働く
持って生まれた腎（生命力）の衰えを補完する。生殖機能や排泄機能の異常にもなる腎の衰えを予防する

豆は栄養豊富で生命力にあふれている

豆は植えればすぐに発芽することからもわかるように、生命力にあふれています。それは、あずきや黒豆が含有する生命活動の支えとなる栄養素の豊富さを見ても一目瞭然。三大栄養素の糖質、脂質、たんぱく質はもちろん、ビタミンやミネラルなどもバランスよく含んでいます。

特筆すべきは、あずきや黒豆の種皮に含まれている青紫色の色素成分。これはアントシアニンというポリフェノールで、体を老化から守る抗酸化成分です。抗酸化成分とは植物が紫外線などから自身を守るために蓄えた成分。体内では、細胞を老化させる活性酸素の除去に働きます。これを日常的にとることは全身の老化予防になります。尿意を伝達する神経や排泄をコントロールする筋肉や各臓器の衰えの予防にも役立ち、尿もれの改善も期待できます。

尿もれは、ストレスの影響もありますが、赤黒豆茶の香り成分には、リラックス効果もあるので、その解消にも役立つはず。１日５００mℓ程度を２週間も飲めば尿トラブルも軽減してくるでしょう。体質そのものを変えるには長く続けてください。

（田村哲彦）

赤黒豆茶 Q&A

回答
田村哲彦　高野耕造　川嶋 朗

Q
作り置きしたいのですが、どれくらいの期間保存できますか？

A　煎った豆は1週間、お茶は2日間保存できる

作り置きする場合、まず煎ったあずきと黒豆は、粗熱を冷ましてから密閉容器に入れること。常温で1週間もちます。それ以上保存したい場合は、133ページで紹介している密閉袋に入れて冷凍庫で1カ月は保存が可能です。赤黒豆茶そのものを保存するなら冷蔵庫へ。ただし一度に作りすぎず、2日以内には飲みきるようにしてください。　(田村)

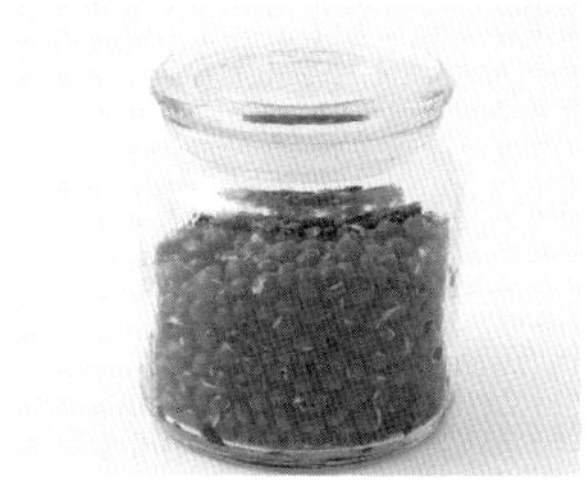

この状態で1週間は常温のもとで保存が可能

Q
一日にいつ、どれくらい飲むとよいでしょうか？

A　いつでもOK。夜間頻尿の人は寝る前は避けて

赤黒豆茶が尿トラブルに効くお茶だからと、必要以上に飲みすぎてしまってはいけません。おだやかな効き目を持つ生薬なので、飲みすぎることで副作用があるということはありませんが、水分のとりすぎは頻尿やむくみを招く原因でもあります。少ない量でも効果は発揮されますから、最初の3カ月は今までのお水の代わりに、その後は朝にコップ1杯飲むだけでも十分でしょう。

夜間頻尿の人は就寝前に飲むことは避け、昼間に飲むようにしてください。　(田村)

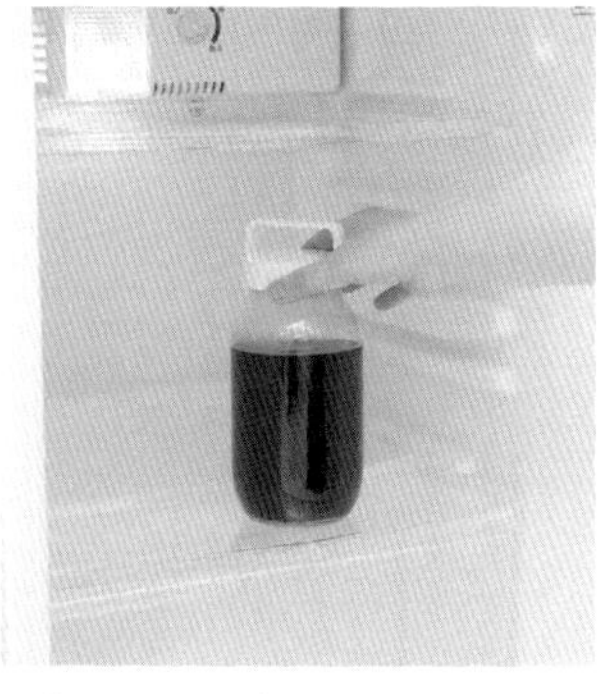

余ったら冷蔵庫へ。飲むときは温め直すか、そのまま飲んでもいい

Q
プラスすることで効果が上がる食品はありますか?

A　昼間頻尿の人はしょうがを入れると◎

昼間頻尿は、体が冷えることから尿意を感じる場合が多くあります。ですから、血流を促して冷え性を改善してくれる、しょうがを使うといいでしょう。すりおろした生のしょうがを赤黒豆茶にお好みの量加えれば、体がぽかぽかと温まるはずです。ただし、赤黒豆茶はそのままでも十分、頻尿や尿もれに効果的です。しょうがない場合は、そのままの赤黒豆茶を飲めばよいでしょう。（高野）

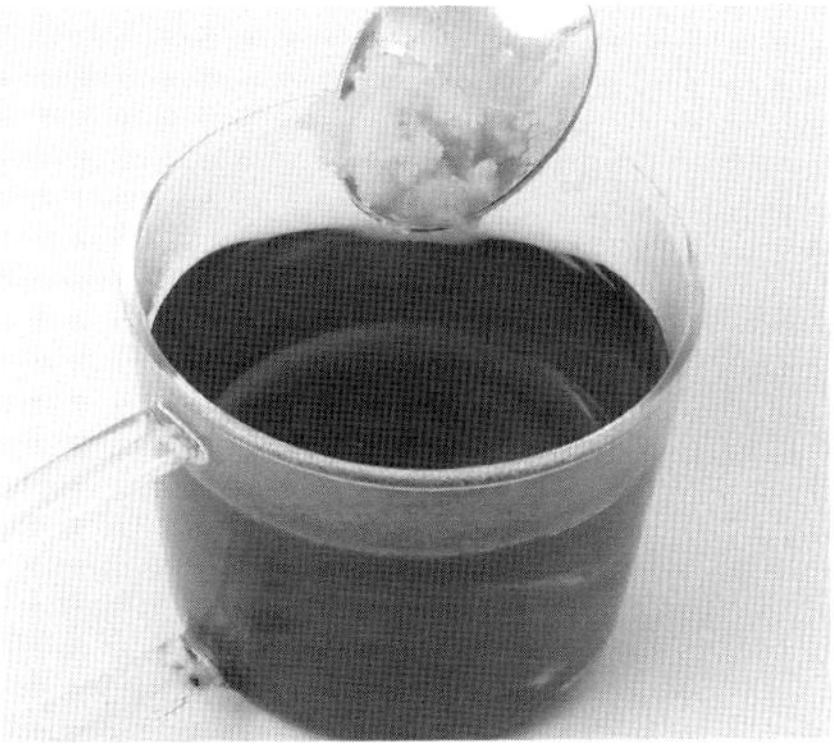

すりおろしたしょうがをティースプーン½杯程度入れるのがおすすめ

Q
作るのが面倒に感じるときはどうすれば?

A　市販の商品を利用するのも効果アリ

豆を煎り、ポットで蒸らして……という過程が面倒に感じる人は、スーパーマーケットやドラッグストアで市販されているあずき茶と黒豆茶の粉末や、ティーバッグを利用するのもひとつの手です。あずきの脾胃への効果、黒豆の腎への効果にはさほど差はありません。（田村）

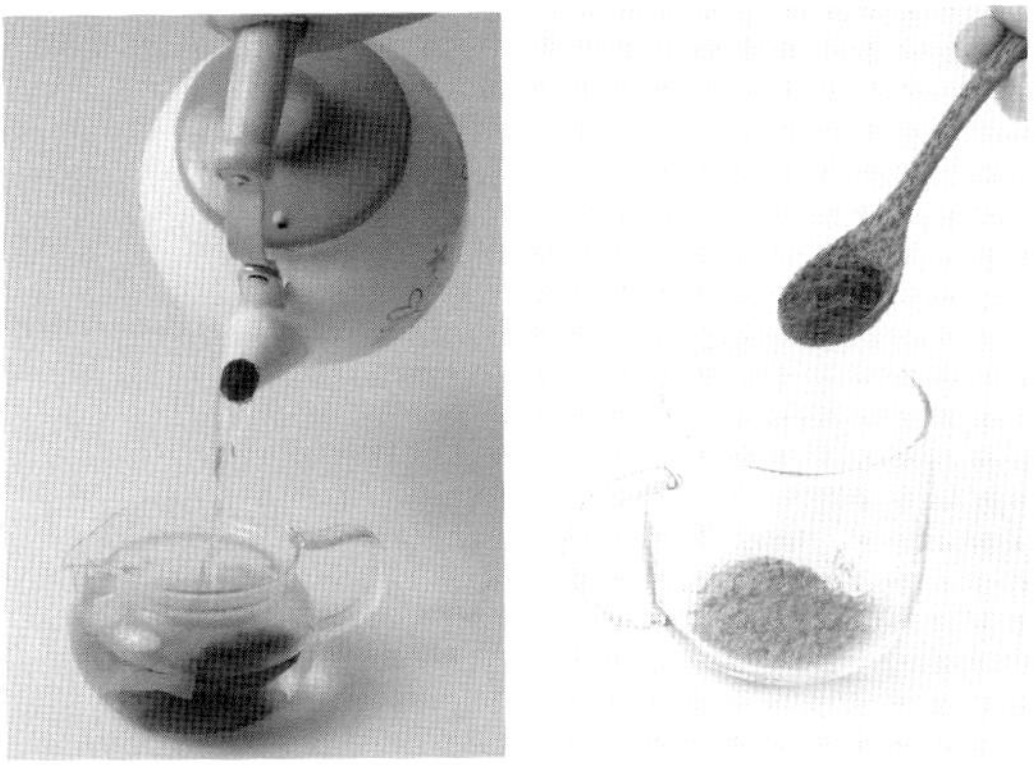

粉末の場合は商品パッケージに書かれている半分ずつの量を合わせて1回分。ティーバッグはお湯の量を増やして

Q
どのくらいの期間続けると効果が出ますか？

A　早くて2週間で実感できます。続けることが大切

基本的には、赤黒豆茶を２週間飲み続けることで尿の出方が変わり、症状が楽になってくると思います。ただし、個人差がありますから、3カ月程度は続けるようにしてください。たくさん飲むことよりも、習慣にすることが大切です。（田村）

Q
飲んではいけない人はいますか？

A　人工透析を受けている人は飲まないで

腎機能に問題があり、人工透析を受けている人は、赤黒豆茶は飲まないでください。

カリウムが豊富な赤黒豆茶は、健康な人にとっては、むくみや冷えの解消を助けるものですが、透析を受けている人にとっては、摂取量が制限されているカリウムと水分を大量にとることになってしまい、体調を悪化させてしまうからです。

また、食事制限を受けている人や、持病があり、不安のある人は、主治医や栄養士に相談し、確認してから始めるとよいでしょう。（川嶋）

Q
茶がらとして残るあずきと黒豆に何か使い道は？

A　やわらかくして料理に使うのがおすすめ

お茶ではなかなかとりづらい食物繊維を、赤黒豆茶の茶がらとなったあずきと黒豆でとることができます。食物繊維は血糖値の上昇を抑えてくれますし、便秘が気になる人のお通じ改善にも役立ちます。

しかし、芯が残った状態で食べてしまうとお腹を壊すことも。十分に熱を加えてやわらかくする必要があります。下準備から活用法まで、詳しくは次のページにありますので、参考にしてみてください。（田村）

あずきと黒豆の栄養をまるごととれる！

「赤黒豆茶」茶がら活用術！

田村哲彦

赤黒豆茶を作ったときに残るあずきと黒豆。
この茶がらには食物繊維がたっぷり含まれています。
赤黒豆茶と一緒にとることで、赤の力と黒の力がさらにパワーアップ！

活用前の下準備

茶がらの豆は、まだ芯が残っている状態。このまま食べてしまうとお腹を壊すことも……。やわらかく、芯のない状態のものを料理には使うようにしましょう。そのためには下にあるような方法がおすすめ。

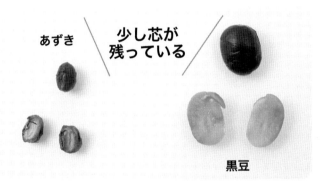

方法 1 さらに煮出して

あずきと黒豆を鍋に移し、水と一緒に中火にかける。沸騰したら、火を少し弱めて20分ほど煮る。あずきは芯が残りやすいので、白く残っていないか割って確認する

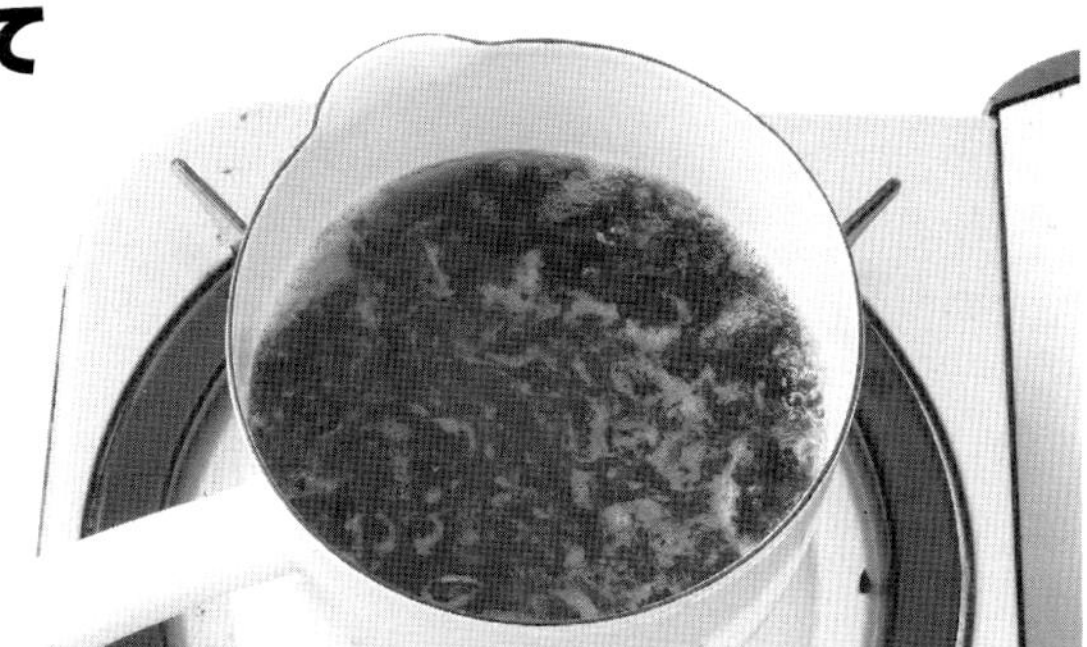

方法2 保温ボトルで

保温機能のついた水筒（ボトル）を使う。中にあずきと黒豆を入れて熱湯を注ぎ、6時間ほど置けばOK。全体に湯が行き渡るよう軽く振り、横に寝かせておくのがポイント

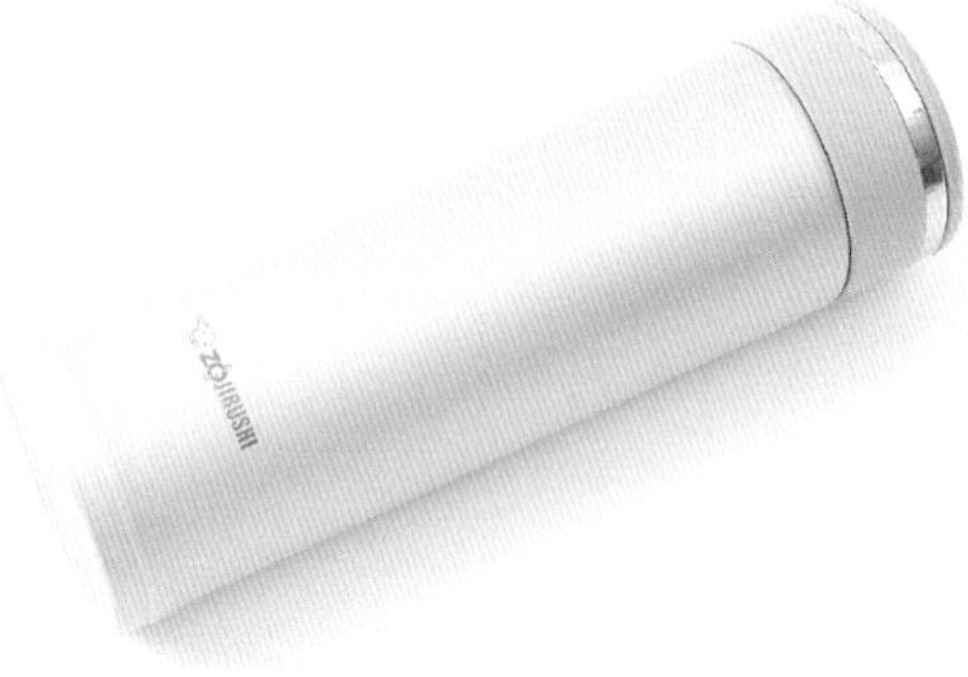

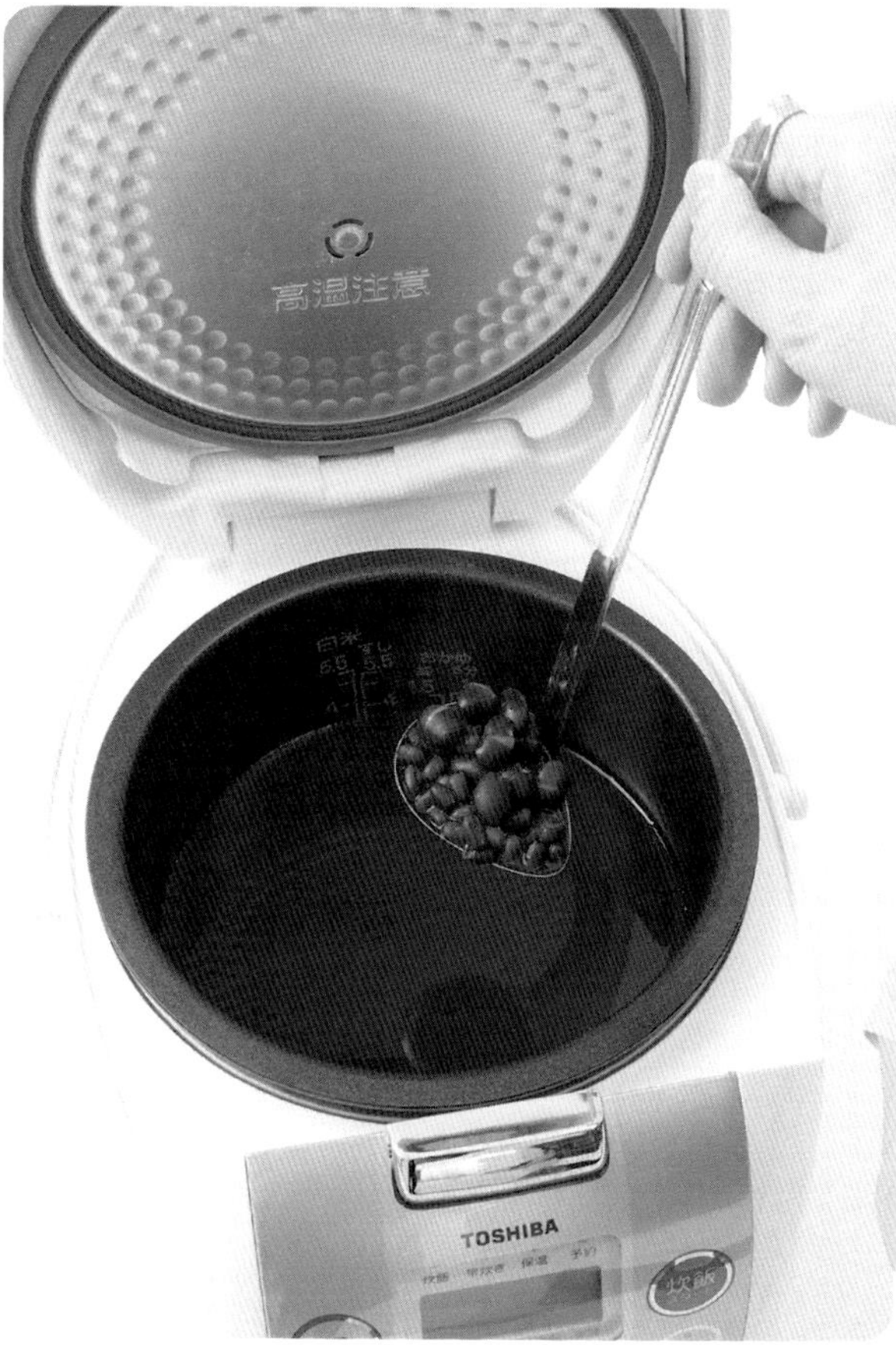

方法3 炊飯器で

保温ボトルが家にない場合は炊飯器を使う。あずきと黒豆を入れた内釜に熱湯を注いだら、蓋をして保温ボタンを押す。こちらも6時間ほど経てば食べられるやわらかさに

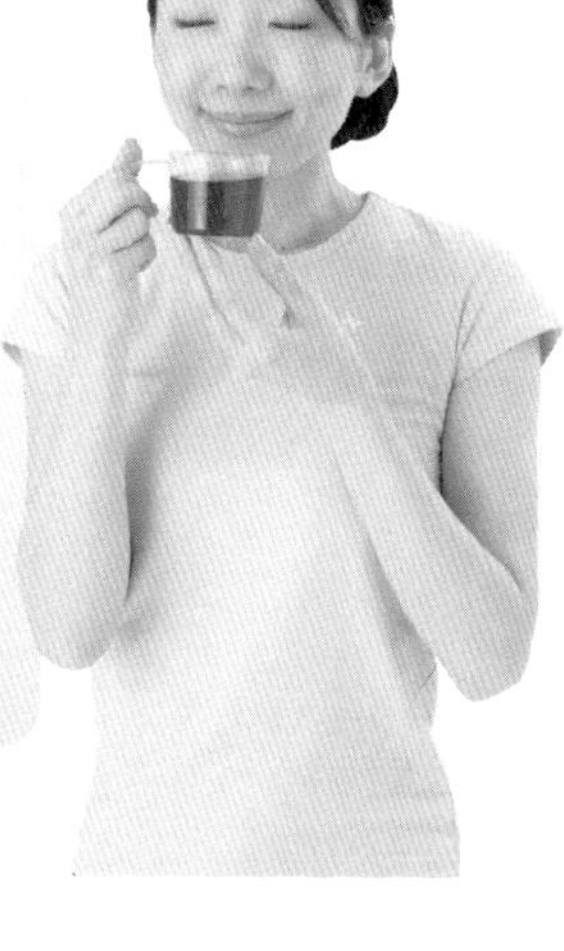

カレーに

いつものカレーに加えるだけで、インドの豆カレー風に変身！
　食べごたえがアップして少ない量で満足できる効果も

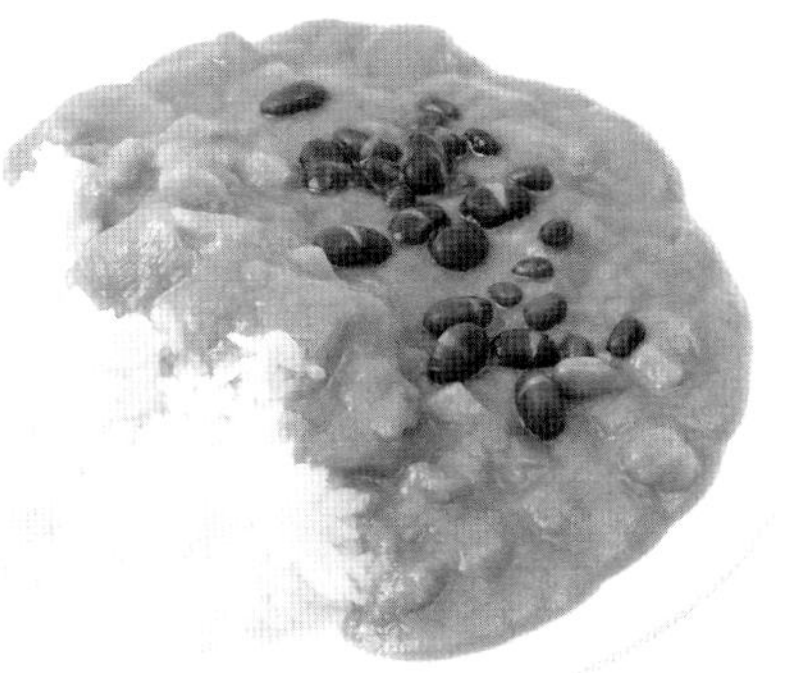

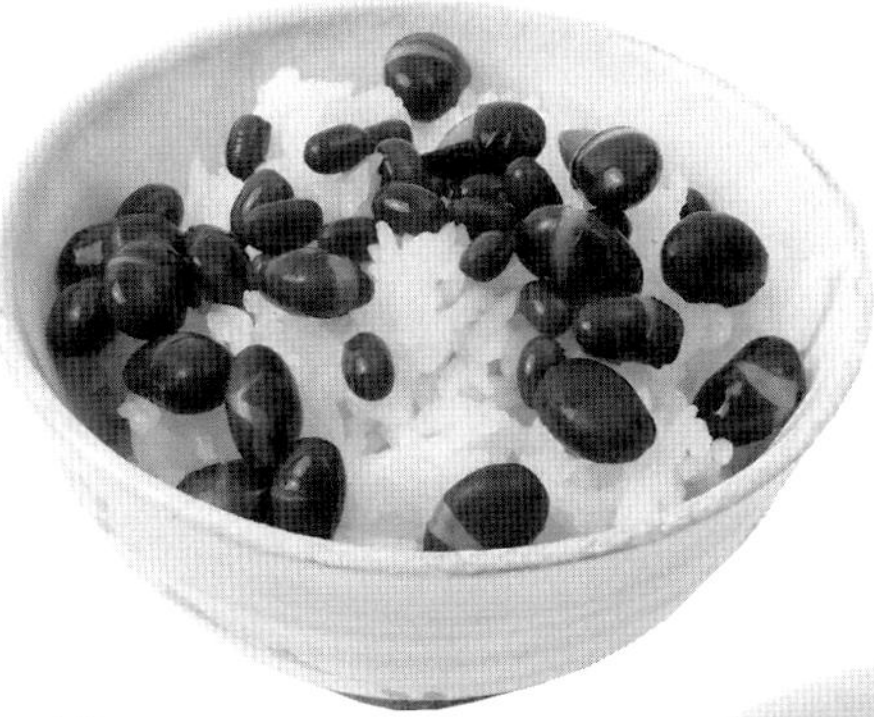

ごはんに

白米や玄米と混ぜれば簡単赤黒豆ごはんに。食物繊維が多いあずき・黒豆と食べれば、白米の糖質の吸収を抑えられる

スープに

ポタージュやコンソメスープ、中華スープに入れると、味わい深いスープに。みそ汁の具として食べるのも新鮮でおいしい

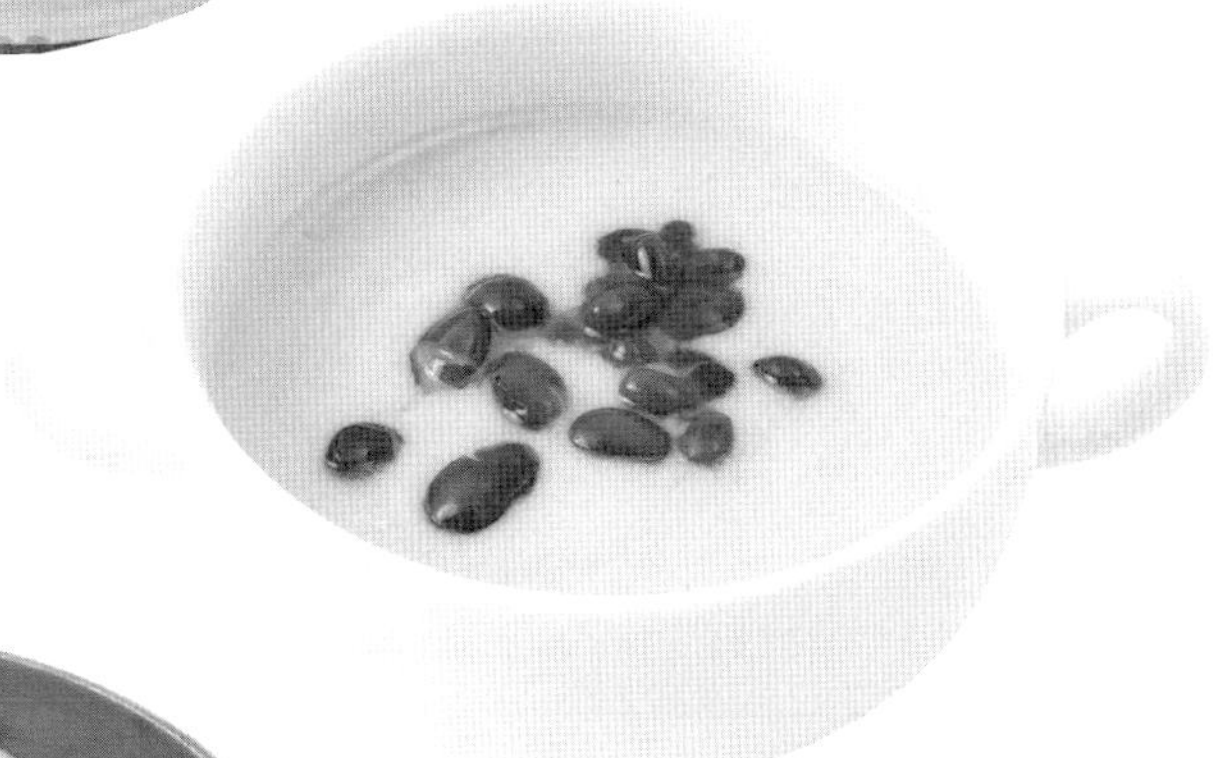

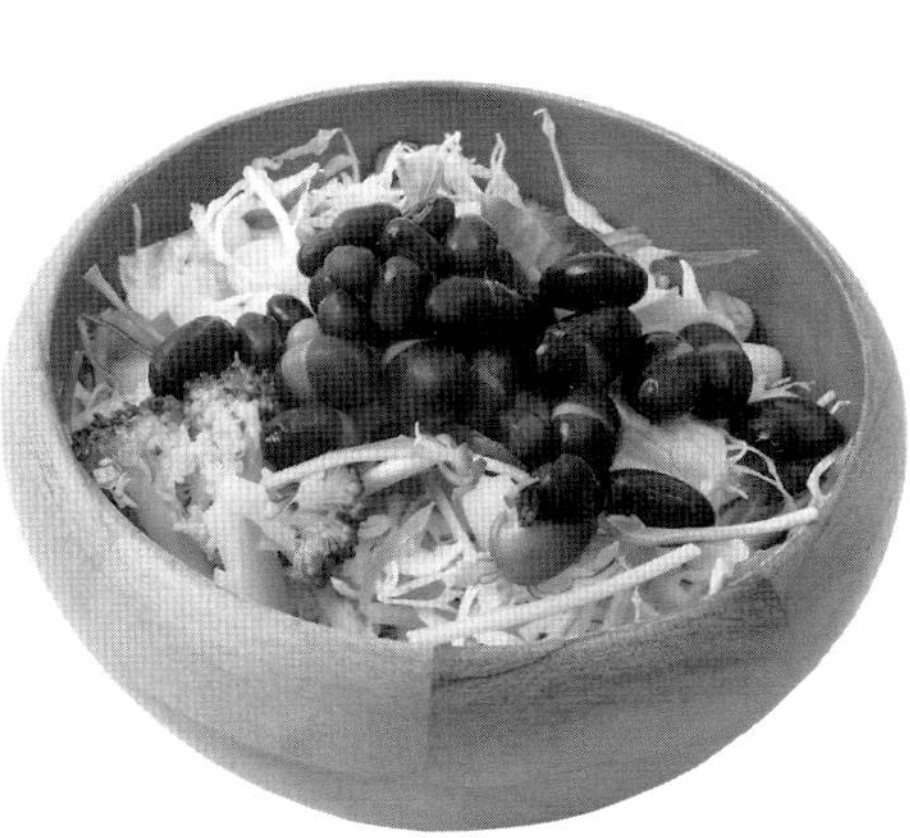

サラダに

グリーンサラダにかけるだけで、いろいろな食感が楽しめる豆サラダの完成。ポテトサラダとあえて食べるのもおすすめ

料理・五十音順索引

五十音順索引

★本書は、雑誌「健康」の記事を基に再編集し、一部新たな記事を追加したものです。
★さまざまな視点からの情報掲載を意図したため、特定事項に関して見解の異なる記事があることをご了承ください。
★本書で紹介しているものの効果のあらわれ方は、個人によって差があります。これらの方法で体にアレルギーや異常があらわれた場合は、ただちに中止してください。
★現在、治療を受けている場合は、担当の医師とよくご相談ください。

Staff

装丁／永井秀之
本文デザイン／高橋秀哉　高橋芳枝
本文イラスト／高橋枝里
編集協力／日下部和恵　吉田 宏
栄養計算／田村香苗
校正／内藤久美子
編集担当／田川哲史（主婦の友社）　長岡春夫

結石《けっせき》・胆石《たんせき》「体《からだ》の石《いし》」を自分《じぶん》で防《ふせ》ぐ、治《なお》す最善《さいぜん》の知恵《ちえ》とコツ

令和３年６月20日　第１刷発行
令和５年12月10日　第３刷発行

編　者　主婦の友社
発行者　平野健一
発行所　株式会社主婦の友社
〒141-0021
東京都品川区上大崎3-1-1 目黒セントラルスクエア
電話03-5280-7537（内容・不良品等のお問い合わせ）
049-259-1236（販売）
印刷所　大日本印刷株式会社

ISBN978-4-07-447758-6